Hefte zur Unfallheilkunde
Beihefte zur Zeitschrift „Der Unfallchirurg"

Herausgegeben von:
J. Rehn, L. Schweiberer und H. Tscherne

218

C. Braun   A. Olinger (Hrsg.)

Mikrochirurgische Rekonstruktion nach Trauma

Mit 96 Abbildungen und 47 Tabellen

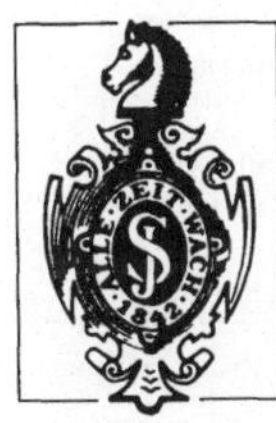

Springer-Verlag
Berlin Heidelberg New York
London Paris Tokyo
Hong Kong Barcelona
Budapest

Reihenherausgeber

Professor Dr. Jörg Rehn
Mauracher Straße 15, W-7809 Denzlingen
Bundesrepublik Deutschland

Professor Dr. Leonhard Schweiberer
Direktor der Chirurgischen Universitätsklinik München-Innenstadt
Nußbaumstraße 20, W-8000 München 2
Bundesrepublik Deutschland

Professor Dr. Harald Tscherne
Medizinische Hochschule, Unfallchirurgische Klinik
Konstanty-Gutschow-Straße 8, W-3000 Hannover 61
Bundesrepublik Deutschland

Bandherausgeber

Dr. med Christof Braun
Dr. med Angela Olinger
Abteilung für Unfallchirurgie der Chirurgischen Universitätsklinik
W-6650 Homburg/Saar, Bundesrepublik Deutschland

ISBN-13: 978-3-540-54657-3   e-ISBN-13: 978-3-642-77017-3
DOI: 10.1007/978-3-642-77017-3

Die Deutsche Bibliothek – CIP-Einheitsaufnahme
Mikrochirurgische Rekonstruktion nach Trauma : mit 47 Tabellen / C. Braun ; A. Olinger (Hrsg.). -
Berlin ; Heidelberg ; New York ; London ; Paris ; Tokyo ; Hong Kong ; Barcelona ; Budapest : Springer,
1992
    (Hefte zur Unfallheilkunde ; 218)

NE: Braun, Christof [Hrsg.]; GT

Die Wiedergabe von Gebrauchsnamen, Handelsnamen, Warenbezeichnungen usw. in diesem Werk
berechtigt auch ohne besondere Kennzeichnung nicht zu der Annahme, daß solche Namen im Sinne der
Warenzeichen- und Markenschutz-Gesetzgebung als frei zu betrachten wären und daher von jedermann
benutzt werden dürften.

Produkthaftung: Für Angaben über Dosierungsanweisungen und Applikationsformen kann vom
Verlag keine Gewähr übernommen werden. Derartige Angaben müssen vom jeweiligen Anwender im
Einzelfall anhand anderer Literaturstellen auf ihre Richtigkeit überprüft werden.

Satz: Fa. Masson-Scheurer, 6654 Kirkel 2
24/3130-5 4 3 2 1 0 – Gedruckt auf säurefreiem Papier

Inhaltsverzeichnis

IV. Nervenrekonstruktionen

Mitarbeiterverzeichnis

Arnez, Z. P., Ph. D., MD., University Department of Plastic Surgery and Burns,
Ljubljana, Jugoslavia

Dr. med. M. Bauer, Abteilung für Unfallchirurgie, Chirurgische Universitätsklinik,
W-6650 Homburg/Saar, Bundesrepublik Deutschland

Dr. med. K. W. Becker, Anatomisches Institut der Universität des Saarlandes,
W-6650 Homburg/Saar, Bundesrepublik Deutschland

Dr. med. M. Becker, Klinik für Plastische-, Hand- und Wiederherstellungschirurgie,
Medizinische Hochschule Hannover, W-3000 Hannover, Bundesrepublik Deutschland

Prof. Dr. med. A. Berger, Klinik für Plastische-, Hand- und Wiederherstellungschirurgie,
Medizinische Hochschule Hannover, W-3000 Hannover, Bundesrepublik Deutschland

Dr. med. C. Braun, Abteilung für Unfallchirurgie, Chirurgische Universitätsklinik,
W-6650 Homburg/Saar, Bundesrepublik Deutschland

Priv. Doz. Dr. med. V. Bühren, Abteilung für Unfallchirurgie,
Chirurgische Universitätsklinik, W-6650 Homburg/Saar, Bundesrepublik Deutschland

Dr. G. Dautel, Centre Hospitalier Regional et Universitaire de Nancy,
Service de Chirurgie Plastique et Reconstructive de l'Appareil locomoteur, F-54201 Toul

G. F. Duncan, M. S., Graphica Medica, Institut für Epithesen,
W-6650 Homburg/Saar, Bundesrepublik Deutschland

Dr. med. P. J. Flory, Klinik für Plastische-, Hand- und Wiederherstellungschirurgie,
Medizinische Hochschule Hannover, W-3000 Hannover, Bundesrepublik Deutschland

Prof. Dr. med. G. Giebel, Abteilung für Unfallchirurgie, Chirurgische Universitätsklinik,
W-6650 Homburg/Saar, Bundesrepublik Deutschland

Dr. med. G. Henneberger, Abteilung für Unfallchirurgie, Chirurgische Universitätsklinik,
W-6650 Homburg/Saar, Bundesrepublik Deutschland

Prof. Dr. med. P. Hertel, Martin-Luther-Krankenhaus, Unfallchirurgische Abteilung,
Caspar-Theuß-Straße 27, W-1000 Berlin 33, Bundesrepublik Deutschland

Dr. med. P. Hesoun, Unfallchirurgie – Plastische Chirurgie, Lothringer Straße 3–5,
W-6630 Saarlouis, Bundesrepublik Deutschland

VIII

Dr. med. E. Kreisköther, Chirurgische Universitätsklinik, Josef-Schneider-Straße 2,
W-8700 Würzburg, Bundesrepublik Deutschland

Dr. med. Th. Kreusser, Chirurgische Klinik Innenstadt und Chirurgische Poliklinik
der Universität München, W-8000 München 2, Bundesrepublik Deutschland

Prof. Dr. med. U. Lanz, Chirurgische Universitätsklinik, Josef-Schneider-Straße 2,
W-8700 Würzburg, Bundesrepublik Deutschland

Dr. med. M. Legner, Chirurgische Klinik Innenstadt und Chirurgische Poliklinik
der Universität München, W-8000 München 2, Bundesrepublik Deutschland

Dr. med. I. Marzi, Abteilung für Unfallchirurgie, Chirurgische Universitätsklinik,
W-6650 Homburg/Saar, Bundesrepublik Deutschland

Prof. Dr. M. Merle, Centre Hospitalier Regional et Universitaire de Nancy,
Service de Chirurgie Plastique et Reconstructive de l'Appareil locomoteur, F-54201 Toul

Prof. Dr. med. H. Mittelmeier, Orthopädische Universitätsklinik,
W-6650 Homburg/Saar, Bundesrepublik Deutschland

W. Mittelmeier, Abteilung für Unfallchirurgie, Chirurgische Universitätsklinik,
W-6650 Homburg/Saar, Bundesrepublik Deutschland

Dr. med. A. Olinger, Abteilung für Unfallchirurgie, Chirurgische Universitätsklinik,
W-6650 Homburg/Saar, Bundesrepublik Deutschland

Dr. med. M. Richter-Turtur, Chirurgische Klinik Innenstadt und Chirurgische Poliklinik
der Universität München, W-8000 München 2, Bundesrepublik Deutschland

Prof. Dr. med. M. Samii, Neurochirurgische Klinik am Krankenhaus Nordstadt,
W-3000 Hannover, Bundesrepublik Deutschland

R. W. Smith, M. D., Frenchay Hospital, Bristol, England

Dr. med. W. Stock, Chirurgische Klinik Innenstadt und Chirurgische Poliklinik
der Universität München, W-8000 München 2, Bundesrepublik Deutschland

Prof. Dr. med. O. Trentz, Klinik für Unfallchirurgie, Universitätsspital Zürich,
Rämistraße 100, CH-8091 Zürich

Prof. Dr. med. L. Zwank, Klinik für Unfall-, Hand- und Plastische Chirurgie,
Städt. Krankenanstalten Winterberg, W-6600 Saarbrücken, Bundesrepublik Deutschland

I. Replantationen

Kritische Gedanken zur gegenwärtigen Praxis der Replantation nach Amputation kleiner Gliedmaßenabschnitte

L. Zwank

Klinik für Unfall-, Hand- und Plastische Chirurgie, Städt. Krankenanstalten Winterberg,
W-6600 Saarbrücken, Bundesrepublik Deutschland

Die eindeutig und jedem begreifbar nachzuweisenden Ergebnisse und Erfolge der Replantationschirurgie haben der mikrochirurgischen Technik insgesamt einen erheblichen Aufschwung gegeben. Ausgehend von der Replantation kleiner Gliedmaßenabschnitte hat die Mikrochirurgie ihre bis heute immer noch zunehmende Verbreitung genommen. Ein großer Teil der Faszination und Attraktivität, der von den Erfolgen der Replantationschirurgie ausging, hat sich verlagert auf elektive mikrochirurgische Rekonstruktionen. Die Replantationschirurgie der kleinen Gliedmaßen ist in gewisser Weise ein Stiefkind der Mikrochirurgie geworden. Da man den Zeitpunkt der Eingriffe nicht auswählen kann und er häufig ungünstig liegt, sind Replantationen weitgehend in Händen der eher am Anfang stehenden, noch lernenden Mikrochirurgen. Es wird nur sehr wenige leitende Ärzte geben, die sich diesem Problem stellen. Ob es daran liegt, daß die Ergebnisse eher schlechter geworden sind?

Nach wie vor wird über die Indikation diskutiert; damit eng verbunden ist auch die Diskussion über die funktionellen Ergebnisse.

Man kann die Indikation weit stellen, wenn ein erfahrenes und technisch versiertes Replantationsteam zur Verfügung steht. Sowohl die anästhesiologische wie auch die chirurgische Betreuung des Patienten muß optimal sein. Wenn allerdings bereits die Regionalanästhesie der Gliedmaße große Probleme bereitet und es nicht möglich ist, eine gut sitzende Plexusblockade zu erreichen, so daß der Patient in Allgemeinnarkose operiert werden muß, und wenn dann noch die technischen Fähigkeiten des Operateurs beschränkt sind, so daß die Replantation eines einzelnen Fingers mehrere Stunden dauert und die Rekonstruktion funktioneller Strukturen unprofessionell erfolgt, dann ist die Indikation sicherlich enger zu stellen.

Hefte zur Unfallheilkunde, Heft 218
C. Braun/A. Olinger (Hrsg.)
© Springer-Verlag Berlin Heidelberg 1992

2

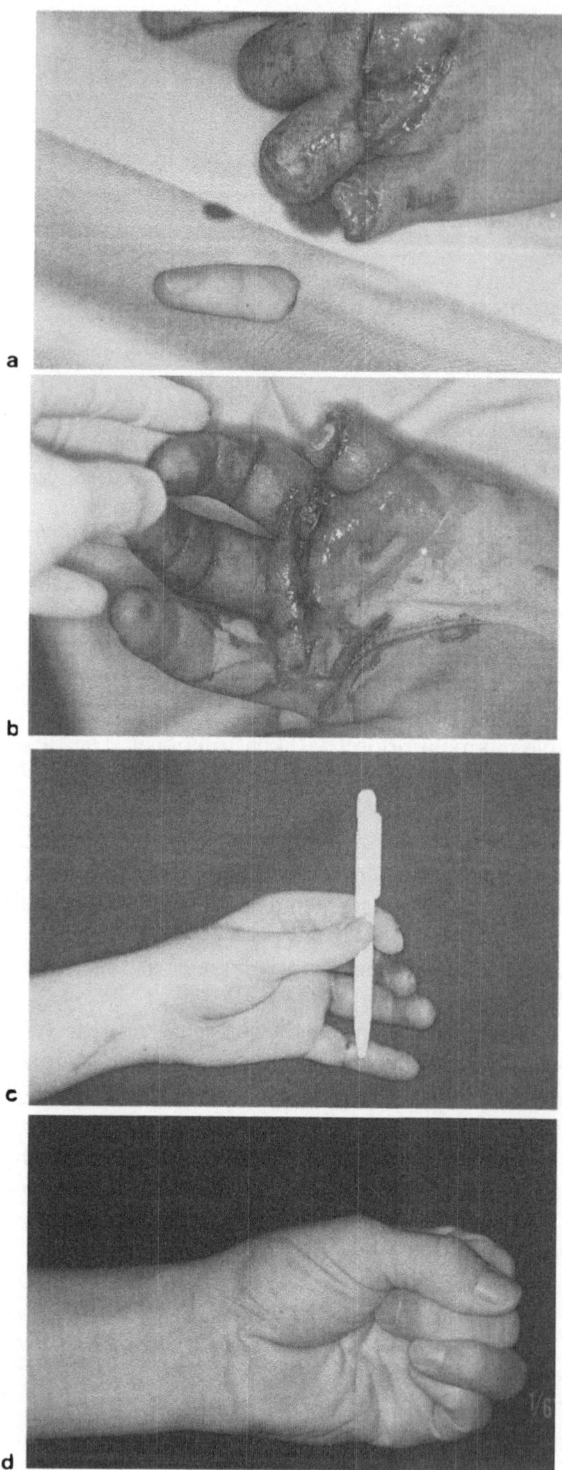

Abb. 1a–d. Kleinreplantation

Fallbeispiele

Die Erfolge der „Kleinreplantation" soll ein Beispiel hervorheben (Abb. 1):

Ein 33jähriger Techniker hat sich an der linken Hand Verletzungen funktionell wichtiger Strukturen des 2., 3. und 4. Fingers sowie eine totale Amputation des 5. Fingers zugezogen. Nach Wiederherstellung der Sehnen, Gefäße und Nerven der verletzten Finger 2–4, bei allen 6 Fingerarterien waren Veneninterponate einzusetzen, hätte man auf die Replantation des 5. Fingers bei rein funktioneller Betrachtung verzichten können. Da jedoch erst 2 h Operationszeit in einer gut sitzenden Plexusbetäubung vergangen waren, konnten wir uns und auch dem Patienten durchaus noch die Replantation des 5. Fingers zumuten, die eine weitere Stunde in Anspruch nahm. Als Endergebnis ist die Erhaltung der funktionellen und kosmetischen Integrität der Hand erreicht.

Ein weiteres Amputationsbeispiel ist die totale Abtrennung in Mittelhandhöhe bei einem 45jährigen Handwerker (Abb. 2):

Es handelte sich um die linke Hand. Auch hier hätte man auf den ulnaren Handteil verzichten können und dabei eine wesentliche Zeit- und Arbeitsersparnis, ohne einen einschneidenden Funktionsverlust gehabt. Dennoch ist es bei angemessener Operationszeit sinnvoll, die gesamte Hand wieder herzustellen, auch wenn, wie man auf den Funktionsaufnahmen sieht, der ulnare Handanteil, zur Funktion nicht sehr viel beiträgt, aber auch nicht behindert. Auch die alleinige Wiederherstellung der kosmetischen Integrität einer Hand ist ein wichtiges Ziel, sofern keine Behinderung durch funktionsgestörte Abschnitte auftritt.

Zur Wiederherstellung eines Daumens ist jeder Versuch gerechtfertigt, auch wenn es nur um die bessere Gestaltung der Daumenkuppe – eines für den Tastsinn wichtigen Abschnitts – geht. Sekundäre Rekonstruktionen sind eher aufwendig und mit einer zusätzlichen Morbidität für den Patienten (Hebedefekt) verbunden.

Zusammenfassung

Zusammenfassend möchte ich nach über 12 Jahren aktiver Replantationschirurgie sagen, daß sich an der Replantationsproblematik gegenüber den Anfangszeiten bis heute nichts wesentliches geändert hat. Es ist die Summe von Erfahrungen im Umgang mit mikrochirurgischen und handchirurgischen Rekonstruktionstechniken, die optimale Erfolge sichert. Die Indikation zur Replantation kann individuell und weit gestellt werden. Es würde sich durchaus lohnen, wenn mit diesen Techniken nicht aufstrebende Chirurgen „exercendi causa" alleingelassen würden, wenn mehr erfahrene Operateure sich diesem schwierigen Gebiet nicht nur auf Kongressen, sondern auch im Operationssaal widmen würden.

4

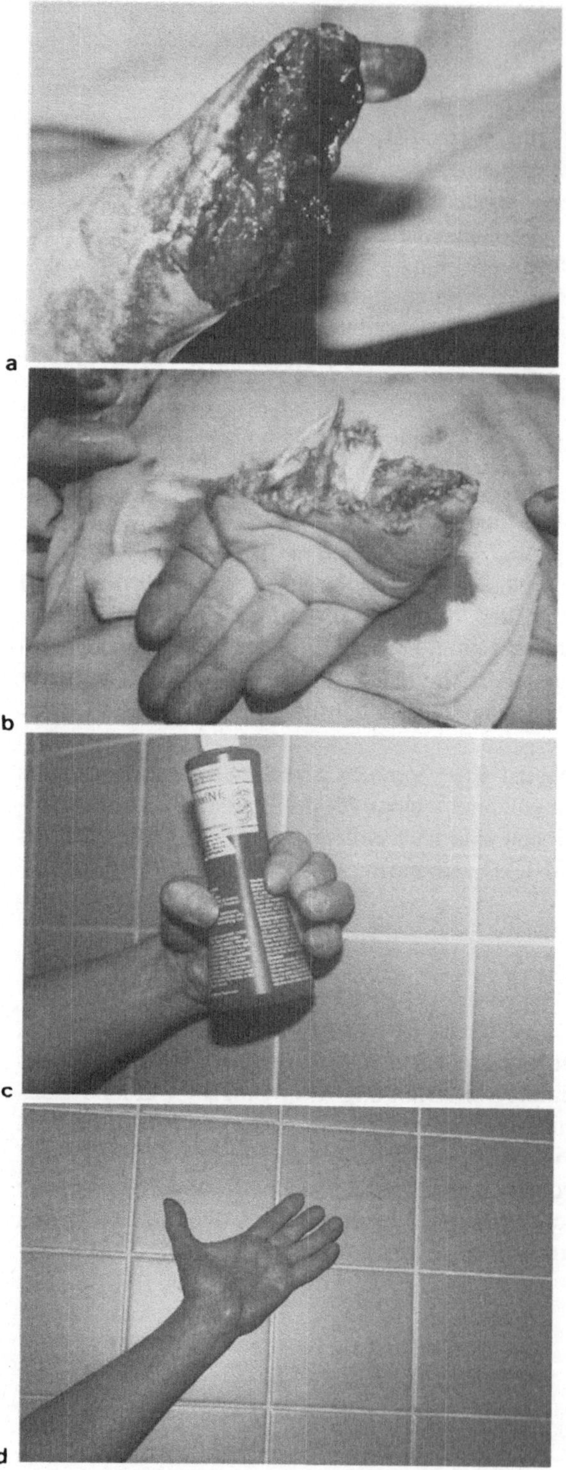

Abb. 2a–d. Totale Abtrennung in Mittelhandhöhe

Pathophysiologische Mechanismen
des Ischämie- bzw. Reperfusionssyndroms
nach Replantation – lokale und systemische Auswirkungen

I . Marzi und V. Bühren

Abteilung für Unfallchirurgie (Komm. Direktor: PD Dr. V. Bühren),
Chirurgische Universitätsklinik, W-6650 Homburg/Saar, Bundesrepublik Deutschland

Die Replantation amputierter Extremitäten, wie auch zunehmend der freie plastische Lappentransfer haben einen hohen Stellenwert in der Primärversorgung traumatisierter Patienten erreicht. Der Erfolg einer Replantation oder eines osteo-, myo- oder fasziokutanen Lappentransfers hängt neben patienten- und traumabedingten Faktoren und der Operationstechnik bekanntermaßen wesentlich von der Dauer der Ischämie ab. Die neuere Forschung zeigt, daß zusätzlich zu dem Ischämieschaden nach Revaskularisation ein charakteristischer Reperfusionsschaden entsteht, der bei muskelreichen Replantaten und Organübertragungen besonders ausgeprägt ist [4, 18, 20]. Bei Überschreiten tolerabler Ischämiezeiten wird während der Reperfusion ein sog. no reflow phenomenon mit hochgradiger Replantat- oder Transplantatgefährdung beobachtet. Eine Vielzahl von Mechanismen wird als Ursache des „no reflow phenomenon" diskutiert, wie z.B. Endothelzellenschwellung, Azidose und Mikrothromben [11]. Jüngere Untersuchungen weisen darauf hin, daß die Generierung freier Sauerstoffradikale während der Sauerstoffanflutung in der Postischämiephase an der Manifestation eines Reperfusionsschadens entscheidend beteiligt ist [12]. Protrahierte Schockzustände und systemische „low-flow states" engen die Toleranzgrenzen für eine Replantation aufgrund der Ischämie- bzw. Reperfusionsproblematik des Gesamtorganismus weiter ein.

Die Grundmechanismen von Ischämie- und Reperfusionsschäden werden als weitgehend uniform angesehen, weisen jedoch im Hinblick auf die speziell betroffenen Organe charakteristische Manifestationen auf. Der folgende Überblick zum derzeitigen Verständnis der Ischämie- bzw. Reperfusionsmechanismen faßt die ubiquitäre Reaktionskette der Radikalgenerierung mit der konsekutiven Aktivierung zellulärer Interaktionen zusammen.

Direkte Radikalgenerierung

Unmittelbar mit Beginn der Ischämie werden mangels Sauerstoffversorgung die energiereichen Phosphate (ATP, ADP, AMP) zu energieärmeren Stufen und damit letztendlich zu Hypoxanthin abgebaut (Abb. 1) [3, 12]. Unter physiologischen Bedingungen wird Hypoxanthin über das Enzym Xanthindehydrogenase (XDH) zu Xanthin und Harnsäure metabolisiert. Unter ischämischen Bedingungen wird jedoch durch kalziumabhängige proteolytische Abspaltung die XDH zu Xanthinoxidase (XO) konvertiert. Die XO kann jedoch während der Dauer der Ischämie mangels Sauerstoff als Substrat keine metabolischen Auswirkungen entfalten.

Die akkumulierten Purinderivate (z.B. Hypoxanthin), das konvertierte Enzym XO und der nach Vaskularisation des Replantats bzw. des freien Transfers wieder präsente Sauer-

Hefte zur Unfallheilkunde, Heft 218
C. Braun/A. Olinger (Hrsg.)
© Springer-Verlag Berlin Heidelberg 1992

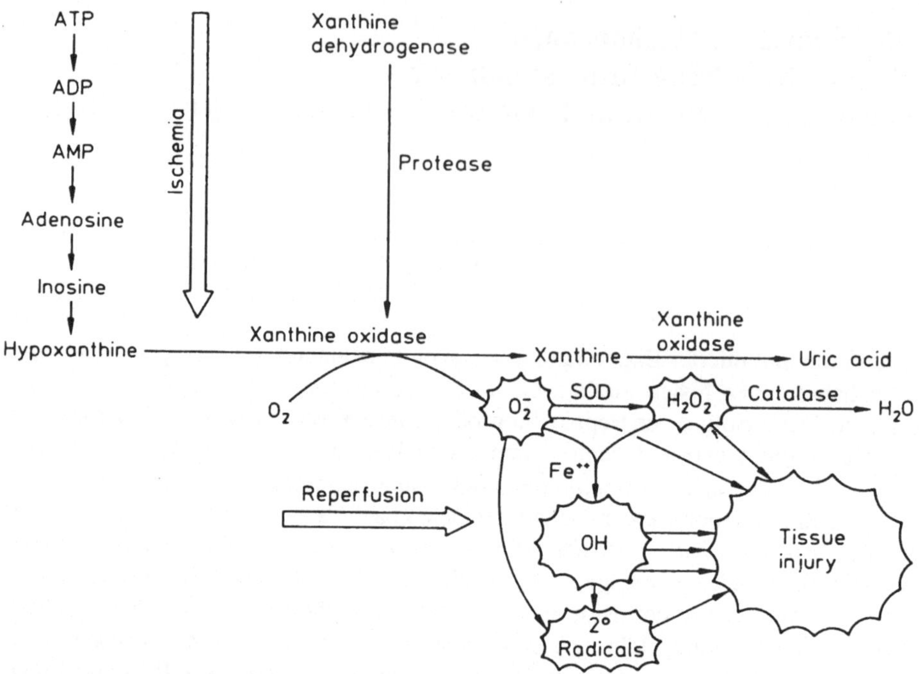

Abb. 1. Mechanismus der Generierung freier Sauerstoffradikale nach Ischämie und während Reperfusion. (Modifiziert nach Granger [2])

stoff, bilden unmittelbar nach Stromfreigabe exzessiv das Superoxidradikal ($O_2^{\cdot-}$) als Nebenprodukt. Aus diesem reaktiven und per se schon zellschädigenden freien Radikal entsteht unter Katalyse von Eisen das äußerst reaktive und toxische Hydroxylradikal (OH$^{\cdot}$). Durch weitere, wiederum radikalvermittelte Kettenreaktionen kommt es zur Lipidperoxidation von Zellmembranen und intrazellulären Membrankomponenten. Diese Peroxidation von Membranen betrifft in erster Linie Endothelzellen, während organspezifische Parenchymzellen primär weniger betroffen erscheinen [2, 3, 10].

Indirekte Radikalgenerierung

Die Schädigung von Endothelzellen durch Lipidperoxidation führt zum einen zu einer gesteigerten Kapillarpermeabilität in der Reperfusionsphase [6]. Zum anderen exponieren geschädigte Endothelzellen Rezeptoren und Matrixstrukturen, die beispielsweise während der Reperfusion ischämischer Skelettmuskeln zu einem dramatischen Anstieg der Adhärenz polymorphkerniger Granulozyten im Kapillarbett führen [21]. Dies verursacht zum einen eine Okklusion mikrovaskulärer Gefäßabschnitte mit konsekutivem „no reflow phenomenon" und führt zur Erhöhung des peripheren Widerstands. Die gesteigerte Granulozytenadhärenz in der Reperfusionsphase trägt zusätzlich zu der direkten lokalen Radikalgenerierung über die zelluläre Produktion freier Sauerstoffradikale zu den genannten postischämischen Schäden bei. Die nach Adhäsion aktivierten polymorphkernigen Granulozyten (PMNL) sind neben der durch NADPH-Oxidase und Myeloperoxidase vermittelten Radikalproduktion auch über die Freisetzung von Proteasen wesentlich an der Entstehung mikrovaskulärer Strukturdefekte beteiligt [8]. Verschiedene tierexperimentelle Untersuchungen konnten die Bedeutung der PMNL bei der Manifestation der mikrovaskulären Schäden belegen: Intravitalmikroskopische Untersuchungen sowie Myeloperoxidaseaktivitäten in postischämischen Organen (z.B. Skelettmuskel) beweisen eine massive Akkumulation von Granulozyten in der Postischämiephase [5, 9]. Durch Depletion von Granulozyten oder durch Einsatz monoklonaler Antikörper (MoAb 60.3) gegen spezifische Adhäsionsmoleküle (CDw11/18) konnte experimentell eine hochsignifikante Reduktion der Leukozyten-Endothelzell-Adhärenz sowie des damit einhergehenden lokalen Reperfusionsschadens erreicht werden [7, 14]. Dies unterstreicht die Bedeutung eines sekundären, mikrovaskulären Schädigungsmechanismus, der zellulär durch aktivierte, adhärente, polymorphkernige, neutrophile Granulozyten vermittelt wird.

Systemische Auswirkungen der Makroreplantation

Der lokale Ischämie- bzw. Reperfusionsproblematik bei der Makroreplantation kann systemisch ein ausgeprägtes „declamping phenomenon" auslösen, das durch plötzliche Einschwemmung vielfältiger, in der replantierten Extremität generierter und akkumulierter Metabolite und Mediatoren hervorgerufen wird. Dieses postischämische Schocksyndrom ist charakterisiert durch einen plötzlichen Blutdruckabfall, einhergehend mit einer Abnahme des peripheren Widerstands. Eine ausgeprägte Azidose sowie eine Hyperkaliämie werden ebenfalls als klinische Zeichen der akuten Manifestation des postischämischen Schocksyndroms beschrieben [13]. Die dadurch verursachte systemische Kreislaufdepression führt vice versa auch zu einer Minderperfusion der replantierten Extremität, wobei additiv die bereits manifesten lokalen Ischämieschäden im Bereich der Mikrozirkulation durch weitere Ödembildung begünstigt werden.

Dieser Circulus vitiosus kann nicht nur zum Mißerfolg einer Makroreplantation führen, sondern darüber hinaus den Patienten vital gefährden. Die generalisierten Folgereaktionen, gemeinsam mit der systemischen Granulozyten- und Makrophagenaktivierung, wirken potentiell zusätzlich pathogen hinsichtlich der Ausbildung eines Multiorganversagens [17, 19]. Die Indikation zur Makroreplantation muß daher beim polytraumatisierten Patienten in Anbetracht dieser Risiken besonders kritisch und unter Abwägung aller individuellen Umstände gestellt werden.

Therapeutische Ansätze

Ischämie- und Reperfusionsmechanismen tragen, in erster Linie in Abhängigkeit von der Ischämiezeit, in unterschiedlichem Maße zu manifesten Organ- bzw. Replantatschäden bei. Wie aus Abb. 2 hervorgeht, bestimmt bei vergleichsweise kurzen Ischämiezeiten der Reperfusionsmechanismus maßgeblich den Gesamtschaden. Im Gegensatz dazu gewinnt nach langandauernder Ischämie der direkte Ischämieschaden relativ an Bedeutung, während gleichzeitig der reperfusionsbedingte Anteil in den Hintergrund tritt. Da in der klinischen Situation bei Replantationen und beim freien Gewebetransfer die Ischämiezeit durch

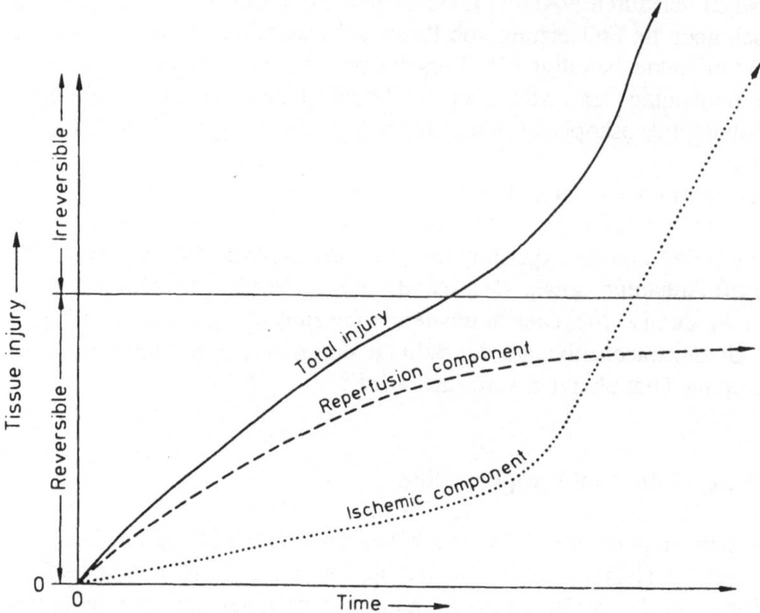

Abb. 2. Zeitlicher Verlauf der Ischämie- und Reperfusionskomponenten an der Manifestation des Gewebeschadens nach Ischämie. (Modifiziert nach Bulkley [1])

äußere Faktoren kaum zu beeinflussen ist, kann eine Reduzierung des Gesamtdefektes durch Beeinflussung des Reperfusionsschadens erreicht werden. Dieser Ansatz hat die größte Aussicht auf Erfolg in dem Zeitabschnitt, in dem der Reperfusionsschaden dominiert. Nach Überschreiten dieser kritischen Ischämiezeit entsteht ein irreversibler Zellschaden, der keinen Erfolg jedweder Therapie mehr erwarten läßt.

Substanzen, die in die Reaktionskette der Radikalgenerierung eingreifen. wie z.B. Radikalscavenger (Superoxiddismutase, Katalase, Dimethylsulfoxid) und Xanthinoxidaseinhibitoren (Allopurinol) oder Eisenchelatoren (Desferoxamin) sind in einer Reihe experimenteller Modelle getestet worden. So fanden z.B. Weiss et al. [20] an einem Extremitätenreplantationsmodell an der Ratte eine hochsignifikante Verbesserung der Mikrozirkulation nach 48stündiger Ischämie bei intraarterieller Infusion von Superoxiddismutase (SOD) und Katalase, die über H_2O_2 als Zwischenprodukt zu einer Reduktion des Superoxidradikals führen. Durch Perfusion mit dem Eisenchelatoren Desferoxamin konnten Yoon et al. [22] die Überlebensrate neurovaskulärer Skin flaps nach 7stündiger Ischämie auf 63 gegenüber 24% in der Kontrollgruppe verbessern. Eine Reihe weiterer experimenteller Untersuchungen an Replantations- oder Muskelischämiemodellen gibt zu Hoffnungen Anlaß, daß durch therapeutischen Einsatz von Allopurinol, einem Inhibitor der Xanthindehydrogenasekonversion, und durch die Radikalscavenger SOD, Katalase und DMSO die entsprechenden Reperfusionsschäden auch klinisch signifikant reduziert werden können [5, 6, 21]. Monoklonale Antikörper zur Blockade der erhöhten Granulozytenadhärenz werden z.Z. nur experimentell eingesetzt [16].

Literatur

1. Bulkley GB (1987) Free radical-mediated reperfusion injury: A selective review. Br J Cancer 55:66–73
2. Granger DN (1988) Role of xanthine oxidase and granulocytes in ischemia-reperfusion injury. Am J Physiol 255:H1269–H1275
3. Granger ND, Höllwarth ME, Parks DA (1986) Ischemia-reperfusion injury: role of oxygen-derived free radicals. Acta Physiol Scand Suppl 584:47–63
4. Green CJ, Healing G, Lunec J, Fuller BJ, Simpkin S (1986) Evidence of free-radical induced damage in rabbit kidney after simple hypothermic preservation and autotransplantation. Transplantation 41:161–165
5. Keith Smith J, Grisham MB, Granger DN, Korthuis RJ (1989) Free radical defense mechanisms and neutrophil infiltration in postischemic skeletal muscle. Am J Physiol 256:H789–H793
6. Korthuis RJ, Granger DN, Townsley MI, Taylor AE (1985) The role oxygen-derived free radicals in ischemia-induced increases in canine skeletal muscle vascular permeability. Circ Res 57:599–609
7. Korthuis RJ, Grisham B, Granger DN (1988) Leukocyte depletion attenuates vascular injury in postischemic skeletal muscle. Am J Physiol 254:H823–H827
8. Lewis RE, Granger HJ (1986) Neutrophil-dependent mediation of microvascular permeability. Fed Proc 45:109–113
9. Marzi I, Takei Y, Knee J. et al. (1990) Assessment of reperfusion injury by intravital fluorescence microscopy following liver transplantation in the rat. Transplant Proc (in press)
10. Marzi I, Zhong Z, Lemasters JJ, Thurman RG (1989) Evidence that graft survival is not related to parencymal cell viability in rat liver transplantation: The importance of nonparenchymal cells. Transplantation 48:463–468
11. May JW, Chait LA, O'Brien BM, Hurley JV (1978) The no-reflow phenomenon in experimental free flaps. Plast Reconstr Surg 61:256
12. McCord JM (1985) Oxygen-derived free radicals in postischemic tissue injury. N Engl J Med 312:159–163
13. Nachbur B, Horber F, Gänger KH, Descoeudres C (1983) Die metabolische Bedrohung nach Rekonstruktion der arteriellen Strombahn bei schwerster Muskelischämie. Helv Chir Acta 50:749–751
14. Pohlman TH, Stanness KA, Beatty PG, Ochs HD, Harlan JM (1986) An endothelial cell surface factors(s) induced in vitro by lipopolysaccharide, interleukin-1, and tumor necrosis factor-increases neutrophil adherence by a CDw18-dependent mechanism. J Immunol 136:4548–4553
15. Schneider J (1988) Prophylactic and curative effects of recombinant human superoxide dismutase in lethal rat endotoxemia. Drug Res 38:1381–1386
16. Simpson PJ, Todd III RF, Fantone JC, Mickelson JK, Griffin JD, Lucchesi BR (1988) Reduction of experimental canine myocardial reperfusion injury by a monoclonal antibody (Anti-Mo1, Anti-CD11b) that inhibits leukocyte adhesion. J Clin Invest 81:624–629
17. Swank DW, Moore SB (1989) Roles of the neutrophil and other mediators in adult respiratory distress syndrome. Mayo Clin Proc 64:1118–1132
18. Thurman RG, Marzi I, Seitz G, Thies J, Lemasters JJ, Zimmermann FA (1988) Hepatic reperfusion injury following orthotopic liver transplantation in the rat. Transplantation 46:5020–506
19. Warren JS, Ward PA (1986) Review: Oxidative injury to the vascular endothelium. Am J Med Sci 29 8:97–103
20. Weiss A-PC, Careiy LA, Randolph MA, Moore JR, Weiland AJ (1986) Oxygen radical scavengers improve vascular patency and bone-muscle cell survival in an ischemic extremity replant model. Plast Reconstr Surg 84:117–123
21. Yokota J, Minei JP, Fantini GA, Shires GT (1989) Role of leukocytes in reperfusion injury of skeletal muscle after partial ischemia. Am J Physiol 257:H1068–H1075
22. Yoon JO, Im MJ, Manson PN, Bulkley GB, Hoopoes JE (1989) The role of metal ions in ischemia/reperfusion injury in skin flaps. J Surg Res 46:163–165

„Makroreplantationen" an der oberen Extremität

C. Braun, A. Olinger und V. Bühren

Chirurgische Universitätsklinik, Abteilung Unfallchirurgie (Komm. Direktor: PD Dr. V. Bühren),
W-6650 Homburg/Saar, Bundesrepublik Deutschland

Als Makroreplantation wird an der oberen Extremität die Replantation von Abtrennungen proximal des Handgelenks bezeichnet.

Während bei peripheren Amputationen mehr operationstechnische Faktoren Einheilung und spätere Funktion beeinflussen, sind bei „Großreplantationen" eher Indikationsstellung und ein konsequentes Management der Replantation, aber auch der konservativen und operativ rekonstruktiven Nachbehandlung, entscheidend für den Ausgang der Replantation. Hier ist nicht nur Funktionslosigkeit oder Verlust eines Extremitätenabschnitts Folge eines Fehlschlagens der Replantation; schwere Allgemeingefährdung kann aus einer falschen Indikation oder fehlerhaften Nachbehandlung resultieren [1].

Ziel der Replantation ist die Rekonstruktion von Funktionen und Kosmetik der Extremität unter Vermeidung von akuten systemischen Komplikationen wie Sepsis, traumatischem Schock durch Reperfusionssyndrom oder wegen schwerer Begleitverletzungen, sowie von chronischen Problemen der replantierten Extremität wie Infekten, trophischen Hautproblemen, Dysästhesien der Hand oder grotesken Fehlstellungen.

Bei der Vielfalt der Verletzungkonstellationen können nur *allgemeine Richtlinien zur Indikationsstellung* gegeben werden:

Der *Zustand von Amputat und Amputationsstumpf* – das erste und direkt ins Auge fallende Kriterium – bestimmt die technische Möglichkeit der Replantation. Scharfe, glatte Abtrennungen – meist im Unterarmbereich – bieten ideale Voraussetzungen. Schwere Quetschungen und Ausrisse erfordern ausgedehntes Débridement und erhebliche Kürzungen. Vor dem Entschluß zur Replantation steht die Frage: Können funktionell wichtige Strukturen erhalten oder rekonstruiert werden?

Bezüglich der *Amputationshöhe* sollten Amputationen im Bereich der Schulter kritisch beurteilt werden [4]. Bei durch Ausriß verursachten Verletzungen sind die Patienten durch die Schwere des Traumas in kritischem Allgemeinzustand. Relevante Begleitverletzungen sind die Regel. Die proximale Nervenläsion ist vergleichbar mit einer Plexus-brachialis-Verletzung; durch die lange Regenerationsstrecke der Nerven sind die motorischen Endplatten der Muskulatur degeneriert vor Eintreffen der regenerierenden Axone. Bei eventuellem zusätzlichen Wurzelausriß – die Diagnose ist in der Akutsituation nicht zu verifizieren – ist keine Regeneration zu erwarten. Die schlechten funktionellen Aussichten bei erheblichem Aufwand und Risiko rechtfertigen Replantationen nach Exartikulation im Bereich der Schulter nur ausnahmsweise bei Kindern oder Jugendlichen. Replantationen weiter distal sollten allein aufgrund der Amputationshöhe nicht abgelehnt werden.

Die *Möglichkeit der Allgemeingefährdung* ist bei allen Großreplantationen gegeben durch schwere Begleitverletzungen, Reperfusionssyndrom und Sepsis nach lokalen Infektproblemen. Schwere Begleitverletzungen sind an der oberen Extremität mit Ausnahme der eher seltenen Verletzungen oberhalb des Ellbogens nicht häufig. Die Schwere eines Reper-

Hefte zur Unfallheilkunde, Heft 218
C. Braun/A. Olinger (Hrsg.)
© Springer-Verlag Berlin Heidelberg 1992

fusionsschadens ist abhängig von der Dauer der Ischämiezeit und der Muskelmasse des amputierten Abschnitts (vgl. Beitrag „Makroreplantationen an der unteren Extremität" S. 16 und „Pathophysiologische Mechanismen des Ischämie- bzw. Reperfusionsschadens" S. 5). Als kritische Grenze für die Ischämiezeit gilt die 4. bis 6. Stunde nach dem Trauma in Abhängigkeit von der Amputationshöhe. Von Brunelli et al. [2] wird zur Verminderung der Reperfusionseffekte die Reduktion der Muskelmasse des Amputats vorgeschlagen. Als „Elementarisierung" sollte eine Exzision funktionell unwichtiger Muskulatur erfolgen. Wir verfügen diesbezüglich über keine Erfahrung.

Wie die Schwere von Begleitverletzungen bestimmt auch *das Alter des Patienten* die Entscheidung zur Replantation. Die funktionelle Wiederherstellung – insbesondere durch die schlechte Regenerationsfähigkeit der Nerven – ist beim älteren Menschen eingeschränkt. Die operative Belastung wird schlechter toleriert. Bei eintretenden Komplikationen fehlen funktionelle Reserven des Gesamtorganismus. So ist bei geringem zu erwartendem funktionellem Gewinn durch die Replantation das Risiko des Eingriffs relativ hoch. Eine strenge obere Altersgrenze kann nicht festgelegt werden. Amputationshöhe, Dauer der Ischämiezeit und die Schwere eventueller Begleitverletzungen werden zusammen mit dem Alter die Entscheidung beeinflussen.

Management der Replantation

Bei der Lagerung muß besonderes Augenmerk auf gute Polsterung der Unterlage (Vakuummatratze) gelegt werden.

Das wichtige *Débridement* kann am Amputat bereits während der Operationsvorbereitung des Patienten begonnen werden. Gefäß- bzw. Nervenstümpfe werden markiert. Faszienspaltungen auch an der Hand sind Routine. Großzügige Knochenkürzung an Amputat und Stumpf – an der oberen Extremität ohne funktionelle Beeinträchtigung – ermöglicht ausgiebiges Débridement und erleichtert Gefäß- und Nervenanastomosen. Interponate werden so kürzer oder überflüssig (Abb. 1).

Auch nach ausgedehntem primären Débridement muß mit sekundären Nekrosen und Hämatomen gerechnet werden. Eine routinemäßige Second–look–Operation erscheint sinnvoll [8]. Wichtig ist intensives Spülen mit einem Jetlavagesystem. Die Indikation zum Weichteiltransfer sollte bei freiliegenden Knochen und Gefäßen immer gestellt werden. An der oberen Extremität ist dies seltener erforderlich als an der unteren und oft mit gestielten Lappen möglich. Bei 28 Makroreplantationen waren 5 gestielte Lappen und 1 mikrochirurgischer Weichteiltransfer erforderlich.

Eine ausreichende Knochenkürzung vor der *Osteosynthese* beseitigt Schmutzimprägnierung und bereitet gut durchblutete Knochenenden zur Osteosynthese vor. Zur Osteosynthese eignen sich kurze Platten, die keine weite Freilegung des Knochens erfordern. Bei der Second-look-Operation und nach Weichteilrekonstruktion sollte ein Fixateur externe zur Stabilitätsverbesserung angebracht werden.

Die *Gefäßversorgung* sollte mit der Anastomose von 1–2 tiefen Venen vor der Rekonstruktion der arteriellen Strombahn beginnen. Arterienanastomose und Freigabe des Blutstroms vor der Venenrekonstruktion führt zu beträchtlichem Blutverlust. Die Anastomosierung der großlumigen Gefäße ist unproblematisch. Gefäßinterponate sind großzügig anzuwenden. Ein „kinking" zu langer Interponate ist ebenso ungünstig wie Gefäßnähte

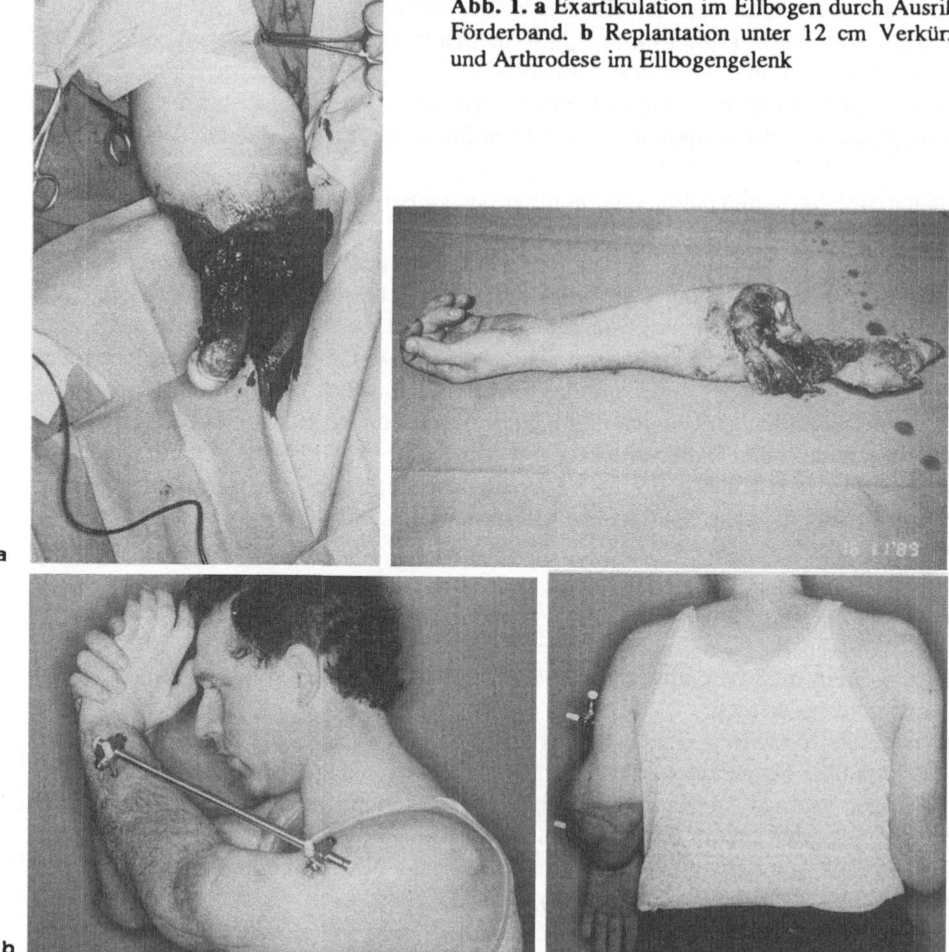

Abb. 1. a Exartikulation im Ellbogen durch Ausriß am Förderband. **b** Replantation unter 12 cm Verkürzung und Arthrodese im Ellbogengelenk

unter Spannung. Wichtig ist die Deckung von Anastomose und Interponat mit spannungslosen, vitalen Weichteilen.

Postoperative Behandlung

Eine *Nachbeatmung* für 12–24 h ist bei proximalen Amputationen und über 6 h dauernden Operationen Routine.

Zur *Verbesserung der Mikrozirkulation* wird HAES 10% für 4 Tage verabreicht, danach für 6 Wochen Asasantin (2mal täglich 660 mg Acetylsalicylsäure). Weitergehende Antikoagulation ist nicht erforderlich.

Antibiotisch wird für 3 Tage mit einem Breitbandspektrum Cephalosporin behandelt.

Das Durchblutungsmonitoring erfolgt klinisch. Apparativ ist zusätzlich die Messung der Hauttemperatur, die Durchblutungsmessung mit gepulstem Doppler oder Photopletysmographie oder die Bestimmung der transkutanen Sauerstoffspannung möglich.

Rehabilitation

Während der Rehabilitationsphase soll das durch die Replantation geschaffene Potential funktionell ausgeschöpft werden. Die krankengymnastische Therapie muß unter Anweisung und Überwachung des Operateurs erfolgen; es müssen oft Ruhigstellungszeiten, wie sie bei isolierter Verletzung einzelner Strukturen üblich sind, unterschritten werden. Bei Amputationen im Unterarmbereich sollte nach Konsolidierung der Wundheilung etwa nach 1 Woche mit vorsichtigen passiven Übungen begonnen werden.

Sekundär operative Rekonstruktionen können nach Abschluß der nervalen Regeneration funktionelle Verbesserungen bringen. Neben Arthrodesen und Sehnentransfers sind auch Nerventransfers möglich.

Ergebnisse

Bezüglich der Einheilung sind die Ergebnisse einfach zu erfassen. Es kann von einer Einheilungsrate zwischen 75 und 90% ausgegangen werden [3, 5–7] (eigene Einheilungsrate 80%). Die funktionelle Bewertung ist schwierig; unter Angabe der Einzelfunktionswerte für Sensibilität, Motorik, Kraft und Durchblutung ergäbe sich eine unübersichtliche Flut von Werten. Möglich ist die globale Einschätzung der Brauchbarkeit [9] im Vergleich des Replantationsergebnisses mit dem Zustand nach ausgebliebener Replantation.

Wir erreichten bei 12 Fällen mit Replantation im Unterarmbereich gute funktionelle Ergebnisse mit Sensibilität im Medianus- und Ulnarisgebiet (Zweipunktediskriminierung um 8–12 mm) und Bewegungsfunktionen, die den in der Abb. 2 dargestellten entsprechen. Bei Oberarmamputationen sind die Ergebnisse deutlich schlechter. Von 6 Patienten erreichten nur 3 brauchbare Greiffunktionen. Zwei replantierte Extremitäten mußten reamputiert werden.

Schlußfolgerung

Während die prinzipielle Indikation zur Replantation an der unteren Extremität umstritten ist, bestehen an der oberen Extremität keine Kontroversen. Gerade bei „Großreplantationen" sind es nicht technische Schwierigkeiten, die die Behandlung durch den Erfahrenen verlangen: Gezielte Therapie und ein breites Spektrum sekundär rekonstruktiver Maßnahmen sichern die volle Ausschöpfung der funktionellen Möglichkeiten der replantierten Extremität. Voraussehen, Erkennen und Behandlung systemischer Komplikationen [1] reduzieren das Allgemeinrisiko des Patienten.

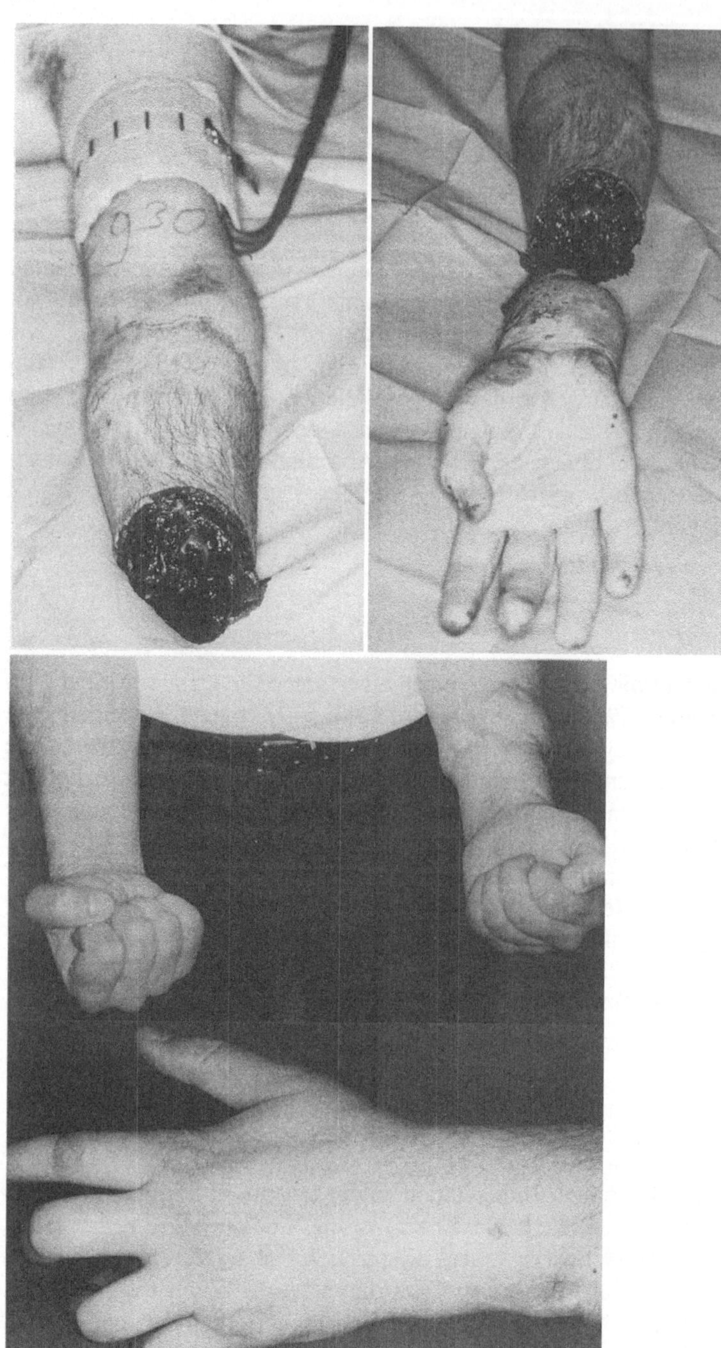

Abb. 2. a Glatte komplette Amputation durch Kreissäge. **b** Gute Bewegungsfunktion nach Replantation

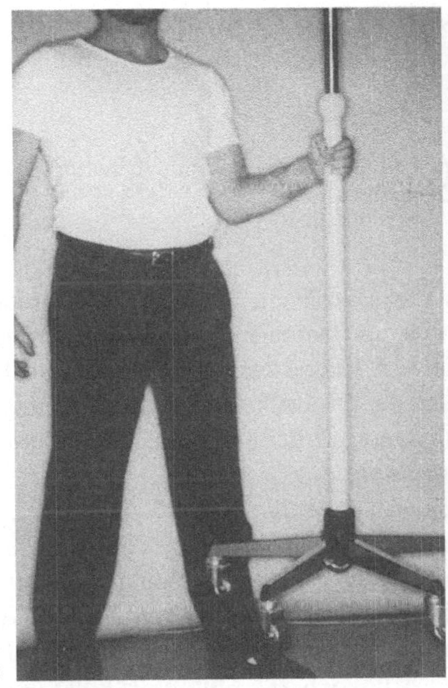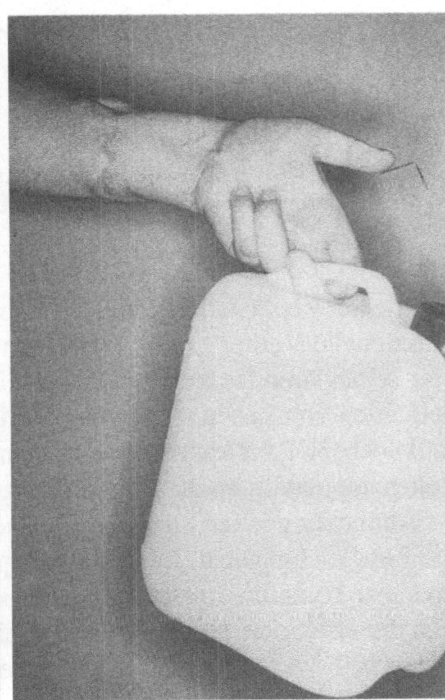

Abb. 2. c Gute Kraftentwicklung

Literatur

1. Berger A, Kolacny M, Passl R, Piza H (1980) Die Replantation ganzer Extremitäten – Pro und Contra. Hefte Unfallheilkd 148:560
2. Brunelli G, Vigasio A, Brunelli F (1985) L'élémentarisation musculaire dans les réimplantations et les vascularisations „limite" de l'avant-bras. An Chir Main 4:337
3. Chen Chung-Wei, Yun-Quing O, Zhong-jia Y (1978) Extremity replantation. World J Surg 2:513
4. Lanz U (1983) Replantationen an der oberen Extremität. Chirurg 54:353
5. Maurer PC, Heiss J, Bonke St et al. (1979) Replantationen von Gliedmaßen – Erfahrung, Technik, Ergebnisse. Unfallheilkunde 82:237
6. Meyer V (1985) Upper extremity replantation. Churchill Livingstone, New York
7. Tamai S, Hori Y, Tatzumi Y, Okuda H, Nahamura Y, Sakamoto H, Takita T (1979) Major limb, hand and digital replantation. World J Surg 3:17
8. Urbaniak JR (1982) Replantation. In: Green DP (ed) Operative handsurgery, Churchill Livingstone, New York
9. Zwank W, Hertel P, Schweiberer L (1980) Replantationen – Funktion und soziale Aspekte. Dtsch Ärztebl 75:2657

Problematik der Replantation an der unteren Extremität

C. Braun, A. Olinger und V. Bühren

Chirurgische Universitätsklinik, Abteilung Unfallchirurgie (Komm. Direktor: PD Dr. V. Bühren), W-6650 Homburg/Saar, Bundesrepublik Deutschland

Ziel jeder Replantation ist nicht nur das Überleben der Extremität, sondern auch eine funktionelle Verbesserung. Im Gegensatz zur oberen Extremität sind kosmetische Aspekte von sekundärer Bedeutung. Ausschließlich ästhetische Argumente sprechen für die Replantation von Zehen. Selbst der Verlust der Großzehe bei erhaltener Länge des 1. Mittelfußknochens führt kaum zu einer Gangstörung. 2 der 3 von uns replantierten Patienten mit Zehenamputation mußten reamputiert werden.

Ähnliches gilt für *Vorfußamputationen*: Der verbleibende Hebelarm ist ausreichend für das Fußgleichgewicht. Die Schuhadaption ist gut. Der Aufwand der Replantation ist enorm und sehr komplikationsreich wegen schlechter Weichteildeckung in dieser Gegend. 2 von 6 in dieser Region replantierten Extremitäten überlebten nur zum Teil mit oft langwierigen septischen Verläufen und entsprechender Behinderung. Zur Erhaltung der Stumpflänge eignet sich bei schlechten Weichteilverhältnissen zur Stumpfdeckung der mikrochirurgische Transfer eines fasziokutanen Lappens (Abb. 1).

Bei *Rückfußamputationen* sollte die Replantation versucht werden. Es verbleibt ein zu kurzer Fußstumpf, der das Gangbild erheblich stört.

Die aufwendige Schuhadaption wird durch den in der Abb. 2 dargestellten Fall demonstriert: Quetschverletzung, nicht replantierbare Weichteile, Stumpfdeckung durch Unterarmlappen, Regeneration protektiver Sensibilität, Gehen und Halten der Körperbalance ist nur mit aufwendigem orthopädischem Schuhwerk möglich. Bei gleichzeitiger drittgradiger offener Fraktur des rechten Unterschenkels war das vorfußamputierte Bein der Hauptbelastung ausgesetzt.

Replantationen von amputierten Gliedmaßen proximal des oberen Sprunggelenks gelten als Makroreplantation.

Das Krankengut unserer Klinik von 1976–1989 umfaßt 24 Großreplantationen im Unterschenkelbereich (Tabelle 1). In insgesamt 11 Fällen lagen subtotale Amputationen vor, d.h. vom Weichteilmantel war maximal 1/4 des Querschnitts erhalten ohne durchgängiges Hauptgefäß. Abtrennungsmechanismus waren meist Quetschungen, davon 5 mal Überrollen durch einen Zug. 60% der Patienten erlitten bei dem Unfall mehrere relevante Verletzungen.

Die Versorgung erfolgte nach 2 grundsätzlich verschiedenen Regimes. Von 1976–1985 wurden 15 Gliedmaßen replantiert. Bei der Primäroperation wurde eine definitive Versorgung angestrebt. Die Operationszeiten waren länger als nach dem seit 1985 üblichen Versorgungsregime, der Blutverlust beträchtlich.

Routine-second-look-Operationen wurden in dieser Gruppe nicht durchgeführt, jedoch waren durchschnittlich etwa 7 größere Reeingriffe wegen Komplikationen wie Infekten, Pseudarthrosen und Reamputationen erforderlich (Tabelle 1).

Seit 1986 wurde das Prinzip der begrenzten Primäroperation verfolgt (Tabelle 2), d.h. Osteosynthese nach großzügiger Knochenkürzung (in 1 Fall 11 cm), Débridement und Ge-

Hefte zur Unfallheilkunde, Heft 218
C. Braun/A. Olinger (Hrsg.)
© Springer-Verlag Berlin Heidelberg 1992

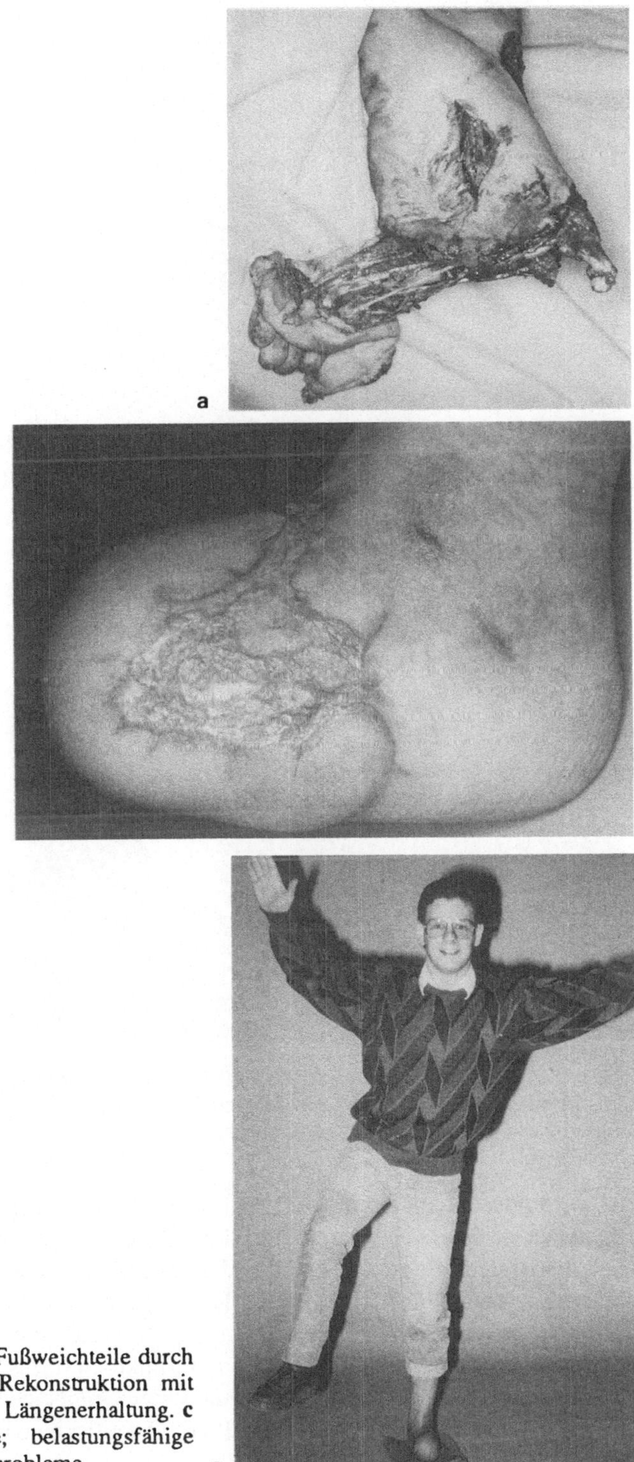

Abb. 1. a Zerstörung von 3/4 der Fußweichteile durch Quetschung und Ablederung. **b** Rekonstruktion mit Unterarmlappen unter möglichster Längenerhaltung. **c** Gute Fuß- und Körperbalance; belastungsfähige Weichteilabdekkung, keine Schuhprobleme

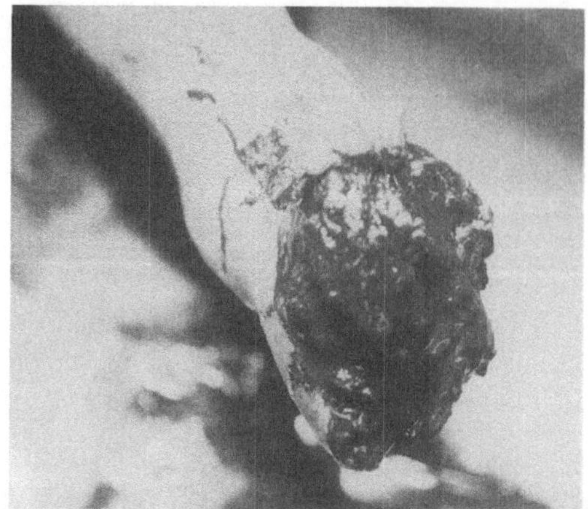

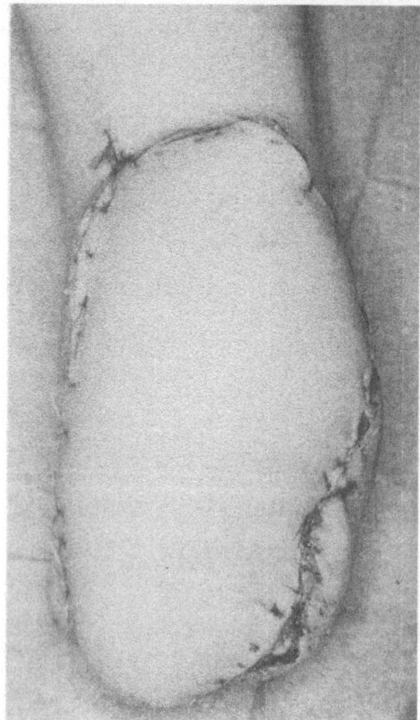

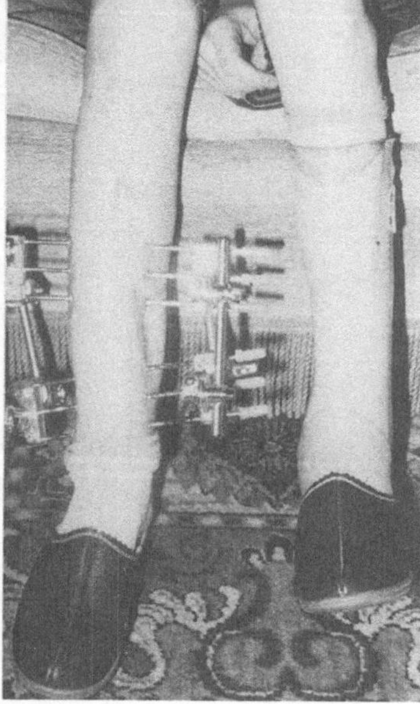

Abb. 2. a Amputation im Rückflußbereich, nicht replantierbares Amputat. **b** Stumpfdeckung mit Unterarmlappen. **c** Gehen nur mit aufwendigem Schuhwerk (Unterschenkel in Kunststoffhülse mit Fußprothese zur Stumpfverlängerung) möglich

fäßanastomose in einem möglichst kurzen Eingriff. Nach diesem Prinzip wurden bisher 9 Patienten versorgt. Die durchschnittliche Dauer der Primäroperation war um 2 h kürzer und der Blutverlust geringer als bei der ersten Patientengruppe. Bei allen Patienten wurde innerhalb von 24–72 h eine Second-look-Operation angeschlossen mit definitivem ausgedehntem Débridement, Nervennähten, evtl. mit Komplettierung der Osteosynthese durch einen Fixateur externe und in 6 Fällen mit mikrochirurgischem Transfer eines myokutanen Lappens. Die Komplikationsrate war in dieser Gruppe deutlich geringer, Reeingriffe seltener notwendig. Es kam in keinem Fall zur Ostetitis; eine Reamputation war nicht erforderlich.

Tabelle 1. Krankengut und Ergebnisse nach 2 verschiedenen Behandlungsregimes nach „Großreplantation" an den unteren Extremitäten

	Dauer primär-operation (h)	Blutkonserven bei Primäroperation	Second look	Reein-griffe	Reampu-tation	Infekte
1976–1985 n = 15	5,6	6,5	0	6,9	4	9
1986–1989 n = 9	3,4	3	9	4,2	0	1

Tabelle 2. Prinzip der eingeschränkten Primärversorgung

Eingeschränkte Primäroperation	Weichteildebridement Knochenkürzung, Osteosynthese Revaskularisierung
	Erhalt der Extremitäten

Zwei Problemkreise stehen bei der Replantation großer Gliedmaßenabschnitte im Vordergrund:
- das Problem der Allgemeingefährdung,
- das Problem des lokalen Gewebeschadens an der Amputationsstelle.

Allgemeingefährdet ist ein Patient nach Großreplantation einmal durch wesentliche Begleitverletzungen. An der unteren Extremität ist dies bei 60% der Patienten der Fall im Gegensatz zu 20% an der oberen Extremität. Zusätzlich sind Gewebeschaden und reperfundierte ischämische Extremität Quelle von Mediatoren zur Initiation eines Trauma-Schock-Geschehens [5, 8]. Ischämiezeiten von über 4 h sollten, außer bei ganz distalen Amputationen, nicht überschritten werden. Je weiter proximal die Amputationshöhe, desto größer ist die systemische Reperfusionswirkung. Die Replantation von Abtrennungen proximal des Kniegelenks ist daher sehr kritisch zu sehen. Bei 4 im Oberschenkelbereich replantierten Patienten hatten wir 1 Todesfall. Seit der Anfangszeit der Replantationen werden an unserer Klinik keine Oberschenkelreplantationen mehr durchgeführt.

Der Gefahr der Allgemeingefährdung bei den meist mehrfach verletzten Patienten mit Amputation großer Gliedmaßenabschnitte ist mit einer eingeschränkten Primäroperation zu begegnen. Osteosynthese und Weichteildébridement sollen auf das der Situation angepaßte notwendige Maß beschränkt bleiben. Eine großzügige Knochenkürzung löst erste Probleme der Weichteildeckung und erleichtert die Gefäßanastomosen. Funktionelle oder kosmetische Rekonstruktionen bleiben der Second-look-Operation oder späteren Eingriffen überlassen. Eine kurze Primäroperation soll den Patienten möglichst schnell der optimalen Intensivtherapie zuführen, den initialen Blutverlust minimieren und die Ischämiezeit der Extremität verkürzen.

Ziel der Primäroperation ist das Überleben der Extremität. Nach Stabilisation des Zustands nach 24–48 h (maximal 72 h) steht eine Routine-second-look-Operation an. Unter

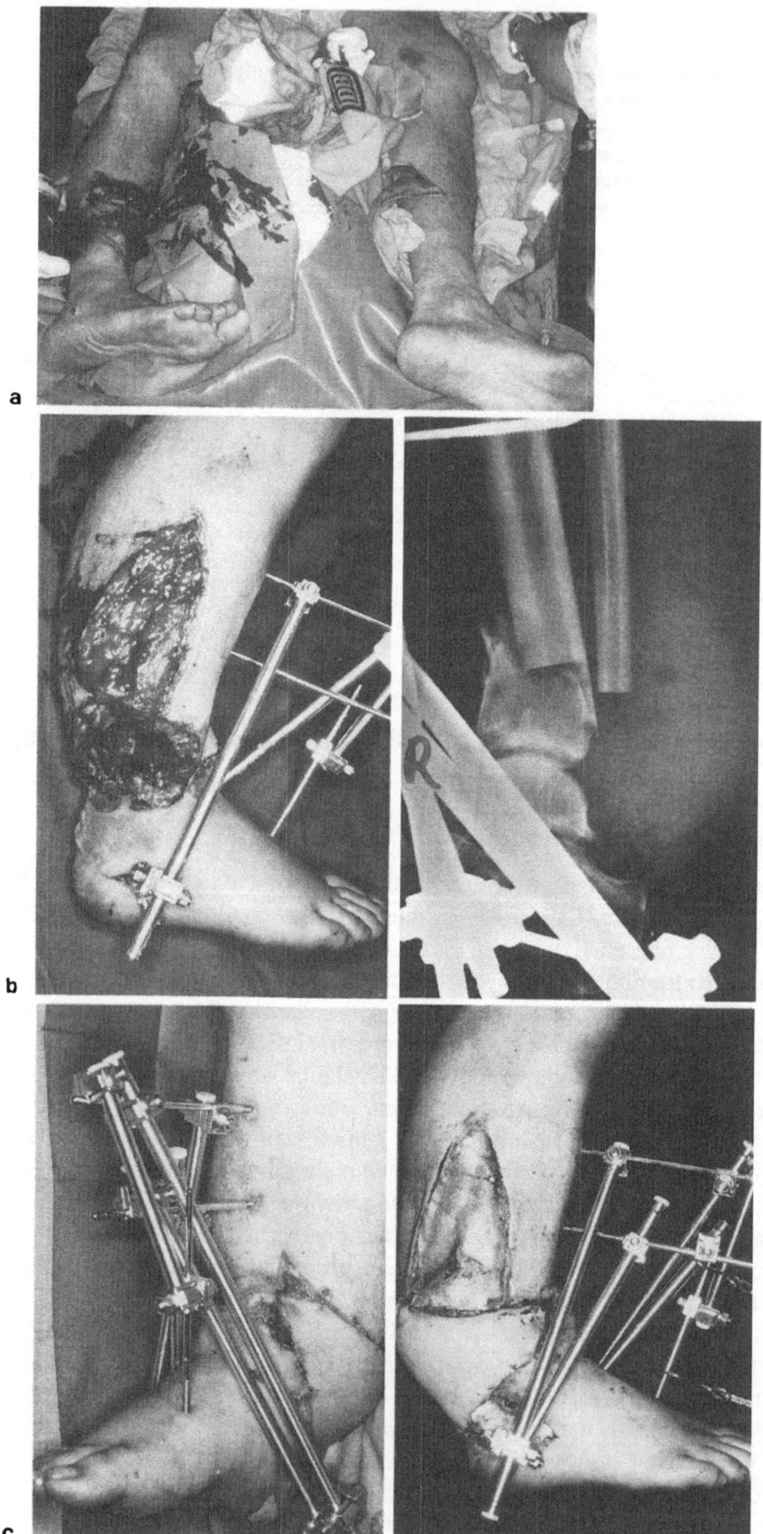

Abb. 3.

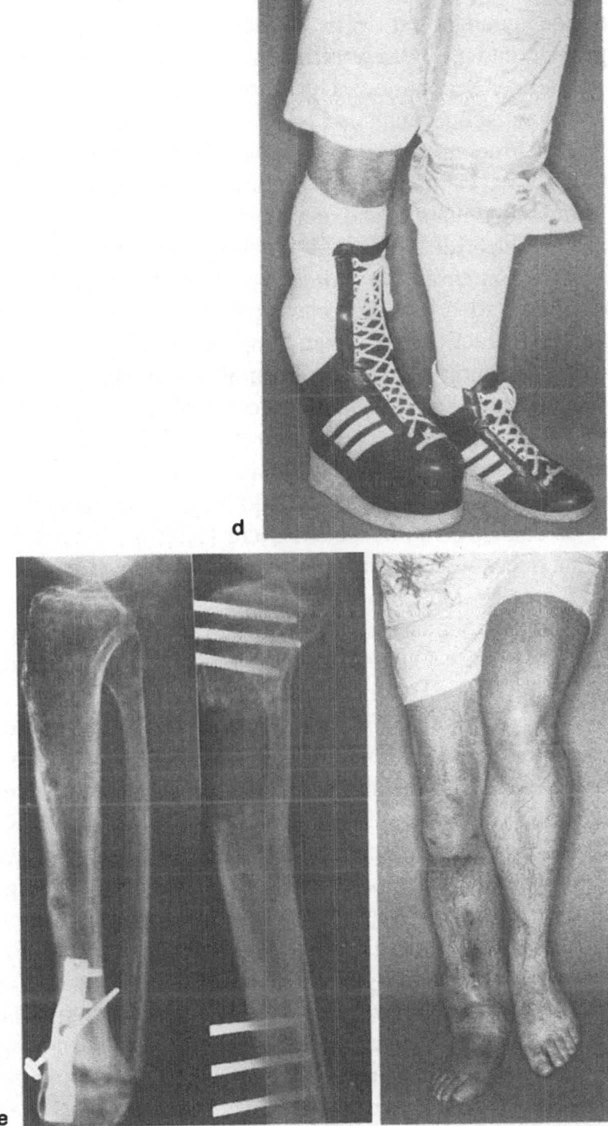

Abb. 3. a Subtotale (kleine kontusionierte Weichteilbrücke ventral) Amputation durch Überrollen durch einen Zug; Femurschaftfraktur der Gegenseite; schlechte notärztliche Versorgung ohne Verband und Ruhigstellung der Frakturen. **b** Replantation unter 11 cm Verkürzung; Zustand vor der Second-look-Operation; erhebliche sekundäre Nekrosen (Osteosynthese unter 15° Rekurvation bedingt durch die stufenförmige Verkürzungsosteotomie). **c** Zustand nach Second-look-Operation, Débridement und Latissimus-dorsi-Transfer. **d** Bei 11 cm Beinverkürzung ist das Gehen mit nur aufwendigem orthopädischen Schuhwerk möglich. **e** Verlängerung 18 Monate nach der Replantation durch Kallusdistraktion mit Ausgleich der Rekurvation

elektiven Bedingungen mit stabilem Kreislauf und intakter Blutgerinnung kann nun ein ausgedehntes Weichteildébridement erfolgen. Es können notwendige Nervenrekonstruktionen durchgeführt, Weichteildefekte durch freien mikrochirurgischen Gewebetransfer gedeckt und u.U. Osteosynthesen komplettiert werden.

Ziel der Second-look-Operation ist das definitive Débridement und die Rekonstruktion von Weichteildeckung und funktionell wichtigen Strukturen.

Das Problem des lokalen Gewebeschadens wird ebenfalls durch die zweizeitige Operation gelöst. Primär werden offensichtlich nekrotische Gewebe zur Reduktion der lokalen Keimkontamination und der Freisetzung von Schockmediatoren aus dem nekrotischen Gewebe debridiert [5, 8]. Mit sekundären Nekrosen muß jedoch, gerade bei den an der unteren Extremität im Vordergrund stehenden stumpfem Amputationsmechanismen, gerechnet werden [1]. Nach eher großzügigem sekundärem Débridement sollte auch großzügig die Indikation zum freien Lappentransfer gestellt werden.

Ein weiterer Schritt zur Lösung der Weichteilproblematik ist die ausreichende Knochenkürzung. Die Gefäßanastomosierung wird einfacher, Interponate kürzer oder überflüssig. Auch stark verkürzte Extremitäten sind funktionell nützlich. Bei der Möglichkeit der sekundären Verlängerung, z.B. nach der Methode der Kallusdistraktion, ist eine notwendige Verkürzung keine Kontraindikation zur Replantation. Das bisher propagierte Limit einer Kürzung von höchstens 5 cm [1, 2, 6 ,7] zur Erreichung einer sinnvollen Funktion kann sicher wesentlich überschritten werden. Zur problemlosen Verlängerung ist jedoch eine gute Weichteildeckung unabdingbar. Die Kasuistik des in der Abb. 3 dargestellten Falls zeigt einen charakteristischen Verlauf: subtotale Amputation im distalen Unterschenkeldrittel durch Überrollen durch einen Zug; Begleitverletzungen: Femurfraktur der Gegenseite, Thoraxkontusion. Der Unterschenkel wurde unter 11 cm Verkürzung in einer Operationszeit von 170 min replantiert, das Femur extendiert. Nach 76 h wurde die Weichteilrekonstruktion durch mikrochirurgischen Transfer eines myokutanen Latissimus-dorsi-Lappens vorgenommen und die Femurfraktur durch Verriegelungsnagel versorgt. 1 Jahr nach dem Unfall Verlängerung um 6 cm durch Kallusdistraktion. Kritische Indikationsstellung und konsequentes Management machen das Risiko der Replantation an der unteren Extremität überschaubar und vor dem Hintergrund guter Ergebnisse vertretbar. Eine „Zweizeitige Replantation" „bei Großreplantationen" (Tabelle 3) reduziert die primäre operative Belastung der oft mehrfach verletzten Patienten. Somit ist auch an der unteren Extremität durch die Replantation ein funktioneller Gewinn gegenüber der Prothesenversorgung zu erreichen. Bei erhaltener Sensibilität wenigstens der Fußsohle entstehen keine Probleme der Schuhversorgung. Nach ausgebliebener Replantation muß mit Prothesenproblemen auch bei guter Weichteildeckung des Amputationsstumpfes gerechnet werden. Zudem erfordert das Gehen bereits mit Unterschenkelprothese einen erhöhten Energieaufwand [9].

Tabelle 3. Prinzip der „zweizeitigen" Replantation

	Eingeschränkte Primäroperation
Zweizeitige Replantation =	
	Routine-second-look-Operation (elektive Operations-bedingungen)

Literatur

1. Biemer E, Stock W, Duspiva W (1983) Replantationen an der unteren Extremität. Chirurg 54:361–365
2. Chen zong Wei, Qian Yan-Qing, Zlang-Jia Y (1978) Extremity replantations. World J Surg 2:513
3. Giebel G (1987) Extremitäten-Verlängerung und die Behandlung von Segmentdefekten durch Callusdistraktion. Chirurg 58:601
4. Hervé C, Gaillard M, Andrivet P, Roujas F, Kauer C, Huguenard P (1987) Treatment in serious lower limb injuries: amputation versus preservation. Injury 18:21
5. Morganroth ML, Till GO, Kunkel RG, Ward AP (1986) Complement and neutrophil-mediated injury of perfused rat lungs. Lab Invest 54:507
6. Seiler H, Braun C, Op den Winkel R, Zwank L (1986) Makro- und Mikroreplantationen an Unterschenkel und Fuß. Langenbecks Arch Chir 369:625
7. Tamai S, Hori Y, Tatzumi Y, Okuda H, Nahamura Y, Sakamoto H, Takita T (1979) Major limb, hand and digital replantation. World J Surg 3:17
8. Warren JS, Ward PA (1986) Review: Oxidative injury to the vascular endothelium. Am J Med Sci 292/2:97
9. Waters RL, Perry J, Antonelli D, Hislop H (1976) Energy cost of walking on amputees: The influence of level of amputation. J Bone Joint Surg [Am] 58:46

Rekonstruktion des Daumens nach Amputationsverletzung

G. Dautel und M. Merle

Centre Hospitalier Regional et Universitaire de Nancy,
Service de Chirurgie Plastique et Reconstructive de l'Appareil locomoteur, 54201 Toul, Frankreich

Der Verlust des Daumens kompromittiert die Funktion der Hand ganz wesentlich. Amputationen auf Höhe des Grundgelenks führen zu einer Minderung der Erwerbsfähigkeit um 20%, weiter proximale Amputationen um 30%.

Die Rekonstruktion des Daumens kann mit ortsständigem Gewebe mit konventionellen Methoden erfolgen oder mit mikrochirurgischen Transfers.

Konventionelle Methoden

Das einfachste konventionelle Verfahren ist die *Verlängerung* eines Daumenstumpfes [7] (Abb. 1). Durch Osteotomie des verbliebenen Knochenstumpfes und kontinuierliche Distraktion der Fragmente über einen Fixateur externe kann eine Verlängerung bis zu 3 cm erreicht werden. Das Ausmaß der Verlängerung ist abhängig von der Qualität der Weichteile des Stumpfes.

Gute funktionelle Ergebnisse können so bei Amputationen im Grundgliedbereich und bei erhaltenem Metakarpophalangealgelenk erreicht werden. Bei proximaleren Amputatio-

Hefte zur Unfallheilkunde, Heft 218
C. Braun/A. Olinger (Hrsg.)
© Springer-Verlag Berlin Heidelberg 1992

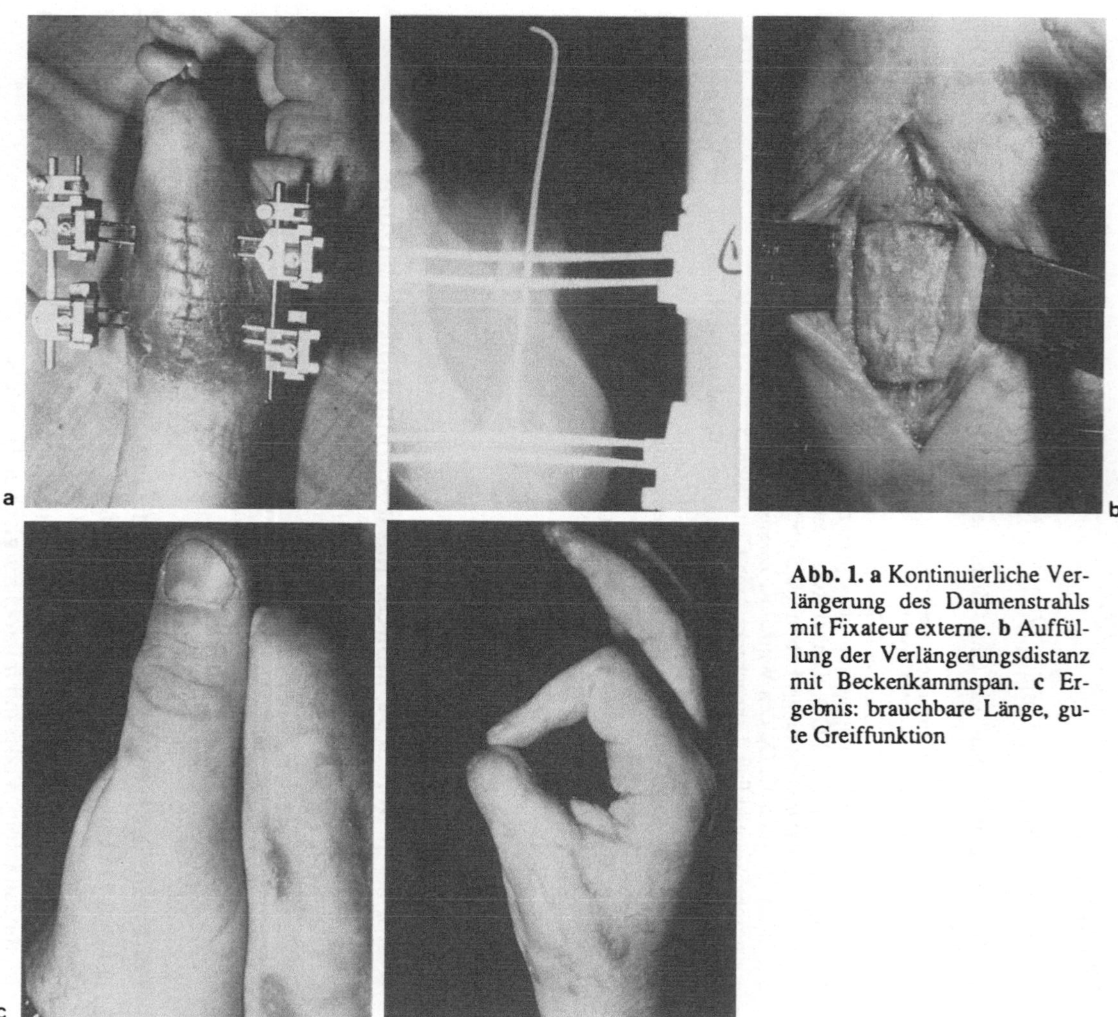

Abb. 1. a Kontinuierliche Verlängerung des Daumenstrahls mit Fixateur externe. **b** Auffüllung der Verlängerungsdistanz mit Beckenkammspan. **c** Ergebnis: brauchbare Länge, gute Greiffunktion

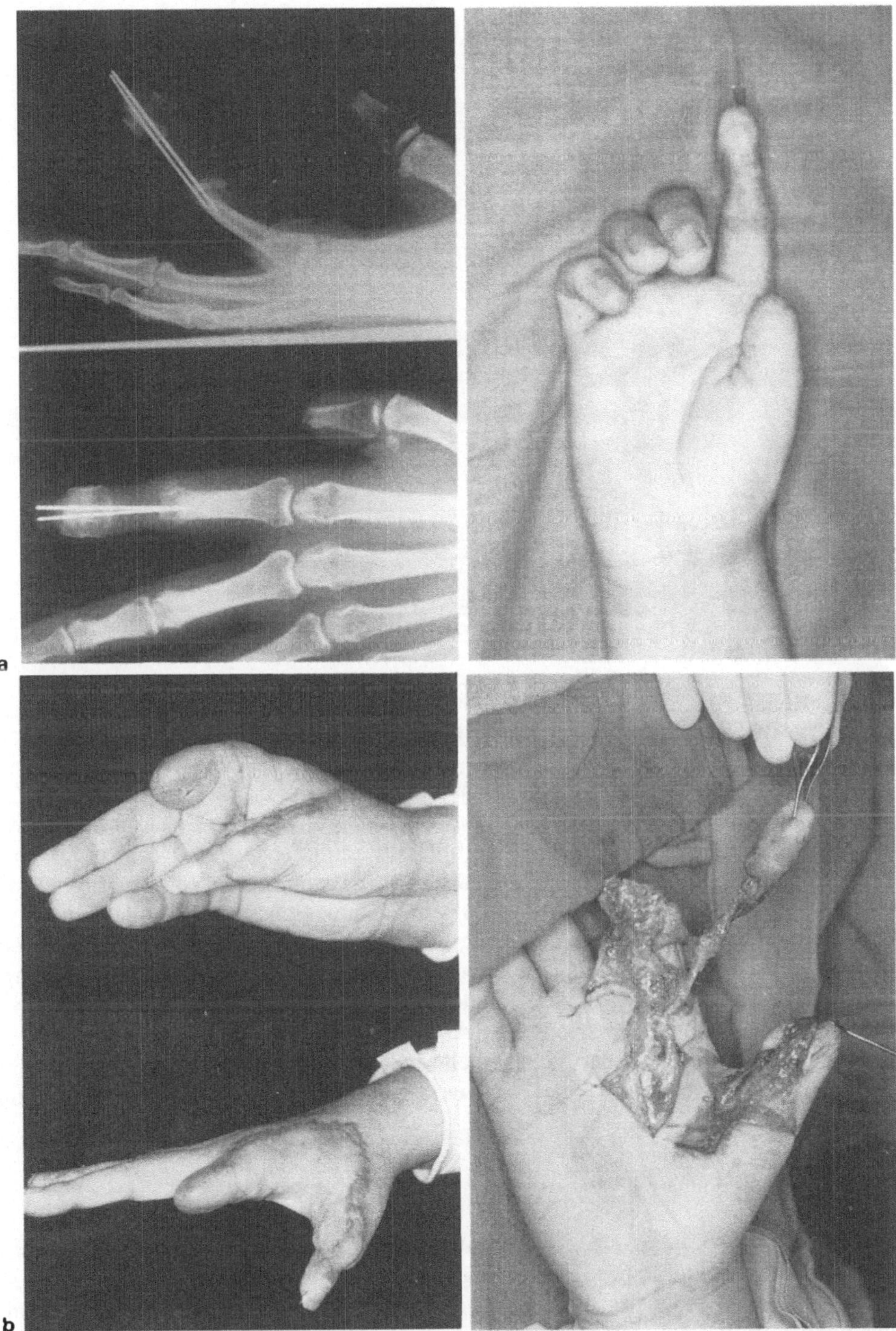

Abb. 2. **a** Amputation des Daumens im Grundglied, Zerstörung des Zeigefingermittelglieds; Erhaltung der Distanz am Zeigefinger mit axialen K-Drähten. **b** gestielter Transfer des Zeigefingerendglieds auf den Daumenstumpf

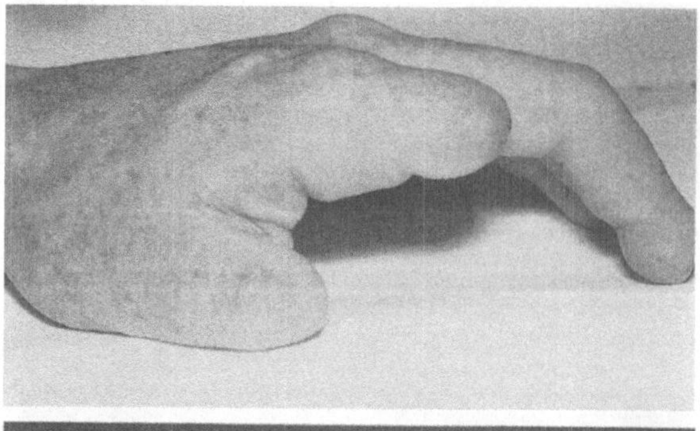

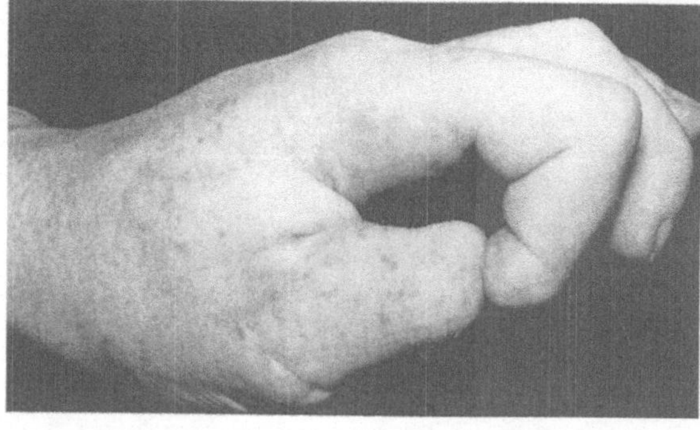

Abb. 3. Transfer eines Zeigefingerstumpfes zur Verlängerung des Daumenstumpfes

nen kann durch den Längengewinn nur eine Ersatzfunktion wiedererlangt werden aufgrund
der Kürze des Daumenstrahls und seiner sehr eingeschränkten Beweglichkeit im Sattelge-
lenk.

Für proximale Amputationen bietet sich die *Pollizisation des Zeigefingers* an. Der Zeigefinger mit seinen intakten funktionellen Elementen – unverletzte Gelenke, in ihrer Kontinuität erhaltene Sehnen und Nerven – erfüllt nahezu die ungestörte Daumenfunktion [5,
13]. Für Beweglichkeit und Sensibilität ist die Pollizisation freien Zehentransfers überlegen. Der Zustand der übrigen Finger muß bei der Indikationsstellung berücksichtigt werden: Sind noch mehrere Finger geschädigt, führt der Transfer des Zeigefingers zu einer
weiteren Einschränkung der Handfunktion. Beim Transfer eines verletzten Zeigefingers
sollte wenigstens dessen Sensibilität erhalten sein. Auch brauchbare Teile eines ansonsten
zerstörten Finger können sich noch zum Transfer eignen (Abb. 2).

Eine Alternative bietet der Transfer eines Zeigefingerstumpfes auf einen Daumenstumpf; so kann wenigstens eine Verlängerung des Daumenstumpfes erreicht werden
(Abb. 3).

Mikrochirurgische Methoden

Durch freien mikrochirurgischen Transfer wird die Restfunktion der Hand nicht weiter gestört. Es werden praktisch neue intakte Elemente zur Hand transferiert [9].

Der Fuß bietet ein ideales „Reservelager" von mikrochirurgischen Transfers zur Hand –
eine mikrochirurgische „Gewebebank". Es können entweder komplette Abschnitte – Großzehe [2, 3, 11], 2. Zehe, mehrere Zehen en bloc [1] – oder entsprechend dem Bedarf an der
Empfängerstelle „maßgeschneiderte" Gewebeteile entnommen und transferiert werden.

Zehentransfer

Der Großzeh ist der 2. Zehe bezüglich Beweglichkeit und Griffkraft an der Hand überlegen. Über 50% der 2. Zehen entwickeln an der Hand eine Beugekontraktur. Kosmetisch erscheint der Großzeh trotz seiner Übergröße zum Daumen günstiger als die 2. Zehe. Die Hebung des Großzehs hinterläßt jedoch einen erheblichen Defekt: Die Weichteildeckung der Hebestelle ist problematisch und das Gangbild ist durch die Imbalanz der Belastungsverteilung deutlich gestört, besonders bei sportlichen Aktivitäten.

Auf keinen Fall darf das erste Metatarsalköpfchen aufgrund seiner Bedeutung bei der Belastungsaufnahme des Fußes mitreseziert werden. Wegen der erheblichen Entnahmedefekte wurde der Transfer des 1. Zehs bei uns verlassen.

Die Entnahme des 2. Zehs beeinflußt die Funktion und Kosmetik des Fußes kaum; lediglich bei Mitnahme des Metatarsalköpfchens kann ein Plattfuß entstehen. Nachteilig für die Handfunktion sind die häufigen Beugekontrakturen und der kosmetische Eindruck des etwas „schwachen" Daumens. Die seltene Indikation zum Transfer der 2. Zehe ist gegeben bei proximalen Amputationen des Daumens, wo ein mittransferiertes Zehengrundgelenk ein zusätzliches Bewegungselement schafft.

Bedarfsorientierte Gewebetransfers

Die „bedarfsorientierten" Gewebetransfers — an den Defekt an der Hand „maßgeschneidert" angepaßte Gewebetransfers – bieten ideale Rekonstruktionsmöglichkeiten und haben die klassischen mikrochirurgischen Verfahren zurückgedrängt. Hier sind zu nennen der Zehenpulpalappen zur Rekonstruktion von Arealen mit wichtiger Sensibilität (s. Berger u. Flory, S. 39) und der „wrap around flap" [10]. Mit letzterem Verfahren kann ein Daumen funktionell und kosmetisch sehr gut wiederhergestellt werden: Nach Aufbau des Knochens mit einem kortikospongiösen Beckenkammspan wird dieser mit einem „Filetlappen" des Großzehs gedeckt. Der Morrison-Lappen besteht aus einem Anteil des Endglieds des Großzehs, den Beuge- und Strecksehnen, der sensiblen und vaskulären Versorgung und der bedeckenden Weichteile. Die Durchblutung erfolgt meist über das dorsale metatarsale Gefäßsystem. Der Zehennagel und der Knochen der Großzehe kann entsprechend der Größe des Daumens zurechtgeschnitten werden (maßgeschneidert) (Abb. 4). So werden ideale kosmetische und funktionelle Verhältnisse geschaffen. Die Entnahme verursacht am Fuß keine wesentliche Funktionseinbuße (Abb. 5). Der Anwendung dieses Transfers sind lediglich bei proximalen Amputationen mit Verlust des Daumengrundgelenks Grenzen gesetzt. Hier muß auf die 2. Zehe mit Transfer des Metatarsalgelenks zurückgegriffen werden.

Die Möglichkeiten zur Daumenrekonstruktion sind vielfältig. Durch differenzierte Indikationsstellung können gute funktionelle und kosmetische Ergebnisse erreicht werden.

Durch osteoplastische Maßnahmen sind Stumpfverlängerungen bis 3 cm möglich.

Die Pollizisation des 2. Fingerstrahls schafft einen Daumen mit intakten Bewegungseinheiten und ungestörter Sensibilität auf Kosten der Funktion der Resthand. Sie bietet sich bei proximalen Amputationen des Daumens bei sonst unverletzter Hand an. Mikrochirurgische Transfers vom Fuß bereichern die verletzte Hand mit neuen Funktionselementen.

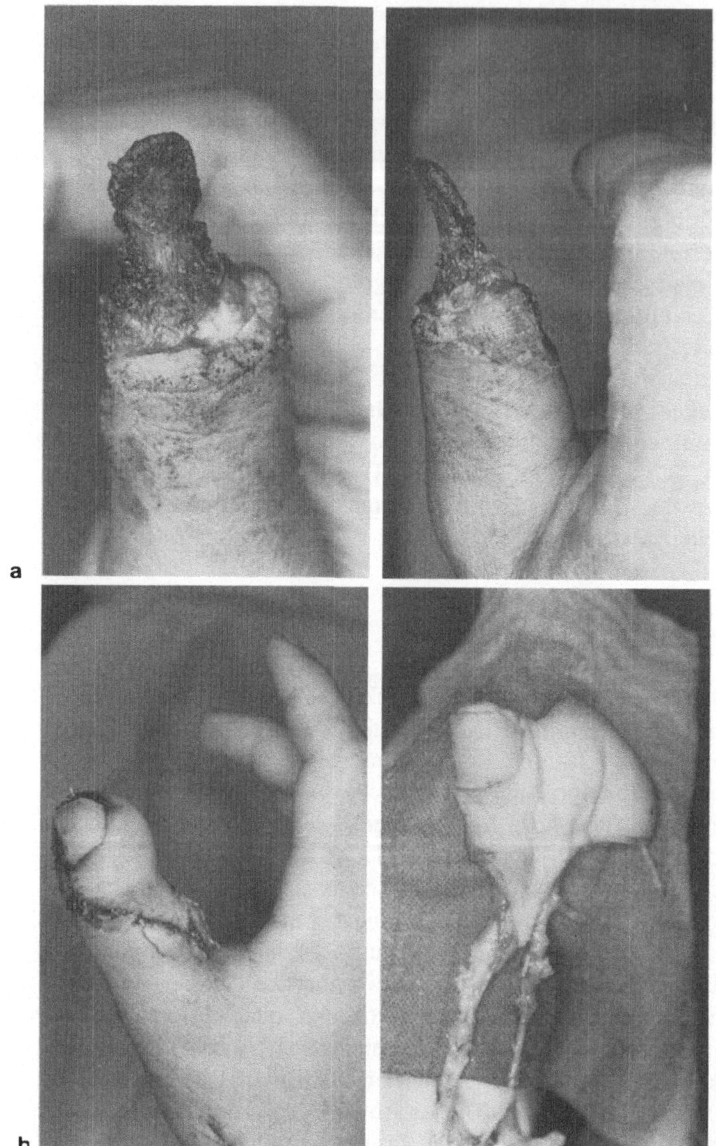

Abb. 4. a Avulsion der Weichteile des Daumenendglieds einschließlich des Nagels. **b** Entnahme eines „wrap around flaps"; die Größe des Nagels wurde der des Nagels angepaßt

Ein Transfer der gesamten Großzehe hinterläßt einen erheblichen Defekt an der Hebestelle. Er ist selten indiziert.

Beim Transfer der 2. Zehe kommt es zu keiner wesentlichen Störung am Fuß. Die häufige Beugekontraktur der transferierten Zehe macht Zweiteingriffe notwendig. Die Kosmetik an der Hand ist nicht ideal. Die Indikation zum Transfer der 2. Zehe ist nur gegeben

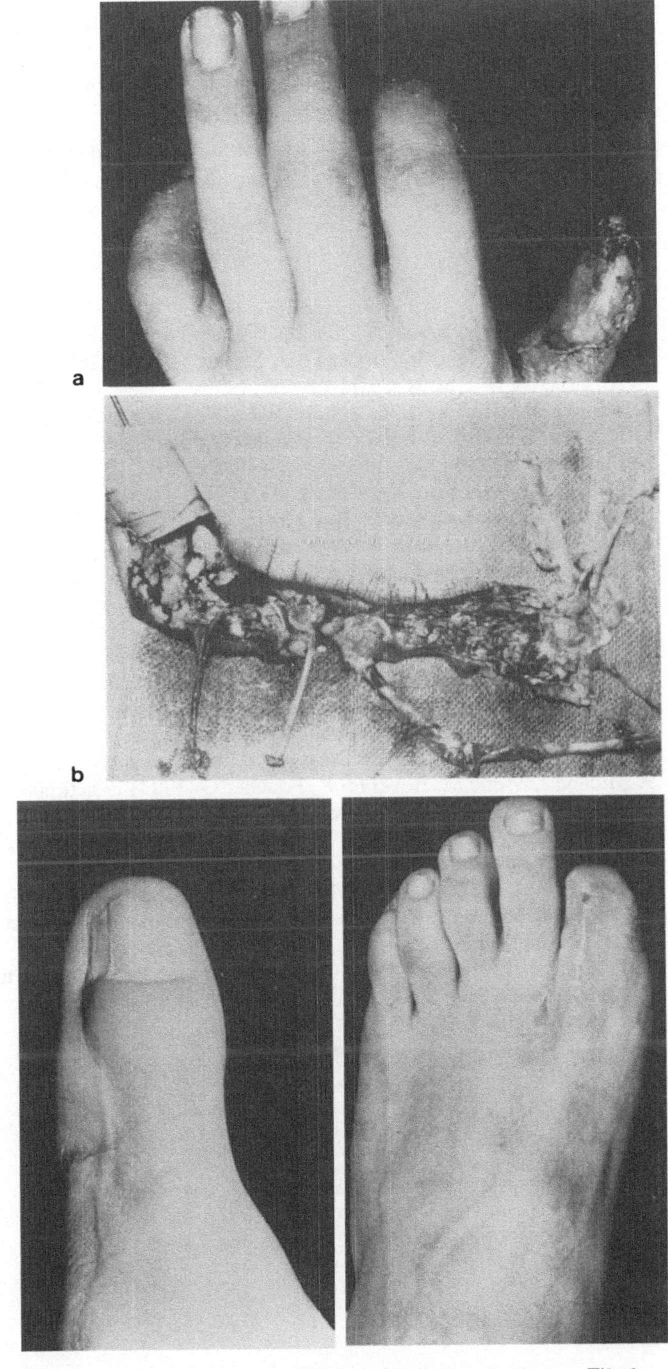

Abb. 5. a Weichteilavulsion am Daumen. **b** Transfer des Großzehenendglieds mit einem „Filetlappen" der Großzehe. **c** Gutes funktionelles und kosmetisches Ergebnis an Empfänger- und Entnahmestelle

bei Amputationen des Daumens mit Verlust der basalen Gelenke durch die Möglichkeit der Mitnahme des Metatarsalgelenks.

Ideal zur Daumenrekonstruktion ist der Morrison-Lappen mit Transfer der Daumenweichteile und eines Teils des Endgliedknochens. Durch einen interponierten Beckenkammspan wird das Daumenskelett rekonstruiert. Mit einem „maßgeschneiderten" Weichteilmantel werden gute kosmetische und funktionelle Ergebnisse erreicht.

Literatur

1. Biemer E (1984) Reconstruction of the hand with two-toe en block transfer and neurovascular flaps from the foot. In: Buncke HJ, Furnas DW (eds) Symposium on Clinical Frontiers in Reconstructive Microsurgery. Mosby, St. Louis
2. Buncke HJ, Buncke CM, Schulz WP (1966) Immediate Nicoladoni procedure in the Rhesus monkey or hallux-to-hand transplantation utilizing microminiature vascular anastomoses. Br J Plast Surg 19:332
3. Buncke HJ, McLean DH, Gerode PT (1973) Thumb replacement: Great toe transplantation by microvascular anastomoses. Br J Plast Surg 26:194
4. Hamilton RB, Morrison WA (1980) Microvascular segmental thumb reconstruction. A case report. Br J Plast Surg 33:64
5. Littler JW (1953) The neurovascular pedicle method of digital transposition for reconstruction of the thumb. Plast Reconstr Surg 12:303
6. Matev IB (1979) Thumb reconstruction after amputation at the interphalangeal joint by gradual lengthening of the proximal phalanx. A case report. Hand Clin 11:302
7. Matev IB (1985) The distraction method in reconstruction surgery of the hand. In: Tubiana R (ed) The hand. Saunders, Philadelphia, p 535
8. May JW, Daniel RK (1978) Great toe to hand free tissue transfer. Clin Orthop 133:140
9. Michon J, Merle M, Bouchon Y, Foucher G (1984) Functional comparison between pollicisation and toe-to-hand transfer for thumb reconstruction. J Reconstr Microsurg 1:103
10. Morrison WA, O'Brien BM, McLeod AM (1979) The foot as a donor site in reconstructive microsurgery. World J Surg 3:43
11. O'Brien BM, McLeod AM, Sykes PJ (1975) Hallux to hand transfer. Hand 7:128
12. Pidhorz L, Raguin J, Raimbeau G (1980) Allongement du pouce par la technique de Matev modifiée. Ann Chir 34:683
13. Tanzer RC, Littler JW (1948) Reconstruction of the thumb by transposition of an adjacent digit Plast Reconstr Surg 3:533

Herstellung moderner Fingerepithesen bei Unfallgeschädigten zur Rehabilitation und Integration in das Berufsleben

G. F. Duncan, M. S.

Graphica Medica, Institut für Epithesen, W-6650 Homburg/Saar, Bundesrepublik Deutschland

Vorbemerkungen

Aufgrund eines Traumas, einer Mißbildung oder eines Arbeitsunfalls fehlen bisweilen Nase, Ohr oder Auge. Dies sind häufige Gesichtsfehlbildungen, für deren Behebung Epithesen notwendig sind. Weniger auffallend, aber ebenfalls eine Behinderung ist der Verlust eines oder mehrerer Finger oder einer Hand.

Natürlich denkt man zunächst an eine Wiederherstellung durch einen chirurgischen Eingriff. Dagegen ist der Ersatz durch epithetische Materialien angezeigt, wenn:

- von einem chirurgischen Eingriff wegen des Alters oder des Allgemeinzustands des Patienten Abstand genommen wird;
- die Art der Schädigung kein chirurgisches Vorgehen erlaubt;
- die Fehlbildung nicht sofort behoben werden kann.

Dabei kann die Epithese als Zwischenlösung dienen. Der Patient wird in die Lage versetzt, seine berufliche Tätigkeit wieder aufzunehmen und sich auch psychisch mit dem Verlust des Körperteils abzufinden.

Anforderung an Epithesen

Hauptschwierigkeit bei der Herstellung künstlicher Ohren, Augen, Finger, Hände etc. ist es, Materialien und Methoden zu finden, die die folgenden wichtigen Anforderungen erfüllen:

- Die Epithese sollte ein natürliches Aussehen haben und sich nicht von den anderen Gesichts- und Hautpartien abheben.
- Dauerhaftigkeit in Form und Farbe.
- Mit medizinischem Kleber, mit Brille oder auf biomechanische Art, z.B. magnetischem Implantat (Schrauben – sog. Osseointegration) sollten sie leicht befestigt und ebenso leicht abgenommen werden können.
- Verbergen oder Auffüllen eines Defektes, ohne das umgebende Gewebe zu verletzen.
- Eine psychische Stütze sein – und das darf nicht vergessen werden –, die dem Verletzten das Zurechtfinden in der gewohnten Umgebung erleichtert.

In der Fachliteratur wird der Gebrauch vieler verschiedener Materialien und Methoden zur Herstellung künstlicher Körperteile dargestellt. Jedes Material hat Vor- und Nachteile. Leider gibt es kein Acrylat, kein Schaumelastomer oder Silikon, das alle idealen Eigenschaften in sich vereinigt.

Hefte zur Unfallheilkunde, Heft 218
C. Braun/A. Olinger (Hrsg.)
© Springer-Verlag Berlin Heidelberg 1992

Eine Lederprothese ist keine praktische Lösung für den Verlust der Fingerglieder eines Patienten (Hersteller ist unbekannt). Wegen ihrer Unbeweglichkeit behindert sie seine Fähigkeit, Gegenstände zu greifen oder festzuhalten (Abb. 1). Darüber hinaus muß der Patient unförmige Handschuhe mit Reißverschluß tragen, um die Lederprothese abzudecken (Abb. 2).

Der Patient, ein 30jähriger Mann, erlitt Verbrennungen im Gesicht, auf der Brust sowie an Armen und Händen (Abb. 3).

Der Verletzte wünschte fingerähnliche Erweiterungen, die weich und biegsam sein sollten, die Bewegung nicht einschränken und in ihren Abmessungen Fingern ähnlich sein sollten.

Der Übergang der Epithese wurde aufgerauht, so daß Fingerepithesen mit verschiedenen Arten von Handschuhen benutzt werden konnten (Abb. 4).

Diese Handepithesen sind im eigentlichen Sinne nicht funktionsfähig, aber im geschilderten Fall ist der Patient in die Lage versetzt, mit den künstlichen Händen mehr zu tun, bzw. er denkt, er könne damit mehr tun als ohne sie (Abb. 5).

Die beschriebenen Handepithesen sind zu unterscheiden von den Fingerteilepithesen, die man „Schmuckepithesen" nennen kann. Sie ersetzen fehlende Fingerglieder. Die 53jährige Patientin verlor die Endglieder des 2. und 4. Fingers beim Reinigen eines Rasenmähers.

Wegen Hyperästhesien der Amputationsstümpfe und aus psychischen Gründen (Scham, vielleicht auch Eitelkeit) wünschte die Verletzte solche Fingerteilepithesen (Abb. 6).

Obwohl es aus anatomischen Gründen nicht notwendig ist, eine ganze Fingerepithese anzufertigen, kann der Übergang von Epithese zur Hand unter einem Ring versteckt und festgehalten werden. Feuchtigkeit und das Vakuum zwischen Haut und Epithese halten diese fest (Abb. 7).

Wenn nur die Fingerendglieder nachgebildet werden (Abb. 8), ist zu ihrer Befestigung medizinischer Kleber notwendig (Abb. 9).

Forderungen an den Kleber

Zur Zeit gibt es eine Vielzahl unterschiedlicher medizinischer Kleber, die besonders für Gesichts- und Fingerepithesen entwickelt wurden. Die Stärke des Klebstoffs hängt davon ab, ob er auf Wasser- oder auf Silikongrundlage aufbaut.

Medical Adhesive B (Firma Dow Corning, 4000 Düsseldorf 30) auf Silikongrundlage gewährt eine sehr effektive Abdichtung zwischen Haut und prothetischem Hilfsmittel (z.B. Ileostomie- oder Kolostomiehilfsmittel usw.).

Es versteht sich, daß ein Patient weniger Angst hat, die Fingerepithesen zu verlieren, wenn sie fest angeklebt sind.

Sind diese medizinischen Kleber hautfreundlich, liegt ihr Nachteil im dem Umstand, daß sie nicht „epithesenfreundlich" sind. So kann man ohne ein Spezialreinigungsmittel den Kleber nicht vom Epithesenrand entfernen.

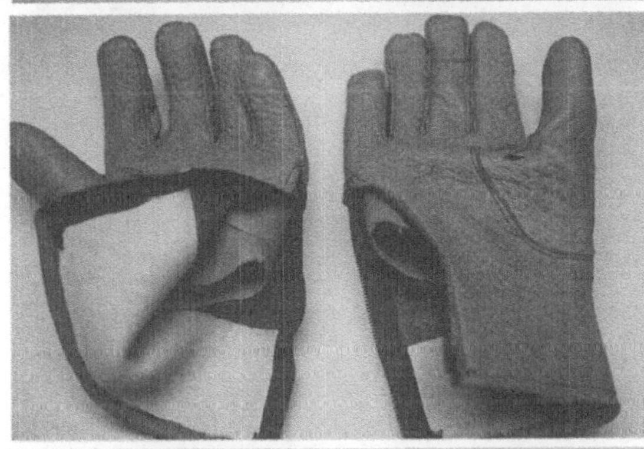

Abb. 1. Lederprothese der Fingerglieder

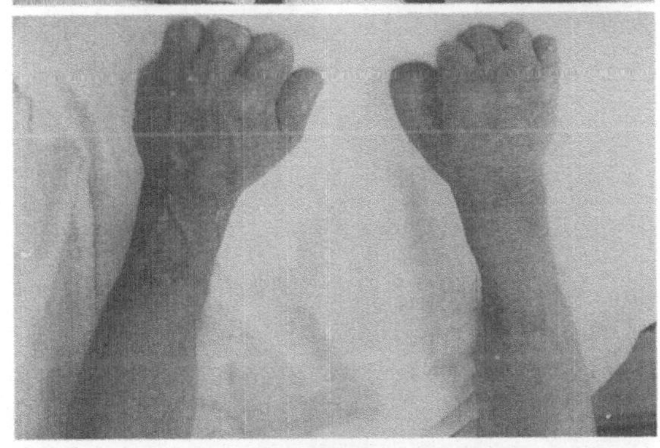

Abb. 2. Handschuhe, die die Lederprothese abdecken sollen

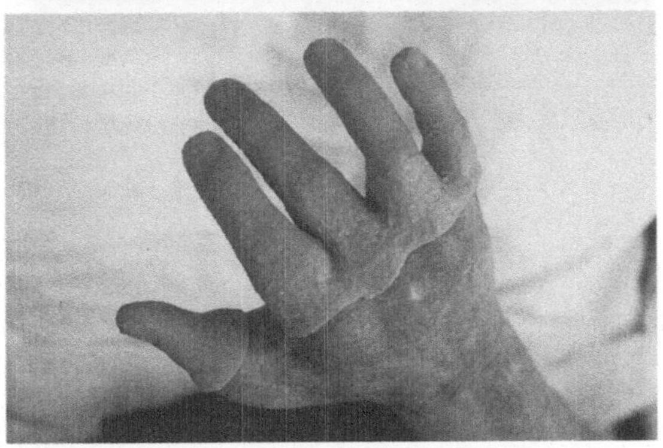

Abb. 3. 30jähriger Patient mit Verbrennungen an Armen und Händen

Abb. 4. Fingerepithesen

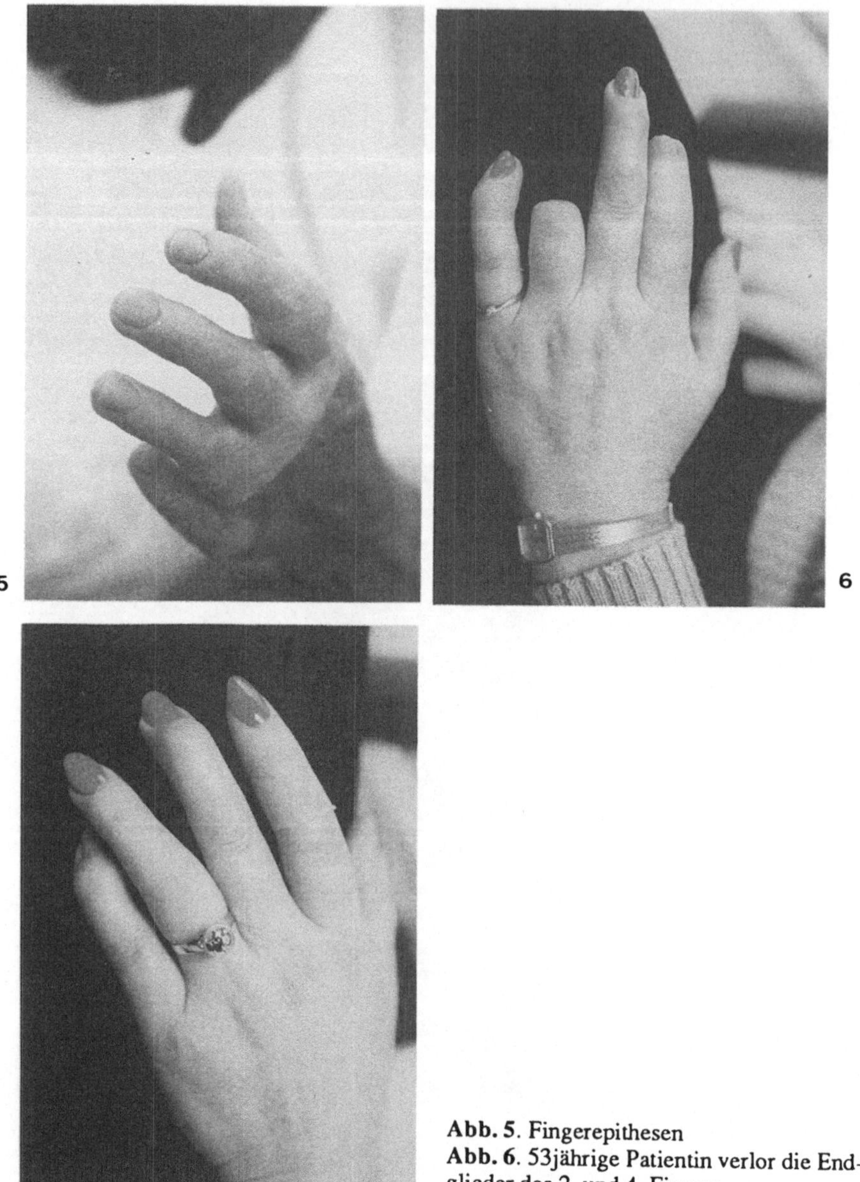

Abb. 5. Fingerepithesen
Abb. 6. 53jährige Patientin verlor die End-
glieder des 2. und 4. Fingers
Abb. 7. Fingerteilepithesen

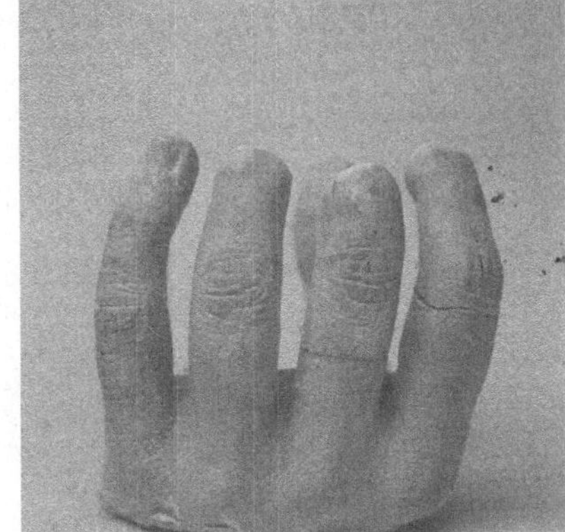

Abb. 8. Gipsmodell zum Erstellen von Fingerteilepithesen

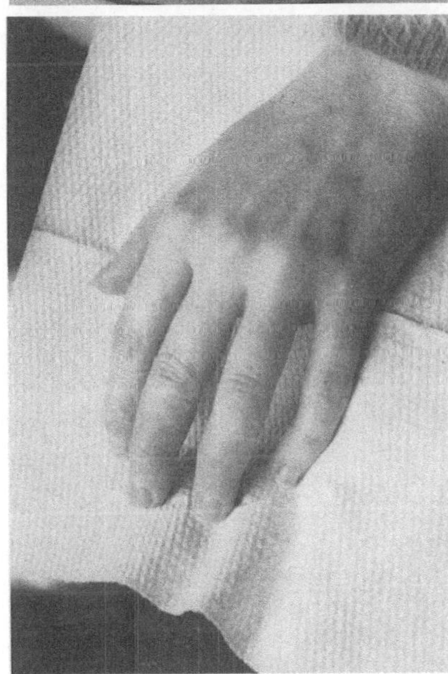

Abb. 9. Mit medizinischem Kleber befestigte
Fingerteilprothesen

Pflege und Hygiene

Der Haltbarkeit der Epithese muß große Beachtung geschenkt werden. Im Idealfall muß
eine Epithese unzerstörbar sein. Dies kann jedoch nicht ohne Abstriche an Form, Farbe,
Durchsichtigkeit und Oberflächenstruktur erreicht werden. Notwendige, bereits erwähnte
Veränderungen des Epithesenlagers lassen im übrigen eine durchschnittliche „Lebensdau-
er" einer Epithese von 1 Jahr erwarten.

Die Reinhaltung der Epithese ist ein besonderes Problem. So muß der Hersteller von
Epithesen erreichbar sein, wenn Patienten mit ihren Epithesen Schwierigkeiten haben, oder
aber, wenn diese gereinigt werden muß.

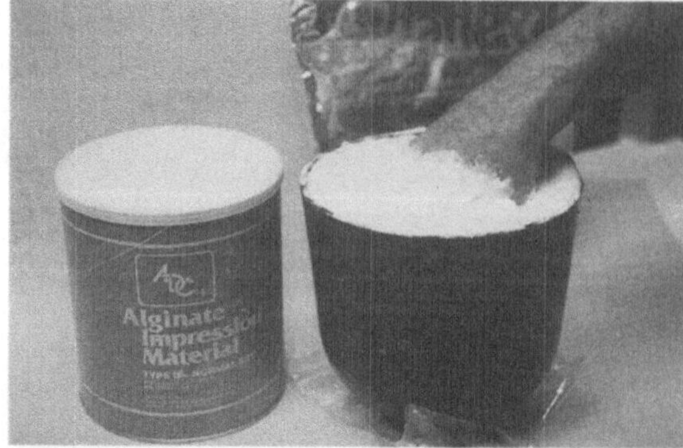

Abb. 10. Abdruckmasse zur Erstellung eines Negativabdruckes der Epithesen

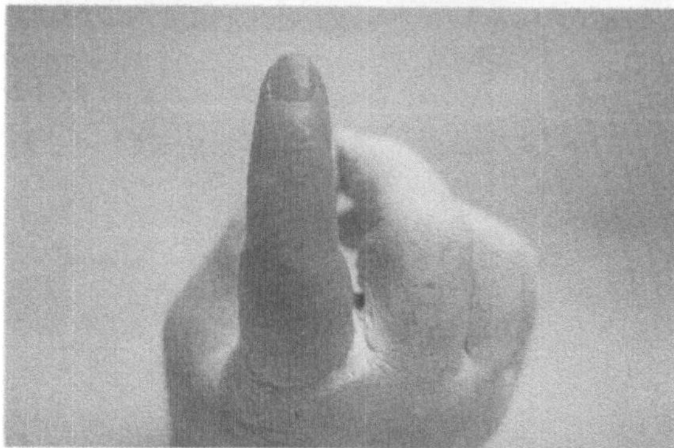

Abb. 11. Auf den Positivabdruck (Gipsmodell) wird Wachs anmodelliert

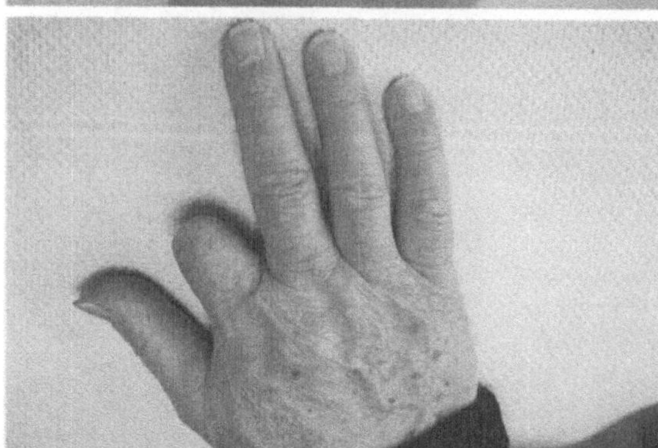

Abb. 12. Das Modell Fingerepithese wird durch die anatomischen Reststrukturen des Fingerstumpfes vorgegeben

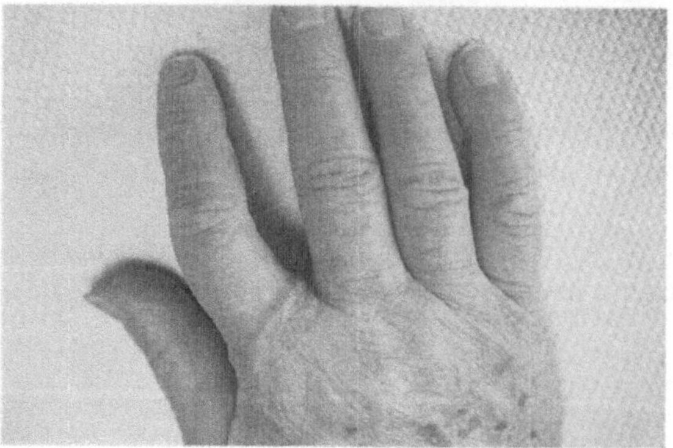

Abb. 13. Die Bemalung und Pigmentierung des Silikonmodells wird erst am Patienten vorgenommen

Durchführung der Behandlung

Die Herstellung der Prothese erfolgt ambulant. Voraussetzung ist ein reizfreies Defektlager. Sind noch Wunden vorhanden, wird die Abdrucknahme schwierig.

So muß man erfahrungsgemäß 4–6 Wochen nach Korrektur oder Entfernung eines Teils des Gesichts oder der Hand warten, bis das Defektlager gut verheilt ist. Bei einem geschwollenen Amputationsstrumpf ist es nahezu unmöglich, eine passende Fingerepithese zu modellieren und anzupassen.

Noch nach Monaten kann wegen Narbenschrumpfung oder Atrophie des Unterhautfettgewebes ein neuer Abdruck notwendig werden.

Arbeitsgang

Die Hände werden in eine Abdruckmasse eingetaucht. Es handelt sich um ein weiches, biegsames Schmelzmaterial mit Pfefferminzgeschmack, wie es auch in der Zahntechnik benutzt wird (Abb. 10).

Aus dem Negativabdruck der Masse wird nun ein Positiv als Gipsmodell gegossen. Damit die Epithese am Finger so eng wie möglich anliegt, schleift man normalerweise am Gipsmodell 2–3 mm ab.

Dann wird Wachs auf dem Gipsmodell anmodelliert (Abb. 11). Anschließend erfolgen Feinkorrekturen des Wachsmodells am Finger selbst. In der Regel wird das Modell der Fingerepithese durch die anatomischen Reststrukturen des Fingerstumpfes vorgegeben (Abb. 12). So ergibt sich die Form der Epithese aus der Art der Schädigung, der zurückgebliebenen Schwellung und aus der Art, wie die chirurgische Behandlung erfolgt ist.

Nach Einbetten des Tonmodells in Gips wird es in Silikon gegossen. Die Bemalung und Pigmentierung wird erst am Patienten nach dessen Hautfarbe und Pigmentierung erfolgen können (Abb. 13).

Zusammenfassung

Die künstliche Wiederherstellung der Hand ist eine schwierige und langwierige Aufgabe.

Ist die Herstellung einer Fingerprothese gelungen, d.h. sie paßt in Farbe und Form so ideal wie möglich zu den anatomischen Reststrukturen der Hand, gewährleistet sie eine Wiederherstellung einer Teilfunktion der verletzten Gliedmaße.

Insbesondere aber stellt sie eine wesentliche Hilfe dar bei der sozialen und psychischen Rehabilitation sowie bei der Wiedereingliederung in das Berufsleben, in dem sich der Patient wohlfühlen soll.

Danksagung: Für die fruchtbringenden Fachgespräche mit meinen Kollegen Mr. Conroy und Mr. Haylock vom Queen Mary's University Hospital, Roehampton, London, UK, bedanke ich mich herzlich.

II. Mikrochirurgischer Knochentransfer

Das vaskularisierte Knochentransplantat –
Indikation, Technik, Problematik

A. Berger und P. J. Flory

Klinik für Plastische-, Hand- und Wiederherstellungschirurgie, Medizinische Hochschule Hannover
(Direktor: Prof. Dr. A. Berger), W-3000 Hannover, Bundesrepublik Deutschland

Einleitung

Die Problematik des langstreckigen Knochenaufbaus nach Tumorresektion oder Knochenverlust nach Trauma mit avaskulären auto- oder homologen Spongiosatransplantaten wurde von Mankin et al., Ottolenghi und Parrish beschrieben [5–7]. Diese Autoren berichteten über eine hohe Resorptions- Pseudarthrosen- und Refrakturrate sowie über sekundäre Gelenkeinbrüche und eine prolongierte Immobilisationsperiode der Extremität von 8–24 Monaten. Erste Fortschritte der mikrochirurgischen Operationstechnik erlaubten die freie mikrovaskulär gestielte, autologe Knochentransplantation, die erstmals 1975 weltweit von Taylor et al. propagiert wurde [8]. Neuere experimentelle Untersuchungen von Arata et al. [1] zeigten, daß mikrovaskulär transplantierte Knochen annähernd so viele vitale Osteozyten (52,4%) wie normale gesunde Knochen (66,8%) aufweisen. Demgegenüber zeigen avaskuläre Transplantate nur einen Anteil vitaler Osteozyten von 28,5%.

Material und Methode

Gestützt auf diese klinischen und experimentellen Grundlagen, haben wir in unserer Klinik seit 1981 30 freie Knochentransplantationen mit mikrovaskulärem Anschluß durchgeführt (Tabelle 1) [2–4]. Technisch gehen wir so vor, daß nach radikaler Resektion bzw. radikalem Débridement der Defekt durch eine Platte oder den Fixateur externe stabilisiert wird, wobei heute ein Verriegelungsnagel am Oberschenkel das Implantat der Wahl darstellen würde. Bei der Präparation des zu transferierenden Knochens ist es wichtig, einen Muskelmantel mitzunehmen, in dem die zugehörigen Gefäße – bei der Fibula etwa die Peronäalarterie und die Vv. communicantes – enthalten sind. Das Transplantat wird in den Defekt interponiert und stabil fixiert. Dabei bietet sich in der Regel die Fixation mit 3,5-Kortikalisschrauben an. Gelegentlich ist bei der unter dynamischer Kompression zu legenden Platte auf der Gegenseite ein Einbolzen des Transplantats möglich. Aufgrund der biome-

Hefte zur Unfallheilkunde, Heft 218
C. Braun/A. Olinger (Hrsg.)
© Springer-Verlag Berlin Heidelberg 1992

Tabelle 1. Indikationen zum freien Knochentransplantat mit mikrovaskulärem Anschluß

Posttraumatische Knochendefekte	
	n
Untere Extremität	9
Fuß	2
Unterarm	2
Hand	7
	20
Gutartige Tumoren	
Untere Extremität	5
Bösartige Tumoren	
Untere Extremität	4
Mißbildungen	1
	30

chanischen Gesetze wird die Platte an langen Röhrenknochen auf der Zugseite angebracht. Das Transplantat dient auf der Gegenseite der medialen Abstützung, so daß es nicht durch Biegekraft zum Implantatbruch kommen kann. Nach definitiver Stabilisierung, die keinerlei Verschiebung mehr zuläßt, werden die Arterie und die Vene unter mikrochirurgischer Technik anastomosiert und der Blutstrom freigegeben. Der mitgeführte Muskelmantel zeigt durch seine Blutungen den intakten Flow. Gleichzeitig kann dieser auch ein besseres Bett für gleichzeitig oder später anzulagernde Spongiosa darstellen. Diese ist in der Regel bei langen Defekten notwendig, um eine volle Belastung in möglichst kurzer Zeit zuzulassen. Zur Minderung des Infektrisikos einerseits und zur Revitalisierung andererseits wird sie in einem 2. Schritt, distal und proximal als überlappende Straße durchgeführt.

Beispiele

Fall 1 (Abb. 1): Ein 12jähriger Junge erlitt ein Überrolltrauma des linken Unterschenkels mit drittgradig offener Unterschenkelfraktur und schwerster Weichteilzerstörung mit nahezu vollständigem Verlust sämtlicher Streckermuskeln (Abb. 1a). Nach erfolgreicher Erhaltung wurde der knöcherne Aufbau mit einem freien Fibulatransplantat über eine Strecke von 23 cm durchgeführt (Abb. 1b). Nach 2 Jahren war eine vollständige knöcherne Ausheilung mit Entwicklung einer kräftigen Synostose zwischen ortsständiger Fibula und mikrovaskulär gestielter, transplantierter Fibula der Gegenseite zu verzeichnen (Abb. 1c).

Fall 2 (Abb. 2): Bei einer 25jährigen Patientin mit ausgedehnter fibröser Dysplasie vom Typ Jaffé-Lichtenstein erfolgte eine Resektion des Femurs über eine Länge von 18 cm (Abb. 2a). Die Stabilisierung erfolgte mittels 20-Loch-DC-Platte und Einschrauben einer 21 cm langen, freien Fibula zur medialen Abstützung sowie primär gemischter, homologer und autologer Spongiosatransplantation (Abb. 2b). Wegen zunehmender Resorption der

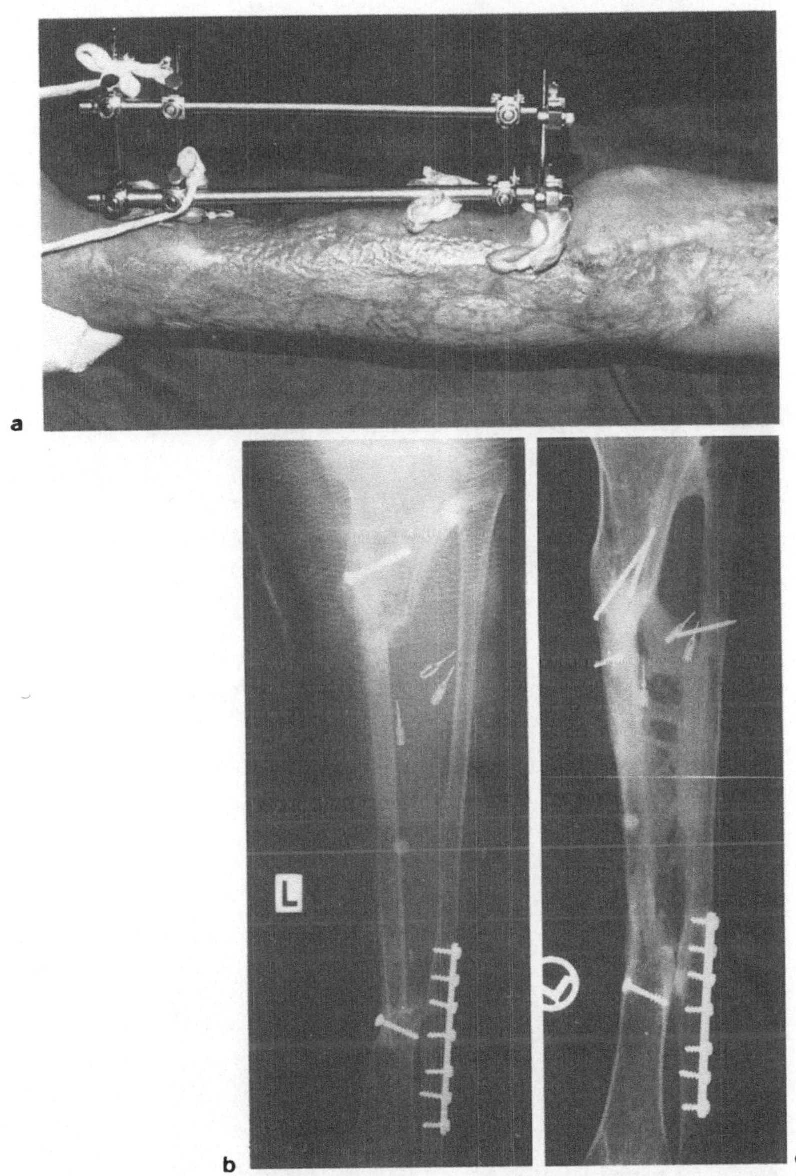

Abb. 1. a Ein 12jähriger Patient erlitt ein Überrolltrauma des linken Unterschenkels mit drittgradiger offener Unterschenkelfraktur und schwerster Weichteilzerstörung mit nahezu vollständigem Verlust sämtlicher Streckermuskeln. b Fibulatransplantat; c vollständige knöcherne Ausheilung 2 Jahre postoperativ

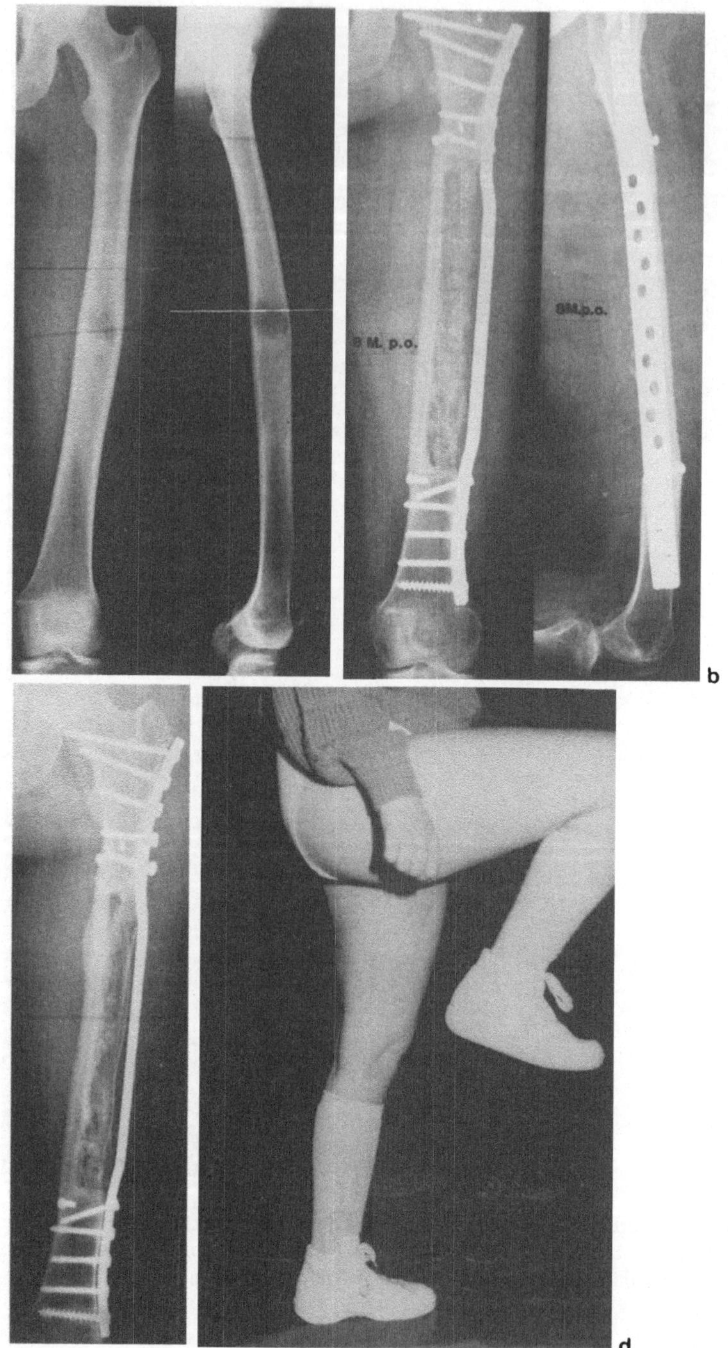

Abb. 2. a 25jährige Patientin mit ausgedehnter fibröser Dysplasie vom Typ Jaffé-Lichtenstein. **b** Stabilisierung mit einer DC-Platte und einer Fibula zur medialen Abstützung sowie einer Spongiosatransplantation. **c** Im späteren Verlauf Einsatz einer vaskularisierten gespaltenen Rippe in den lateralen Defekt. **d** Freier Einbeinstand und gute Funktion in der Folgezeit (5 Jahre postoperativ)

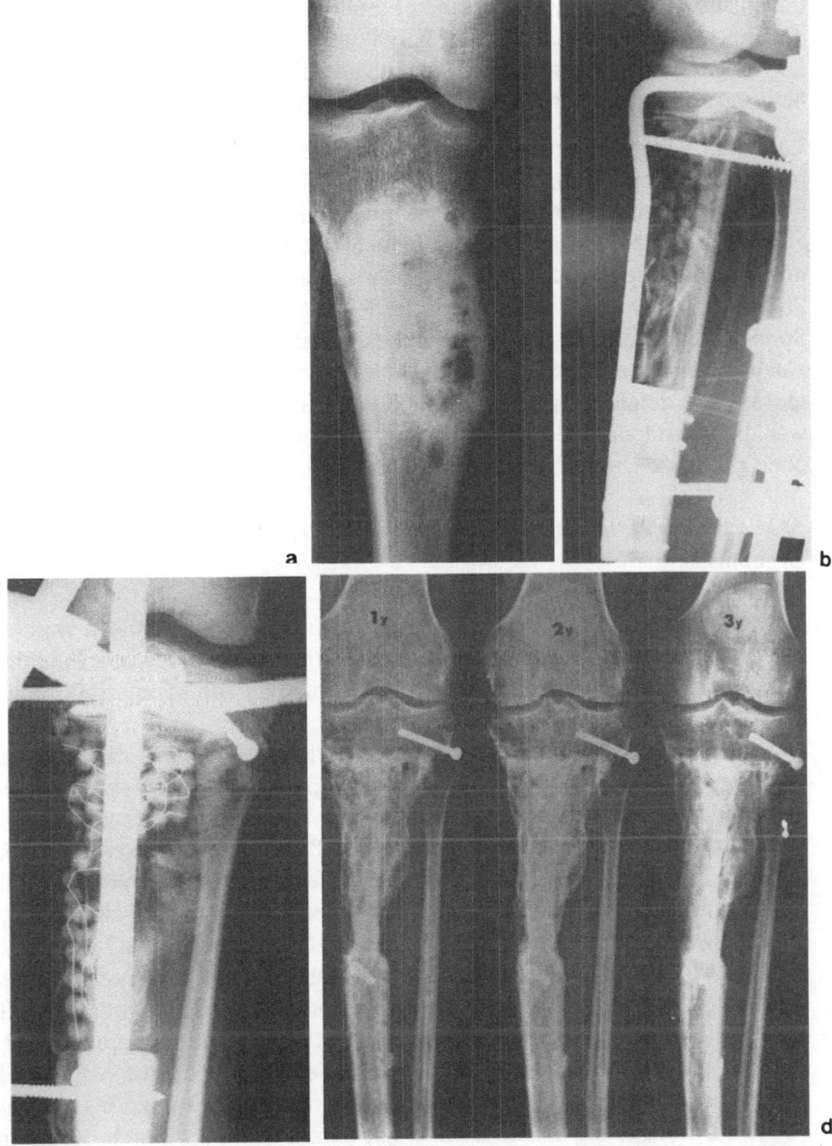

Abb. 3. a 22jähriger Patient mit ausgedehntem Chondrosarkom in der proximalen Tibia. **b** Stabilisation mit einer Winkelplatte und transfixierendem Fixateur externe. **c** Radikales Débridement nach infiziertem Hämatom mit Frühinfekt. **d** 1–3 Jahre postoperativ, bis zur freien Belastbarkeit ohne Orthese

44

transplantierten Spongiosa zwischen Fibula und Plattenlager erfolgte im späteren Verlauf der Einsatz einer vaskularisierten gespaltenen Rippe in den lateralen Defekt, wodurch in der Folgezeit eine ausreichende Durchbauung der großen Defektstrecke mit freiem Einbeinstand und guter Funktion erzielt wurde (Abb. 2c, d).

Fall 3 (Abb. 3): Bei einem 22jährigen Patienten mit ausgedehntem Chondrosarkom in der proximalen Tibia (Abb. 3a) erfolgte nach radikaler Segmentresektion über 14 cm die Stabilisation mit einer Winkelplatte und transfixierendem Fixateur externe (Abb. 3b). Es war eine massive Spongiosaplastik aus beiden hinteren Beckenkämmen durchgeführt worden, mit dem Ziel, den großen Defekt gleich primär aufzufüllen. Ein infiziertes Hämatom mit Frühinfekt machte ein radikales Débridement mit partieller Ausräumung der infizierten Spongiosa, Entfernung des Osteosynthesematerials, PMMA-Ketten und Umsetzen des Fixateur externe notwendig (Abb. 3c). Nach Erholung der Weichteile und erneuter Spongiosaplastik zeigte sich bereits nach 1 Jahr eine zunehmende Konsolidierung. Im 3. Jahr war die vollständige Umstrukturierung der Spongiosa erfolgt, so daß die freie Belastung ohne stützende Orthese möglich war (Abb. 3d).

Ergebnisse

Bei den 30 mikrovaskulär angeschlossenen Knochentransplantaten wurden Defekte bis zu 29 cm überbrückt (Tabelle 2). Bei 23 Patienten wurde eine volle Funktion bei verheilten Knochen und Weichteilen erreicht. Ein Radiusspan zur Metatarsale sequestrierte weitgehend.

Eine Nachuntersuchung der mit freiem mikrovaskulärem Fibulatransplantat versorgten 14 Patienten mit im Mittel 3,5jähriger postoperativer Verlaufskontrolle zeigte, daß es in keinem der 14 Fälle zu einer Amputation der Extremität oder zum Transplantatverlust gekommen war. Keiner der Tumorpatienten ließ bei einer mittleren Beobachtungsdauer von 5 Jahren und 4 Monaten ein Tumorrezidiv erkennen. Alle Patienten mit einem Fibulatransplantat nach posttraumatischem Knochendefekt waren bei einer mittleren Kontrollbeobachtung von 3,5 Jahren infektfrei. Die Osteosynthesen mit AO-Platten, Fixateur externe und Teleskopverriegelungsnagel waren so stabil, daß an der unteren Extremität eine Teilbelastung (10–15 kg) in allen Fällen sofort möglich gewesen wäre, jedoch zur Schonung der Anastomosen erst nach 3 Wochen erlaubt wurde. Die mittlere Dauer bis zur Vollbelastung ohne Gehstützen betrug bei dieser Patientengruppe 8 Monate ($n = 12$); 3 Patienten tragen zur Sicherheit noch eine Orthese. Der früheste Zeitpunkt bis zur vollständigen knöchernen Durchbauung an der unteren Extremität ist klinisch nicht zu ermitteln, da die Im-

Tabelle 2. Länge der Knochentransplantate

	[cm]
Fibula	10–29
Rippe	9–12
Beckenkamm	9–13
Radiusspan	3–8
Metatarsale	3–5
Zehenspan	1,5–2

plantate in 6 von 12 Fällen zur Sicherheit oder auf Wunsch der Patienten noch belassen wurden. Die implantatfreie, volle ossäre Tragfähigkeit ist daher nicht belegbar, wenngleich in allen Fällen die Fibula eingeheilt, hypertrophiert und die primär bzw. sekundär transplantierte Spongiosa durchstrukturiert war. An Komplikationen konnte eine 2malige Refraktur am Oberschenkel mit notwendiger Reosteosynthese sowie eine infizierte Spongiosaplastik mit notwendigem Wechsel von Winkelplatte und Fixateur externe gesehen werden.

Diskussion

Auch bei schlechten Bedingungen, wie narbigem Transplantatlager, aufgebrauchten Depots der autologen Spongiosa und langstreckigen Defekten, stellt der mikrovaskulär angeschlossene, frei transplantierte Knochen die Alternative dar. Bei doppelt so rascher Ausheilungszeit (1 cm/Monat) ist er der einfachen autologen, avaskulären Spongiosaplastik (Ausheilungszeit: 2 Monate pro reseziertem Zentimeter) deutlich überlegen. Inwieweit in Zukunft unter Immunsuppression ein allogener mikrovaskulärer Knochentransfer erfolgen kann, steht noch aus. Die Erfahrungen mit anderen Geweben, etwa der allogenen Nerventransplantation unter Immunsuppression, zeigen aber, daß hier noch Möglichkeiten offen sind.

Zusammenfassung

Von 1981–1987 wurden in der Abteilung für Plastische Hand- und Wiederherstellungschirurgie 30 freie Knochentransplantationen mit mikrovaskulärem Anschluß durchgeführt. Die Indikation war gegeben bei größeren segmentalen Knochendefekten (Fibulatransplantat 10–29 cm), narbigem Transplantatlager und aufgebrauchten Depots körpereigener Spongiosa. Die Ergebnisse zeigen, daß mit einer Ausnahme alle Transplantate stabil einheilten und gute funktionelle Ergebnisse an den betroffenen Extremitäten erbrachten.

Literatur

1. Arata MA, Wood MB, Cooney WP (1985) Revascularized segmental diaphyseal bone transfer in the canine. An analysis of viability. J Reconstr Microsurg 1:11–19
2. Berger A, Kotz R, Walzer R (1980) Rekonstruktion im unteren Extremitätenbereich nach Tumorresektion durch freien Fibulatransfer. 3. Arbeitstagung der Deutschsprachigen Arbeitsgemeinschaft für Mikrochirurgie, Zürich, 1980
3. Berger A, Muhr G, Brüggemann H (1982) Die Mikrochirurgie bei Knochentumoren. Handchirurgie 14:230–233
4. Berger A, Wannske M (1983) Indikation, Technik und Ergebnisse nach Knochentransplantation mit mikrovaskulären Anschluß. Hefte Unfallheilkd 189:1045–1049
5. Mankin HJ, Fogelson FS, Trasher AT, Jaffer E, Farooq SF (1976) Massive resection and allograft transplantation in the treatment of malignant bone tumors. New Engl J Med 294:1247–1255
6. Ottolenghi CE (1972) Massive osteo- and osteo-articular bone grafts. Technic and results of 62 cases. Clin Orthop 87:156–164
7. Parrish FF (1973) Allograft replacement of all or part of the end of a long bone following excision of a tumor. Report of twenty-one cases. J Bone Joint Surg [Am] 55:1–22
8. Taylor GI, Miller GDH, Ham FJ (1975) The free vascularized bone graft. A clinical extension of microsurgical technique. Plast Reconstr Surg 55:533–544

Konventionelle Alternativen zum mikrochirurgischen Knochentransfer

G. Giebel[1] und O. Trentz[2]

[1] Abteilung für Unfallchirurgie (Komm. Direktor: PD Dr. V. Bühren),
Chirurgische Universitätsklinik, W-6650 Homburg/Saar, Bundesrepublik Deutschland
[2] Klinik für Unfallchirurgie, Universitätsspital Zürich, Rämistraße 100, CH-8091 Zürich

Langstreckige Knochendefekte unterschiedlicher Genese können heute in vielen Fällen durch freie, in mikrochirurgischer Technik vaskularisierte Knochentransfers erfolgreich überbrückt werden. Neben aufwendiger Operationstechnik dürften limitierte Ressourcen und Hebedefekte (besonders bei osteomyokutanen „composite-grafts") diese Methode für ausgewählte Fälle reservieren.

Dies um so mehr, als gute etablierte konventionelle Alternativen für viele Indikationen zur Verfügung stehen.

Zur differenzierten Indikationsstellung müssen Ursachen, Lagerkonditionen, Größe und Lokalisation der Defekte ebenso berücksichtigt werden, wie Alter und Allgemeinzustand des Patienten.

Knochendefekte entstehen durch *Tumor, Trauma,* und *Infekt.* Bei gutartigen oder sicher im Gesunden resezierten *Tumoren* wird der Resektionsdefekt in der Regel wieder ossär aufgebaut, wenn nötig mit mikrochirurgischem Gefäßanschluß.

Bei fraglicher Radikalität oder reduziertem Allgemeinzustand ist ein alloplastischer Einsatz zu erwägen.

Nach *Traumen* und Wiederherstellungseingriffen entstehen aseptische und infizierte ossäre Defekte häufig infolge offener Frakturen und Pseudarthrosen.

Besonders am proximalen Femur und Humeruskopf gibt es Defektsituationen, v.a. beim älteren Menschen, die einen alloplastischen Ersatz oder eine ersatzlose Resektion erfordern.

Eine *floride* Infektpseudarthrose verlangt in den meisten Fällen zunächst ein Knochen- und Weichteildébridement. Später erfolgt die Sanierung der Weichteile und des Knochens. Beim nicht mehr infizierten ossären Defekt ist für den alloplastischen Ersatz ein Sicherheitsintervall von 1/2 Jahr anzustreben.

Lokale Kriterien für die Verfahrenswahl

Je kleiner der Defekt ist, um so eher kommt eine *freie* Knochentransplantation in Frage.

Im *gelenknahen* Bereich finden Alloarthroplastiken, Resektionen ohne Interponat, gestielter Knochentransfer, freies Knochentransplantat mit und ohne mikrochirurgischem Gefäßanschluß Verwendung.

Hefte zur Unfallheilkunde, Heft 218
C. Braun/A. Olinger (Hrsg.)
© Springer-Verlag Berlin Heidelberg 1992

Die Kallusdistraktion hat ihre stärkste Indikation im Schaftbereich.

Die Beschaffenheit der *Weichteildecke* über dem knöchernen Defekt ist von wesentlicher Bedeutung. Frei transplantierter Knochen ohne Gefäßanschluß hat nur dann eine Chance, wenn die Durchblutung der darüberliegenden Weichteildecke und damit die Ver- und Entsorgung des Transplantates ausreichend ist. Bei schlechter Weichteildecke ist der osteomyokutane Transfer mit mikrochirurgischem Anschluß ein elegantes und schnelles Verfahren. Aber auch eine Alloarthroplastik darf nur unter einer guten Weichteildecke plaziert werden.

Ausgezeichnete Ergebnisse lassen sich durch die *Kallusdistraktion* erreichen, sogar dann, wenn zusammen mit dem knöchernen Defekt auch ein Weichteildefekt vorhanden ist. Dabei wird so viel Knochen reseziert, bis sich die Weichteildecke unter Verkürzung der Extremität verschließen läßt. Anschließend wird dann mit der Kallusdistraktionstechnik nach Ilizarov die Extremität wieder auf die normale Länge gebracht.

Ebenso wichtig wie die Qualität der Weichteildecke ist die Durchblutung des Knochenlagers für alle Arten der Knochendefektbehandlung.

Alternative therapeutische Konzepte zum freien mikrochirurgisch angeschlossenen Knochentransfer sind folgende:

1. *Alloplastik – Tumorprothesen*
   - „Arthroseprothesen"
   - Individuelle
   - Modulare
   - Adaptierbare

2. *Resektion ohne Interponat*
   - Borggreve – Plastik
   - Interne Hemipelvektomie (Nilsonne)
   - Kopf – Hals – Resektion (Girdlestone)

3. *Verkürzen – Verlängern*
   - Wagner-Technik
   - Kallusdistraktion (Ilizarov)

4. *Gestielter Knochentransfer*
   - Fibula und Becken

5. *Freies Knochentransplantat*
   - Homolaterale Hemidiaphyse
   - Autogen
   - Allogen

48

Alloplastik – Tumorprothesen

Für den alloplastischen Ersatz stehen zur Verfügung: normale, gängige, meist bei Arthrosen verwendete Prothesen, konfektionierte Tumorprothesen (Abb. 1) oder man läßt individuelle Prothesen anfertigen (Custom-made).

Dort, wo das Implantat wenig Last aufnehmen muß, wie im Bereich des Schädelknochens, ist Kalziumphosphat oder Apatit günstig. Wo höhere Stabilität gefragt ist, wie im diaphysären Bereich, kommt überwiegend Metall zur Anwendung.

Da Substanzen, wie beispielsweise Kalziumphosphat oder Glaskeramik eine bessere Knochenverträglichkeit als Metalle haben, überzieht man mehr und mehr die Metalloberflächen der Prothesen mit diesen Substanzen. Durch die Zusammenarbeit von Ingenieuren, Biochemikern, Chirurgen und Orthopäden konnten die Implantatmaterialien erheblich verbessert werden, eine Entwicklung, die anhält. Hierdurch wurde erreicht, daß die tribologischen Eigenschaften deutlich verbessert werden konnten und der Abrieb heute ein wesentlich geringeres Problem darstellt. Auch die Biokompatibilität ist stark verbessert worden,

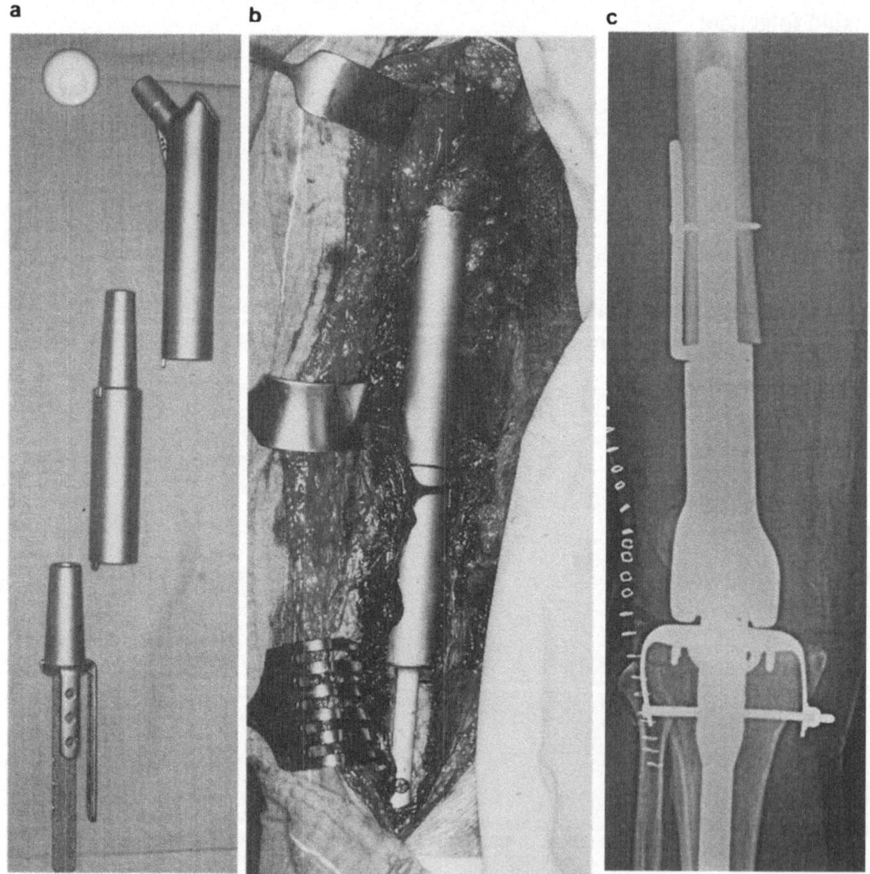

Abb. 1 a–c. Modulare Tumorprothesen: a Für das linke proximale Femur. b Tumorresektion der proximalen Femurhälfte rechts, Endo-Prothese in situ. c Das Röntgenbild einer modularen Tumorprothese am distalen Femur

so daß man heute wesentlich größere knöcherne Defekte durch Implantate ersetzen kann und auch die Standzeit der Tumorprothesen wesentlich erhöht werden konnte.

Die Hauptkomplikationen der Tumorprothesen sind Lockerung, Abrieb, lokale Unverträglichkeit und Infektion. Dieses muß man bei der Indikationsstellung zu diesem Verfahren bedenken.

Die weitere experimentelle und klinische Forschung in diesem Bereich hat zum Ziel, die Tumorprothesen weitestgehend den biologischen Eigenschaften des Knochens anzugleichen. Beispielsweise ist die biomechanische Belastung der Grenzflächen um so geringer, je mehr man den Elastizitätsmodul der Prothese dem des Knochens anpassen kann. Je biokompatibler die Implantatoberfläche substantiell und strukturell ist, um so inniger wird der Verbund zwischen Implantat und Knochen sein. Bei guter Einpassung kann man oft auf Zement verzichten. Je weniger Abriebpartikel im Kunstgelenk entstehen, um so besser ist die mechanische und biologische Situation.

„Arthroseprothesen"

Gelenknahe Tumoren, die keine größeren Knochenresektionen erfordern, können mit Prothesen, die bei Arthrosen Verwendung finden, versorgt werden.

Individuelle

Individuell gefertigte Prothesen (Abb. 2) wurden bis vor kurzem nur nach konventionellen Röntgenbildern gefertigt. Genauer sind die durch CAM (Computer Aided Manufacturing) gefertigten Prothesen. Hierbei werden die CT-Schichten zuerst dreidimensional dargestellt (visualisiert) und dann die Prothese computergestützt gefertigt. Dazu ist es notwendig, die Daten für die räumliche Rekonstruktion des zu ersetzenden ossären Defektes so zu bearbeiten, daß sie direkt in eine computergestützt arbeitende Werkzeugmaschine (beispielsweise eine Fräsmaschine) eingegeben werden können. Die Herstellung der Prothese geschieht dann automatisiert. Individuelle Tumorprothesen finden zunehmend Eingang in die Therapie wegen ihrer größeren Genauigkeit und damit besseren Anpassung an die individuelle Form.

Modulare

Konfektionierte Prothesensysteme sind beispielsweise das Modular-Kotz-System [9]. Hiermit kann man fehlende Teile des Femurs als Modularsystem zusammenstecken bzw. die Resektion so durchführen, daß sich das System implantieren läßt.

Adaptierbare

Die sog. Spezialprothese für Knochenersatz existiert in verschiedenen Schaftlängen und ist auf diese Weise an die Länge des ossären Defektes am proximalen Femur adaptierbar. Im

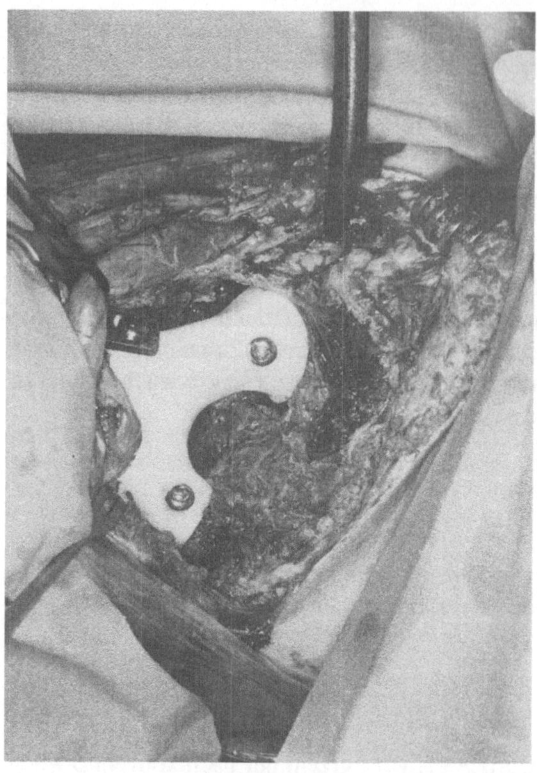

Abb. 2. Individuell gefertigte Beckenteilersatzendoprothese aus Polyacetal (Ewing-Sarkom)

Bereich des Beckens, aber auch für den des proximalen Oberarms (Abb. 3), findet häufig der annähernd isoelastische Kunststoff Polyacetal Verwendung.

Resektion ohne Interponat

Borggreve-Plastik

Mußte das Kniegelenk reseziert werden, so kann unter Verkürzung der Extremität der Tibiaschaft direkt auf den Femurschaft gesetzt werden unter Drehung der Beinlängsachse um 180°. Jetzt kommt das Sprunggelenk mit der Ferse nach vorn in Höhe des anderen Kniegelenks zu liegen. Dadurch ist eine aktive Bewegung der Prothese in Kniegelenkhöhe durch das jetzt hier vorhandene Sprunggelenk möglich (Abb. 4). Somit wird die Prothesenführung wesentlich sicherer und gerade jugendliche Patienten sind hiermit in der Lage, bestimmte Sportarten wie beispielsweise Surfen und Skilaufen auszuführen. *Borggreve* [1] hat dieses Verfahren 1930 angegeben, indem er nach großem Weichteilschnitt das Bein um die Osteotomie herum um 180° gedreht hat. Zur Stabilisierung verwendet man heute eine Platte oder einen Marknagel.

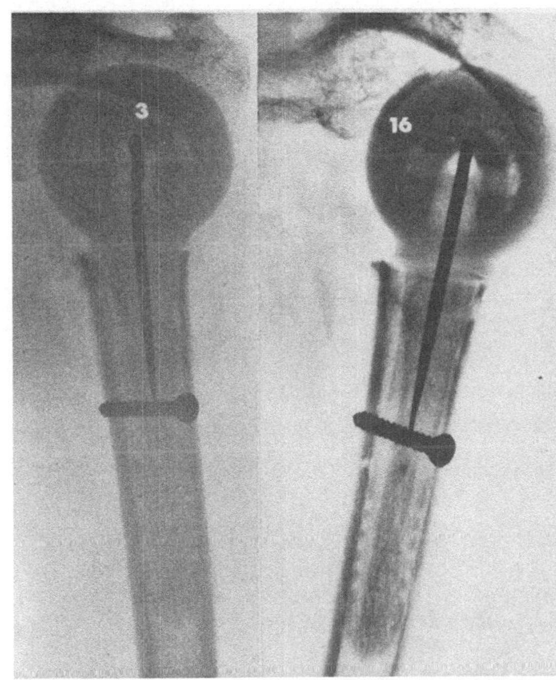

Abb. 3. Humerusresektion wegen Mammakarzinommetastase und Ersatz durch, „isoelastische" Polyacetalendoprothese

Interne Hemipelvektomie (Nilsonne)

Die *interne Hemipelvektomie* wurde von Nilsonne [10] seit 1970 in der von ihm propagierten Technik eingeführt. Durch die Operation wird ein Teil des Beckens reseziert unter Erhaltung des Beines. Dadurch ist das postoperative Handicap des Patienten wesentlich geringer.

Die Indikation für diese Art der Hemipelvektomie kann bei manchen Tumoren des Beckens, die nur eine Seite betreffen, gestellt werden. Häufig sind dies mesenchymale Tumoren.

Von Nilsonne [10] wurden zwischen 1970 und 1983 9 Patienten in dieser Weise operiert. Es waren 8 Chondrosarkome und 1 Fibrosarkom. Alle Tumoren lagen in der Gegend des Hüftgelenks. Die Operation führte zu einer Beinverkürzung zwischen 5 und 6 cm.

Kopf-Hals-Resektion (Girdlestone)

Besonders bei Gelenkinfekten, aber auch bei infizierten ossären Defekten im Bereich des Femurkopfes und Schenkelhalses ist eine Kopf-Hals-Resektion angezeigt. Wenn das Acetabulum betroffen ist, wird auch hier reseziert. Auch an der Fibula kann ersatzlos reseziert werden.

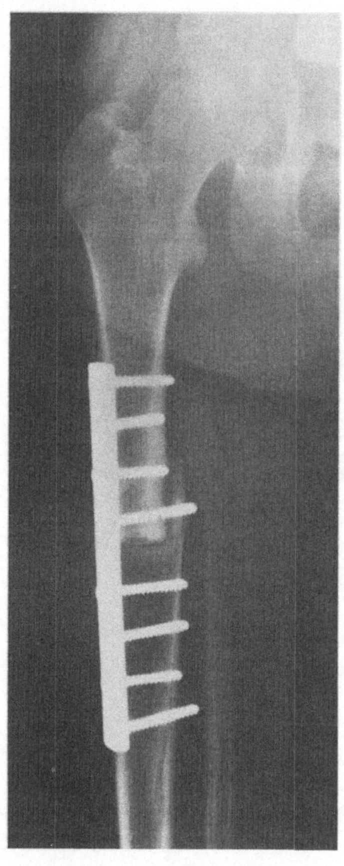

Abb. 4. Umkehrplastik nach Borggreve [1] bei Osteosarkom des distalen Femurs

Verkürzen – Verlängern

Bei dieser Technik wird nach Knochentumorresektion nicht interponiert, sondern die beiden Resektionsenden werden aufeinandergesetzt, stabilisiert und so zur Ausheilung gebracht. Sekundär wird die Extremität wieder verlängert. Hierfür finden im wesentlichen die folgenden 2 Möglichkeiten Anwendung.

Wagner-Technik

Ist ein knöcherner Segmentdefekt unter Verkürzung ausgeheilt, kann nach der *Wagner-Technik* verlängert werden. Ebenso wie bei Verkürzung des intakten Ober- oder Unterschenkels wird hierbei zunächst ein monolateraler Fixateur angelegt. Nach Osteotomie wird *sofort* mit der kontinuierlichen Distraktion begonnen. In den meisten Fällen kann um 1,5 mm pro Tag distrahiert werden. Ist die gewünschte Länge erreicht, wird eine Plattenosteosynthese durchgeführt und der Fixateur entfernt. Da sich in den meisten Fällen zu diesem Zeitpunkt spontan nicht genügend Knochen gebildet hat, muß gleichzeitig Kno-

chen autogen oder allogen transplantiert werden. Ist der Defekt solide knöchern überbrückt, erfolgt in einer 3. Operation die Plattenentfernung.

Kallusdistraktion (Ilizarov)

In der letzten Zeit hat man auch bei uns die Bedeutung der *Kallusdistraktion nach Ilizarov*
[7] erkannt und setzt sie zunehmend bei ossären Defekten verschiedenster Genese ein. In
allernächster Zukunft wird ein Großteil der ossären Defekte mit dieser Technik behandelt
werden.

Nachdem Codivilla [3] schon 1905 die erste Extremitätenverlängerung durchführte indem er osteotomierte, mit einem Ruck die Knochenenden auseinanderzog und die Stellung
durch eingegipste Pins hielt, konnte Bier [2] eine bessere Knochenbildung erreichen, indem er nach der Osteotomie 3–5 Tage wartete und dann die Knochenenden auseinanderzog.

Während der Wartezeit bildete sich im Frakturhämatom ein beide Osteotomieenden
verbindendes Regenerat aus Fibrozyten und Kollagen. Diese Kallusvorstufe wird auseinandergezogen. Bier distrahierte mit Extensionszügen teilweise mit einem Ruck, so daß das
Regenerat in einigen Fällen abriß und Pseudarthrosen resultierten.

Anfang der 50er Jahre begann Ilizarov einen Ringfixateur für die Frakturbehandlung
einzusetzen. Hiermit konnte er das Regenerat kontrolliert distrahieren und sicher die Knochenbildung induzieren, nachdem er durch umfangreiche experimentelle Untersuchungen
die Voraussetzungen für die klinische Anwendung geschaffen hatte.

Prinzip

Die Osteotomie des Knochens (Kompaktatomie oder auch Kortikotomie genannt) wird
schonend und ohne größere Freilegung des Knochens durchgeführt. Nach einer Ruhepause
von 4–6 Tagen, in der sich ein beide Knochen verbindender Frühkallus, das Regenerat bildet, wird in der darauffolgenden Distraktionsphase dieser Kallus mit einer Geschwindigkeit von 1 mm/Tag auseinandergezogen. Ist die gewünschte Länge erreicht, beginnt die
Fixationsphase, in welcher der Fixateur die erreichte Länge hält und der Kallus unter zunehmender Belastung mineralisiert und tragfähig wird [7].

Kompaktatomie

Um den Knochen verlängern oder einen Segmenttransport zur Auffüllung eines Defektes
vornehmen zu können, ist es zunächst einmal notwendig, zu osteotomieren. Diese Art der
Osteotomie nennt man Kompaktatomie, da man nur die Kompakta durchtrennt. Hierbei
geht man sehr schonend vor. Die beiden Knochenenden werden dann aufeinandergestellt
und durch einen Fixateur stabilisiert.

Ruhepause

In der postoperativen einwöchigen Ruhephase bildet sich in dem Hämatom um die Kom-
paktatomieenden ein Regenerat aus Fibroblasten. Sie bilden Kollagenfasern und es wach-

sen Gefäße ein. Diese Kallusvorstufe wird während der folgenden Distraktionsphase kontrolliert auseinandergezogen.

Distraktionsphase

Mit einer Geschwindigkeit von 1 mm/Tag wird das Regenerat jetzt distrahiert.

Fixationsphase

Wenn die gewünschte Länge erreicht ist, wird die Distraktion beendet und es beginnt die Fixationsphase. In dieser Zeit wird der Kallus unter zunehmender Belastung mineralisiert und tragfähig [7].

Techniken

Für ossäre Defekte ist v.a. der Segmenttransport geeignet. Folgende Techniken sind möglich:

Segmenttransport
- Bei *gleichbleibender* Extremitätenlänge.
- Zuerst Extremitäten*verkürzung*, sekundär Verlängerung; *einzeitig* und *zweizeitig*.

Besteht ein ossärer Defekt bei geschlossener *Weichteildecke* ohne Weichteilproblematik und ohne Verkürzung der Extremität, so kann ein *Segmenttransport bei gleichbleibender Extremitätenlänge* erfolgen.

Hierbei wird ein Stück von dem knöchernen Defekt entfernt kompaktatomiert und nach der obligaten Ruhephase das Segment über den Defekt hinweg verschoben.

Liegt *zusätzlich* zu dem ossären Defekt auch ein *Weichteildefekt* vor, so ist es günstiger, zunächst durch Knochenresektion die Extremität zu verkürzen, bis sich der Weichteildefekt ohne Probleme adaptieren läßt. Sekundär wird nun verlängert [6].

Man kann hierbei *einzeitig* vorgehen, d.h. während der Resektions- und Verkürzungsoperation *gleichzeitig* kompaktatomieren, um nach 1 Woche dann mit der Distraktion beginnen zu können.

Auch das *zweizeitige Vorgehen* ist möglich und sinnvoll. Das ist der Fall, wenn die lokalen Verhältnisse sehr schlecht sind, beispielsweise ein über den gesamten Unterschenkel reichender Weichteilschaden vorhanden ist oder ein massiver Infekt besteht. Dann ist das zweizeitige Vorgehen nach Abklingen der akuten Infektzeichen und Besserung der Gesamtsituation günstiger.

Man kann aber auch die Osteotomieenden selbst nach Knochentumorresektion aufeinanderstellen und hier den sich bildenden Kallus distrahieren. Dieses Vorgehen ist jedoch hinsichtlich der Kallusbildung unsicherer und in vielen Fällen langwieriger.

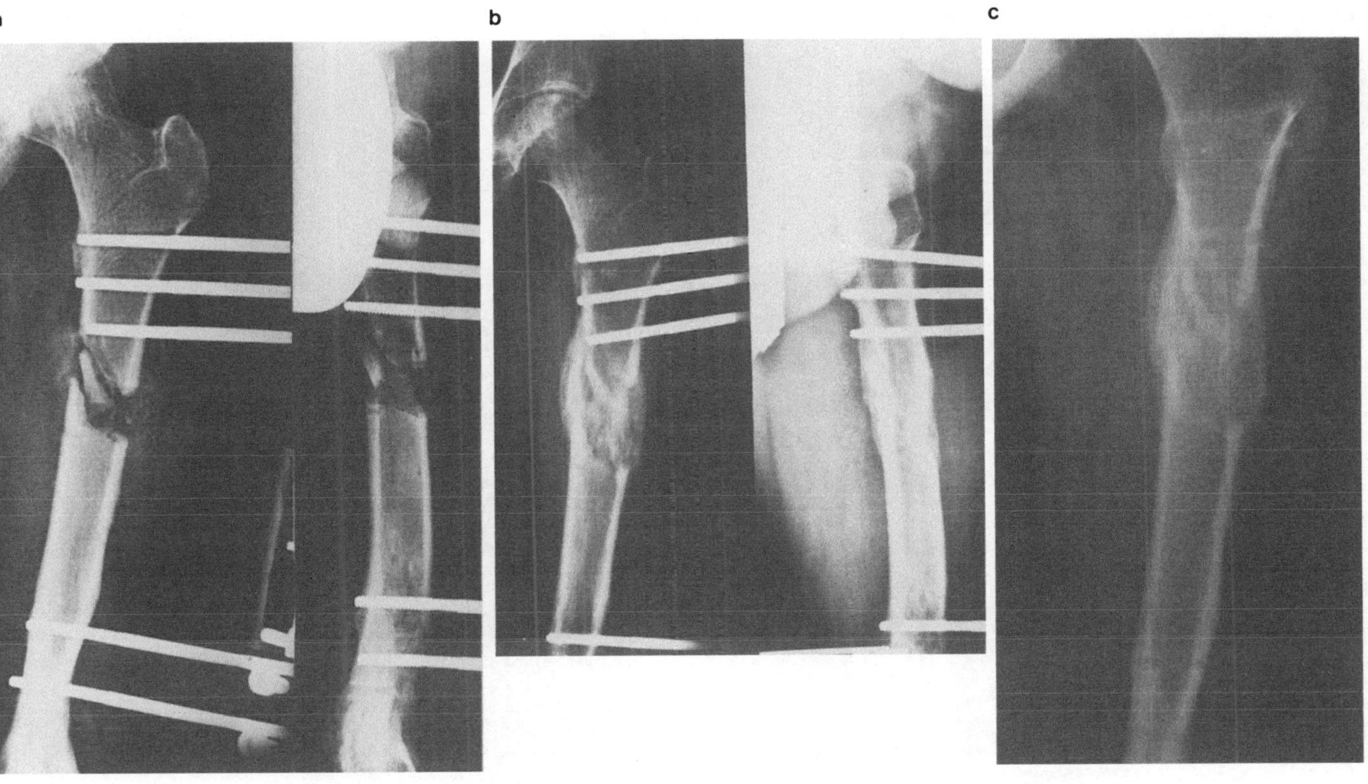

Abb. 5 a–c. Die unter Verkürzung ausgeheilte Femurfraktur wird proximal durch Kallusdistraktion wieder auf die alte Länge gebracht. Während der Distraktionsphase ist schon Kallus sichtbar (**a**). Am Ende der Fixationsphase (**b**) wird der Fixateur entfernt. Zu beachten ist die homogene, solide Knochenneubildung (**c**)

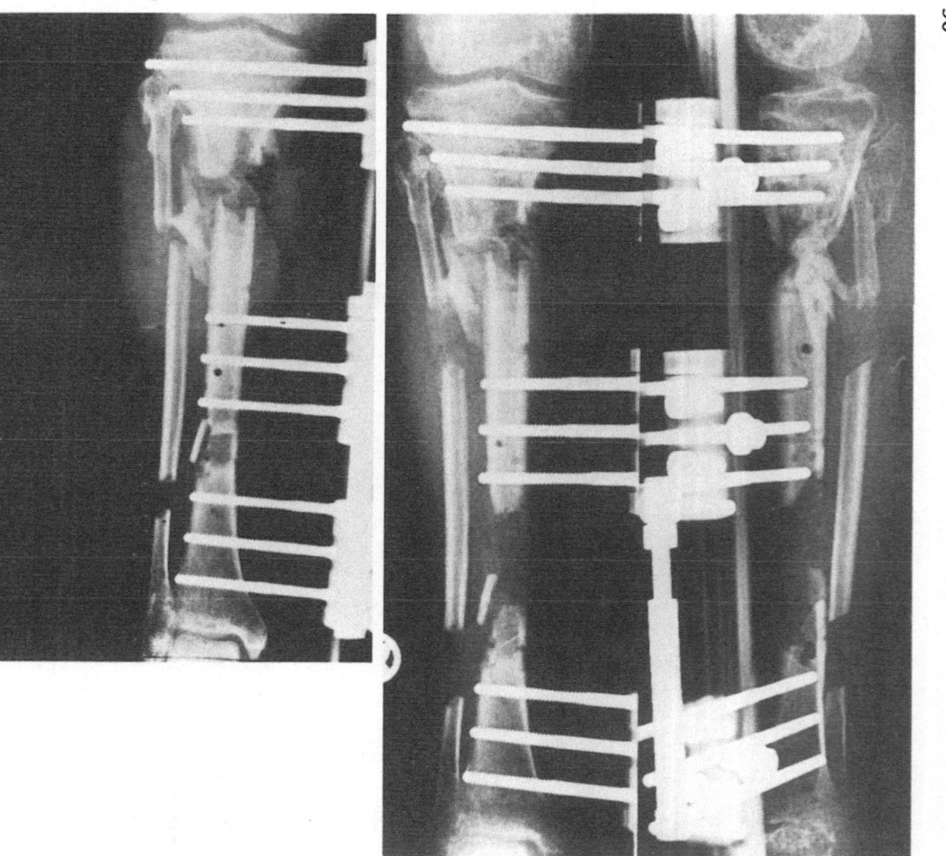

Abb. 6 a–c. Wegen Osteomyelitis und Knochennekrose (**a**) mit freiliegendem Knochen erfolgt eine proximale Segmentresektion mit Unterschenkelverkürzung (**b**) und Weichteilverschluß. Nach distaler Osteotomie erfolgt die Verlängerung durch Kallusdistraktion (**c**)

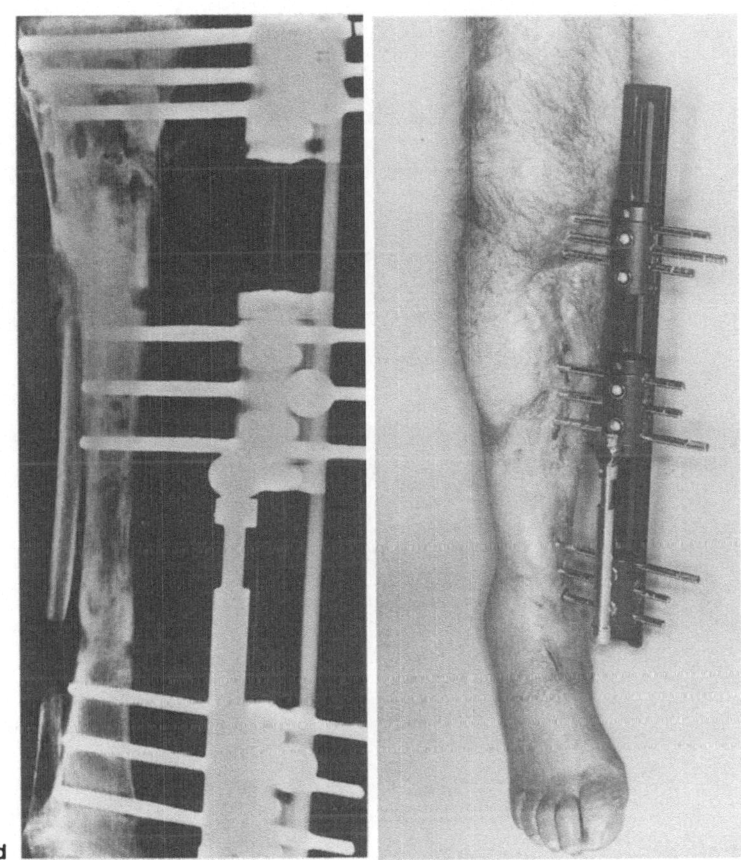

Abb. 6. d Mineralisierter Kallus. **e** Unterschenkel mit Segmentdistraktor

Stabilisierungsverfahren

In den meisten Fällen ist ein monolateraler Fixateur mit der Möglichkeit zur kontinuierlichen Distraktion günstig. Bei sehr schwierigen und komplexen Korrekturen dagegen ist der Ringfixateur zu bevorzugen.

Wenn allerdings ein sehr großer Weichteildefekt besteht, der sich an der Extremität *hauptsächlich in Längsrichtung* ausdehnt, hat das freie Knochenweichteiltransplantat mit mikrochirurgischem Gefäßanschluß eine sehr gute Indikation.

Reicht das Transplantat nicht zur Deckung, kann man beide Verfahren kombinieren. Dazu verkürzt man den Knochen, bis er gedeckt ist, um anschließend durch Kallusdistraktion wieder die Länge zu gewinnen. Während der freie vaskularisierte Knochentransfer im Gelenkbereich eine gute Indikation hat, ist die Kallusdistraktion am Knochenschaft günstiger, da sie operationstechnisch einfacher ist und den Patienten weniger belastet. Es gibt keine Hebedefekte und das kosmetische Ergebnis ist an der Extremität besser (klinische Beispiele s. Abb. 5 und 6). Besonders günstig ist die Kallusdistraktion mit dem automatischen Distraktor (Abb. 7).

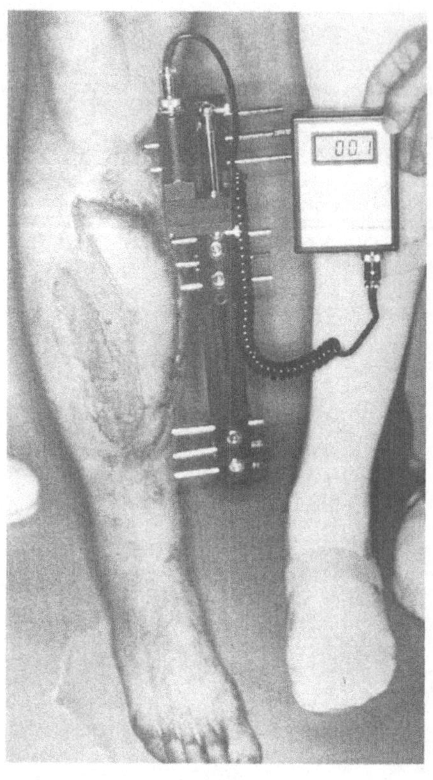

Abb. 7. Kallusdistraktion mit dem automatischen
Distraktor

Gestielter Knochentransfer

Sowohl die proximalen 2/3 der Fibula als auch große Teile des Beckenkamms und der Cri-
sta intertrochanterica des proximalen Femurs können gestielt transferiert werden. Allerdings ist der Radius der Transplantate sehr begrenzt, so daß ihr Einsatz nur selten möglich
ist.

Freies Knochentransplantat

Homolaterale Hemidiaphyse

Juvara [8] beschrieb ein Verfahren zur *Resektionsarthrodese* des Kniegelenks, bei wel-
chem er zur Rekonstruktion die homolateralen Hemidiaphyse verwendete. So kann beispielsweise nach Tumorresektion des distalen Femurs die Hälfte der Tibiadiaphyse nach
proximal über den Defekt hinweg verschoben werden und zusätzlich ein massives Knochentransplantat auf der Gegenseite im Kniebereich angelagert werden. Bei Tumoren der
proximalen Tibia kann die Hemidiaphyse des Femurs nach distal verschoben werden und
auf der Gegenseite ebenfalls ein massives Knochentransplantat angelagert werden. Durch
Merle D'Aubigne wurde die Juvara-Technik verbessert, indem er einen Arthrodesennagel

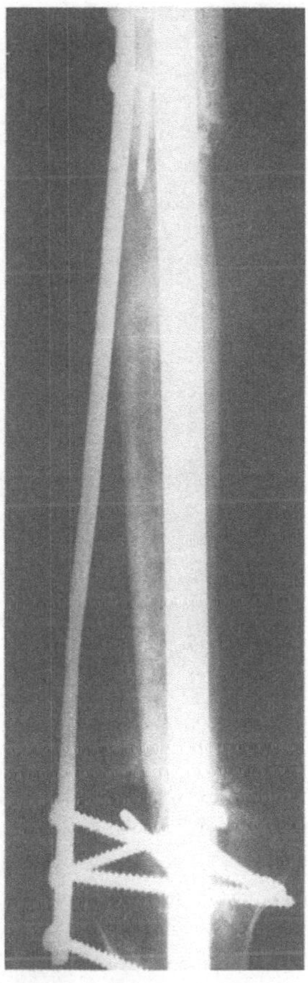

Abb. 8. Resektionsarthrodese des Kniegelenks

zusammen mit massiven Knochentransplantaten unter Einbeziehung der Patella als vaskularisiertem Transplantat verwendete (Abb. 8).

Autogen

Für kleinere Defekte bis 2 cm Länge oder auch für partielle Knochendefekte bei erhaltener Kontinuität ist die *autogene* freie Transplantation nach wie vor das Mittel der Wahl. Aber auch größere Strecken können aufgebaut werden. Allerdings ist eine größere Freilegung des Knochens mit entsprechenden Folgen – Infektgefahr, lange Ausheilung – nötig. Die osteogenetische Potenz des eigenen Knochens ist sehr groß, nicht zuletzt auch deshalb, weil ein Teil der transplantierten Zellen überlebt, und sich weiter vermehren kann. Bei der autogenen Transplantation gibt es keine immunologischen Probleme. Der Knochen wird als körpereigen empfunden. Die Infektrate ist gering.

Neben diesen Vorteilen ist auch keine Logistik zur Führung einer Knochenbank notwendig.

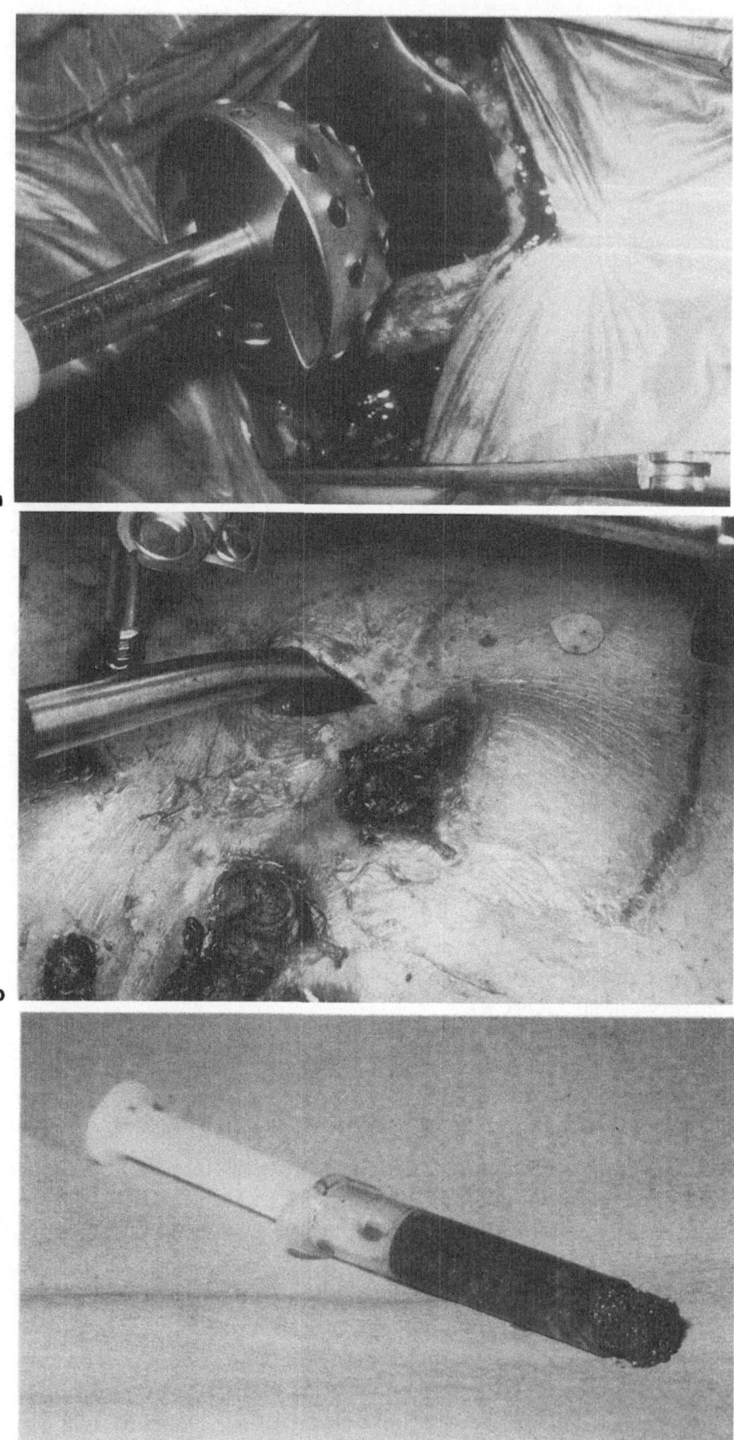

a

b

c

Abb. 9.

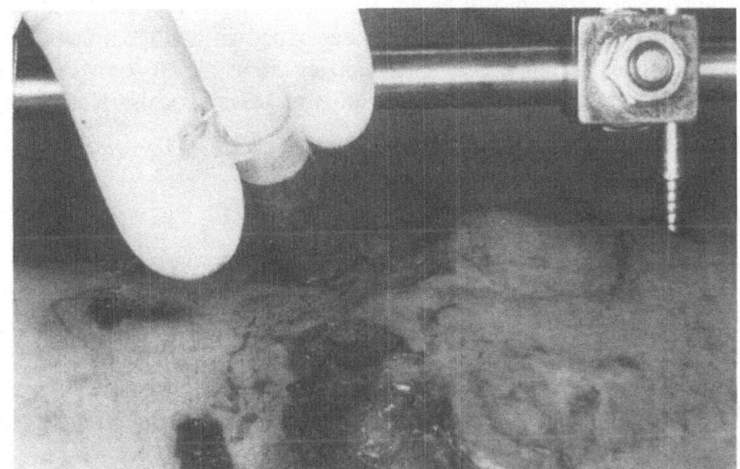

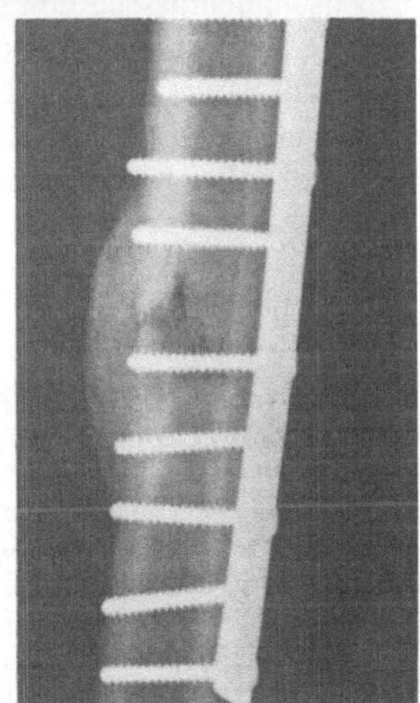

Abb. 9 a–e. Gedeckte autogene Spongiosaplastik mit Spritze. **a** Entnahme von Beckenkammspongiosa mit der Raffelfräse. **b** Gedeckte Freilegung des ossären Defektes mit dem gebogenen Raspatorium. **c** Spongiosaspritze für die Injektion des Knochenmehls. **d** Injektion der Spongiosa. **e** Durch gedeckte Spongiosaplastik zur Ausheilung gebrachter ossärer Defekt

Die Einheilungsrate ist sehr hoch bei richtiger Transplantationstechnik. Je kleiner die transplantierten Teile sind, um so schneller finden sie an die Blutversorgung Anschluß. Beckenkammspongiosa zeigt ein besonders gutes Einheilungsvermögen und steht in ausreichender Menge zur Verfügung. Im Gegensatz zu anderen Lokalisationen sind hier keine Ermüdungsbrüche zu erwarten.

Es sollte reichlich Spongiosa angelagert werden, wobei darauf zu achten ist, daß der Defekt v.a. manschettenartig überbrückt wird, damit sich eine gute Kallusabstützung bilden kann.

Beim operativen Zugang zu dem Transplantatlager ist es günstig, möglichst viele Gefäßverbindungen zu erhalten.

Besonders am Femur mit seinem dicken Weichteilmantel hat es sich als günstig erwiesen, in bestimmten Fällen die Spongiosa mit einer Spritze an das Transplantatlager zu bringen (Abb. 9). Dadurch wird die lokale Durchblutung nur sehr wenig gestört, was sich auf die Kallusbildung günstig auswirkt. Allerdings ist es dabei notwendig, das Transplantatlager perkutan mit einem Raspatorium gut vorzubereiten, damit die Spongiosa *direkten* Kontakt zum Knochenlager hat. Auch an der Tibia kann diese Technik angewandt werden. Bei geringen Spongiosamengen kann die Spongiosa mit einem Knochenersatzmittel angereichert werden. Dafür kommt beispielsweise Kalziumphosphat in Pulverform in Frage.

Allogen

Der *allogene Knochentransfer* wird in der letzten Zeit weniger verwendet, da eine HIV-Kontamination nur schwer auszuschließen ist. Außerdem ist eine umfangreiche Logistik zur Führung einer Knochenbank notwendig. Vorteilhaft sind auf der anderen Seite die unlimitierte Verfügbarkeit des Knochens sowie die Möglichkeit der orthotopen Transplantation mit Form- und Funktionsangleichung. Es entstehen im Gegensatz zur autogenen Transplantation keine Hebedefekte.

Zusammenfassend läßt sich feststellen, daß beim ossären Defekt die wichtigsten Alternativen zur mikrochirurgischen Rekonstruktion Tumorprothesen, das freie, autogene Knochentransplantat und v.a. die Methode der Kallusdistraktion nach Ilizarov sind. Durch das letztgenannte Verfahren sind die operativen Möglichkeiten besonders für segmentale größere ossäre Defekte erheblich verbessert worden.

Literatur

1. Borggreve J (1930) Kniegelenkersatz durch das in der Beinlängsachse um 180 Grad gedrehte Fußgelenk. Z Orthop 28:175–178
2. Bier A (1923) Über Knochenregeneration und über Pseudarthrosen. Arch Klin Chir 127:1
3. Codivilla A (1905) On the means of lengthening in the lower limbs, the muscles an tissues, wich are shortened through deformity. Am J Orthop Surg 2:353
4. Enneking WF, Shirley PD (1977) Resection arthrodesis for malignant an potentially malignant lesions about the knee using a intramedullary rod an local bone grafts. J Bone Joint Surg [Am] 59:223–236
5. Giebel G (1987) Extremitäten-Verlängerung und die Behandlung von Segment-Defekten und Kallus-Distraktion. Chirurg 58:601–606
6. Giebel G (1991) Resektionsdébridement am Unterschenkel mit kompensatorischer Kallusdistraktion. Unfallchirurg 94:401–408
7. Ilizarov GA (1989) The tension-stress effect on the genesis an growth of tissues, part I. Clin Orthop 238:249–281. Part II. Clin Orthop 239:263–285
8. Juvara E (1921) Procede de resection de la partie superieure du tibia. Presse Med 29
9. Kotz R, Salzer M (1982) Rotation-plasty for childhood osteosarcoma of the distal part of the femur. J Bone Joint Surg [Am] 64:959–969
10. Nilsonne U (1983) Use of internal hemipelvectomy to preserve the leg. In: Chao EY, Ivins JC (eds) Tumor protheses for bone an joint reconstruction. Thieme, Stuttgart New York, pp 35–38
11. Tomeno B, Languepin A (1983) Resection arthrodesis of the knee, using „Juvara-Merle d'Aubigne" procedure. In: Chao EY, Ivins JC (eds) Tumor protheses for bone an joint reconstruction. Thieme, Stuttgart New York, pp 39–45

Autogen vaskularisierte allogene Knochentransplantate –
Tierexperimentelles Modell
zu einem neuen Muskel-Knochen-composite-graft

C. Braun und M. Bauer

Chirurgische Universitätsklinik, Abteilung Unfallchirurgie (Komm. Direktor: PD Dr. V. Bühren),
W-6650 Homburg/Saar, Bundesrepublik Deutschland

Bei der Transplantation nicht vaskularisierter Segmente allogenen kortikalen Knochens muß mit hohen Komplikationsraten gerechnet werden. Ursache der Infekte, Pseudarthrosen und Transplantatfrakturen, die jeweils in 10–15% der Fälle die Verläufe komplizieren, sind immunologische Abstoßungsreaktionen und die Avaskularität der Transplantate mit verzögertem Um- und Einbau [5, 9–11]. Trotz dieser erheblichen Nachteile sind die knöchernen Allotransplantate aus dem Indikationsspektrum zu Rekonstruktion großer Knochendefekte nicht verdrängt [5–7, 12].

Autogen vaskularisierte allogene Knochensegmente entstehen nach Implantation eines allogenen Knochens in einen Muskel des Empfängers durch aus dem Muskel in den Knochen einsprossende Gefäße. Bei der Ratte ist nach 6 Wochen ein ausreichender vaskulärer Aufschluß von kortikalen Knochensegmenten erfolgt [2]. Man erhält so ein „Muskel-Knochen-composite-graft", das durch mikrochirurgischen Anschluß des Muskelgefäßstiels frei transferiert werden kann. Der Einbau eines solchen Transplantats wurde im Tierversuch anhand eines starken immunologischen Abstoßungsmodells an der Ratte (Spender: DA-Ratten; Empfänger: Lewis-Ratten) untersucht und Vorteile seiner klinischen Anwendung diskutiert.

Tiermodell

Lewis-Ratten wurde ein bei –70 °C über 2 Wochen kryokonserviertes Femursegment von DA-Ratten in die Adduktorenmuskulatur implantiert. Nach 6 Wochen Implantation im Muskel wird der Knochen am Muskel gestielt in einen entsprechenden Defekt im Femur eingeschlagen. Als Kontrollen dienten Tiere mit direkter Transplantation des nicht vaskularisierten kryokonservierten Knochensegments sowie eine Gruppe mit Allotransplantaten, die durch 6wöchige Muskelimplantation vaskulär und durch Resorptionshöhlen aufgeschlossen sind, jedoch frei ohne Gefäß- bzw. Muskelstiel transferiert werden. In jeder Gruppe wurden 8 Tiere ausgewertet.

Die Auswertung erfolgte nach 12 Wochen histologisch, fluoreszenzmikroskopisch, mikroangiographisch und mikroradiographisch. Quantitativ erfaßt wurde in den histologischen Präparaten die Osteozytenzahl pro mm^2 Transplantatfläche, in den Mikroradiographien das Verhältnis des neugebildeten Knochens zum alten Transplantatknochen sowie die Transplantat-Knochen-Flächen als Maß für Knochenresorption. Die Ergebnisse der Kollektive wurden im Wilcoxon-Test auf statistisch signifikante Unterschiede überprüft (P < 1%).

Hefte zur Unfallheilkunde, Heft 218
C. Braun/A. Olinger (Hrsg.)
© Springer-Verlag Berlin Heidelberg 1992

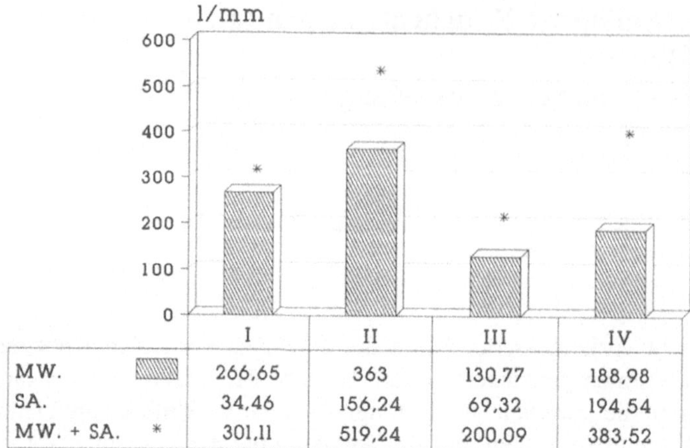

		I	II	III	IV
MW.		266,65	363	130,77	188,98
SA.		34,46	156,24	69,32	194,54
MW. + SA.	*	301,11	519,24	200,09	383,52

MW. = Mittelwert
SA. = Standardabweichung

Abb. 1. Osteozytenzahl pro mm^2 Transplantatfläche. *I* im Muskel autogen vaskularisierte allogene Transplantate, *II* im Muskel vaskularisierte autogene Transplantate, *III* nicht vaskularisierte allogene Transplantate, *IV* nicht vaskularisierte autogene Transplantate (vor Transplantation 6 Wochen Implantation in das Muskellager des Empfängers)

Histologisch zeigen die autogen vaskularisierten Transplantate eine größere Zellzahl als freie Transplantate (Abb. 1). Die Kortikalis ist in allen Schichten umgebaut, größere avitale Zonen fehlen. Zwischen allogenen und autogenen revaskularisierten Transplantaten bestehen keine qualitativen Unterschiede. Die Allotransplantate zeigen lediglich ein ungeordneteres Bild des Umbaus. Knochenumbau findet durch Auffüllung großer Resorptionshöhlen statt, während die Isografts mehr durch Erweiterung und Wiederauffüllung von Havers-Kanälen umgebaut werden.

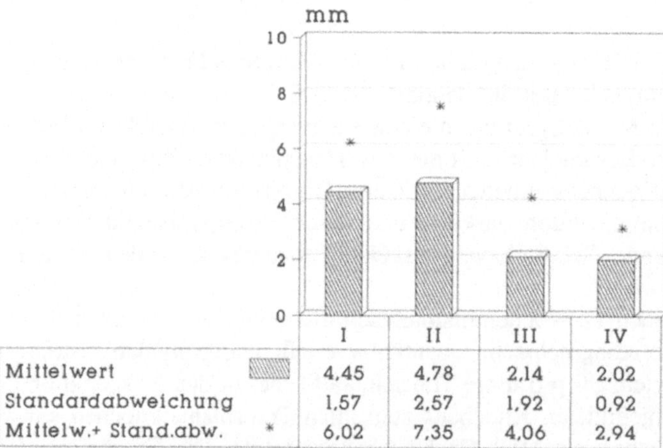

		I	II	III	IV
Mittelwert		4,45	4,78	2,14	2,02
Standardabweichung		1,57	2,57	1,92	0,92
Mittelw.+ Stand.abw.	*	6,02	7,35	4,06	2,94

Abb. 2. Transplantat-Knochen-Flächen. *I* im Muskel autogen vaskularisierte allogene Transplantate, *II* im Muskel vaskularisierte autogene Transplantate, *III* nicht vaskularisierte allogene Transplantate, *IV* nicht vaskularisierende allogene Transplantate (vor Transplantation 6 Wochen Implantation in das Muskellager des Empfängers)

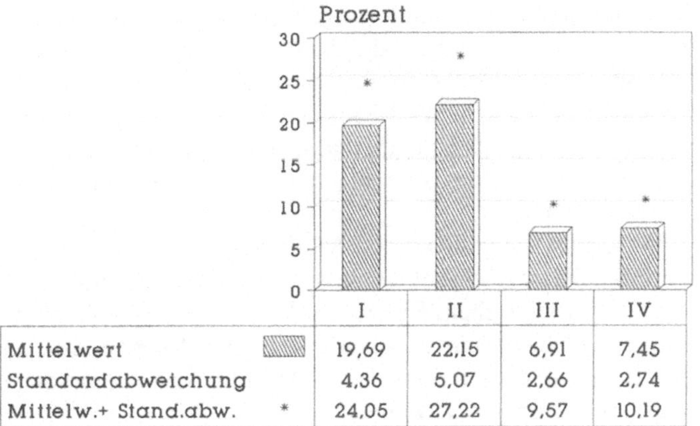

		I	II	III	IV
Mittelwert		19,69	22,15	6,91	7,45
Standardabweichung		4,36	5,07	2,66	2,74
Mittelw.+ Stand.abw.	*	24,05	27,22	9,57	10,19

Abb. 3. Anteil neugebildeten Knochen der Transplantatfläche (%). *I* im Muskel autogen vaskularisierte allogene Transplantate, *II* im Muskel vaskularisierte autogene Transplantate, *III* nicht vaskularisierte allogene Transplantate, *IV* nicht vaskularisierende allogene Transplantate (vor Transplantation 6 Wochen Implantation in das Muskellager des Empfängers)

Hiermit übereinstimmende Befunde zeigen sich auch mit anderen Untersuchungsmethoden. Fluoreszenzmikroskopisch sind bereits nach 2 Wochen zentrale Bezirke in der vaskularisierten Kortikalis, entsprechend der Auffüllung der vorbeschriebenen Resorptionshöhlen, markiert, während bei unvaskularisierten kortikalen Allotransplantaten der erste Farbstoff nur spärlich in Randbezirken gefunden wird.

Mikroradiographisch besteht reger Knochenumbau im ganzen Transplantat und nur wenig Resorption bei den vaskularisierten allogenen wie autogenen Grafts. Bei den freien Transplantaten steht die Resorption ganz im Vordergrund. Dies ist quantitativ für die gemessene Transplantatoberfläche und für das Verhältnis des neugebildeten Knochens zum alten Transplantatknochen statistisch signifikant (Abb. 2 und 3).

Mikroangiographisch sind die über die anliegende Muskulatur ins Transplantat eintretenden Blutgefäße zu erkennen. Resorptionshöhlen sind meist gefäßgefüllt. Wesentliche Differenzen zwischen den einzelnen Gruppen werden nicht festgestellt.

Diskussion

Ein vaskulärer Aufschluß ist der erste Schritt der Inkorporation eines Knochentransplantats. Die Vaskularisation charakterisiert die Qualität des Transplantatlagers. Knochenresorption und aus dem Transplantatlager einsprossende Blutgefäße sind das histologische Korrelat dieses Aufschlusses. Auch die immunologische Transplantatabstoßung geht mit Gefäßinvasion und Resorption des Transplantats einher [3, 4]. Beide Reaktionen verlaufen also durchaus synergistisch und beeinflussen sich zunächst nicht nachteilig. Im Rahmen der Immunreaktion kommt es weiterhin zur Infiltration von Rundzellen und Makrophagen, deren Transformation in Osteoklasten möglich ist [4, 13, 16], bzw. mit diesen von gemeinsamen Stammzellen ausgehen [15]. Auch dies kann den zur Inkorporation des Transplantats erforderlichen Aufschluß und Umbau im Sinne eines „schleichenden Ersatzes" des

Transplantatknochens durch neugebildeten Knochen positiv beeinflussen. Daß diese „Entzündungsreaktion" im gut durchbluteten Muskellager und nicht schon im vernarbten, evtl. vorbestrahlten, schlecht durchbluteten Knochendefekt stattfindet ist ein weiterer Vorteil des hier geprüften Muskel-Knochen-Transplantats. Die freie Transplantation allogenen Knochens ist bei schlechtem Transplantatlager nicht durchführbar. Bei gutem Transplantatlager jedoch ist die Transplantation von allogenem Knochen der des autogenen vergleichbar [6, 14].

Ein Composit graft aus im Muskellager autogen vaskularisierten allogenen Knochen kann mit diesem Muskel an dessen Gefäßstiel mikrovaskulär angeschlossen transferiert werden. Bei klinischem Einsatz ist der M. latissimus dorsi geeignet. Er besitzt einen weitlumigen Gefäßstiel. In diesen Muskel kann das Knochensegmenttransplantat eingeschlagen werden und nach vaskulärem Aufschluß zum Empfängergebiet mit mikrovaskulärer Anastomose transferiert werden.

Die Transplantation von autogen vaskularisiertem allogenem Knochen bietet somit deutliche Vorteile gegenüber freien, nicht vaskularisierten kortikalen Allografts.:

- Es wird ein vaskularisierter Knochen übertragen, der sogleich nach dem Transfer in allen Kortikalisschichten am Knochenumbau teilnimmt.
- Der allogene Knochen wird in seinem gut vaskularisierten Transplantatlager übertragen und ist somit bezüglich seiner Durchblutung von den Verhältnissen im Empfängergebiet unabhängig.
  Bei allogen vaskularisierten Allografts kommt es im Rahmen der akuten Abstoßungsreaktion zum Verschluß der Transplantatgefäße [8]. Es ist Immunsuppression bis zum endgültigen Umbau dieser Transplantate erforderlich, eine Maßnahme, die bei Transplantation nicht lebensnotwendiger Organe kaum gerechtfertigt erscheint [1].
- Die Möglichkeit der Übertragung eines vaskularisierten Alloknochens ohne erforderliche Immunsuppression ist ein weiterer Vorteil des mit allogenem Knochen armierten Muskellappens.

Literatur

1. Aebi M, Regazzoni P, Schwarzenbach O (1989) Segmental bone grafting. Comparison of different types of graft in dogs. Intern Orthop 13:101
2. Braun C, Dambe L, Seiler H, Bühren V (1989) Mit allogenem Knochen armiertes myocutanes composite graft zum mikrochirurgischen Transfer. Hefte Unfallheilkd 207:258
3. Burchardt H, Glowczewskie FP, Enneking WF (1977) Allogeneic segmental fibular transplants in azathioprine immunosuppressed dogs. J Bone Joint Surg [Am] 59:881
4. Burchardt H (1983) The biology of bone graft repair. Clin Orthop 174:28
5. Delloye C, de Nayer P, Allington N, Munting E Coutelier L, Vincent A (1988) Massive bone allografts in large skeletal defects after tumor surgery: a clinical and microradiografic evaluation. Arch Orthop Trauma Surg 107:31
6. Dodd CAF, Fergusson CM, Freedman L, Houghton GR, Thomas D (1988) Allograft versus autograft bone in scoliosis surgery. J Bone Joint Surg [Br] 70:431
7. Gebhardt MC, Roth YF, Mankin HJ (1990) Osteoarticular allograft for reconstruction in the proximal part of the humerus after exzision of a musculoskeletal tumor. J Bone Joint Surg [Am] 72:334
8. Gotfried Y, Yaremchuk MJ, Randolph MA, Weiland AJ (1987) Histological characteristics of acute rejection in vascularized allografts of bone. J Bone Joint Surg [Am] 69:410

9. Lord C, Gebhard M, Tomford W, Mankin HJ (1988) Infection in bone allografts. J Bone Joint Surg [Am] 70:369
10. Mankin HJ, Doppelt S, Tomford W (1983) Clinical experience with allograft implantation. Clin Orthop 174:69
11. Mankin HJ (1983) Complications of allograft surgery. In: Friedlaender GE, Mankin HJ, Sell KWS (eds) Osteochondral allografts. Little Brown, Boston
12. Oakeshott RD, Mc Ailey JP, Gross AE, Morgan DAF, Zukor DJ, Rudan JF, Brooks PJ (1989) Allograft reconstruction in revision total hip surgery. In: Aebi M, Regazzoni P (eds) Bone transplantation. Springer, Berlin Heidelberg New York Tokyo
13. Owen M (1978) Histogenesis of bone cells. Calcif Tissue Res 25:205
14. Trentz O (1987) Alloplastik oder Transplantation bei der Knochen- Knorpel- und Gelenkwiederherstellung. Langenbeck Arch Chir 372:337
15. Hentunen TA, Tuukanen J, Väänänen HK (1990) Osteoclasts and small populations of peripheral blood cells share common surface antigens. Calcif Tissue Int 47:8
16. Wlodarski KH (1990) Properties and origin of osteoplasts. Clin Orthop 252:276

III. Mikrochirurgischer Weichteiltransfer

Weichteilrekonstruktion durch mikrochirurgischen Transfer an der oberen Extremität

C. Braun und V. Bühren

Chirurgische Universitätsklinik, Abteilung Unfallchirurgie (Komm. Direktor: PD Dr. V. Bühren), W-6650 Homburg/Saar, Bundesrepublik Deutschland

Zur Weichteilrekonstruktion ist die obere Extremität eine Domäne der Nah- und gestielten Fernlappenplastiken. Durch ihre Mobilität kann die obere Extremität an diverse Hebestellen angenähert werden. Nachteile der gestielten Lappen sind ihre Dicke durch häufig gut ausgebildetes subkutanes Fettgewebe, die schlechtere Durchblutung und die Notwendigkeit der Immobilisation der Extremität in ungünstiger Stellung, wobei die Fixation der herabhängenden Hand oder bei starker Beugung im Ellenbogengelenk Schwellungen provoziert. Trotzdem werden mikrochirurgische Maßnahmen nur in etwa 10% der Fälle zur Weichteildeckung notwendig, der Rest kann durch lokale oder gestielte Fernlappen gedeckt werden.

Im eigenen Krankengut wurden von 1978–1988 11mal freie Gewebetransfers mit mikrovaskulärem Anschluß zur Rekonstruktion von Weichteildefekten an der oberen Extremität herangezogen. Dem stehen über 100 gestielte Lappenplastiken gegenüber. Ein Lappen war als Composite graft mit vaskularisierter Sehne konzipiert (Radialislappen mit der Sehne des M. palmaris longus), 2mal wurden größere Defekte mit erforderlicher Sensibilität rekonstruiert (einmal mit einem Unterarmlappen, einmal mit einem Dorsalis-pedis-Lappen). Ein Muskel (M. gracilis) wurde mit mikroneurovaskulärem Anschluß als Streckerersatz zum Unterarm transferiert. Die restlichen Transfers erfolgten zur reinen Weichteildeckung (7mal am Handrücken, einmal am Ellbogen).

Ergebnisse

Bei allen 7 Fällen unseres Krankenguts mit Transfers zum Handrücken wurden ein- oder zweizeitig Begleitläsionen rekonstruiert. In allen Fällen lieferte der Lappen ein gutes Lager für Knochen-, Sehnen- oder Nerventransplantate, die stets problemlos einheilten. Infektprobleme oder „lappenspezifische" Probleme wie Gefäßthrombosen mit Lappennekrosen oder Nachblutungen entstanden nicht.

Hefte zur Unfallheilkunde, Heft 218
C. Braun/A. Olinger (Hrsg.)
© Springer-Verlag Berlin Heidelberg 1992

Zwei Kasuistiken demonstrieren charakteristische Verläufe aus diesem Kollektiv:

Der 1. Patient (Abb. 1) erlitt eine Verätzung des Handrückens mit Batteriesäure und Zerstörung der Strecksehnen. Die Deckung des Defekts wurde mit einem Radialislappen von der Gegenseite mit der vaskularisierten Sehne des M. palmaris longus als Composite graft erreicht. Der Patient erreichte gute Streckfunktion und nur gering eingeschränkte Beugung.

Der 2. Patient (Abb. 2) erlitt eine Abschürfung des Handrückens zwischen Straße und Dach des umgekippten PKW. Kompletter Verlust des Streckapparats von D1–D4 im Mittelhandbereich sowie tangentialer Verlust der Handwurzel- und Mittelhandknochen um etwa 2/3. Weichteildeckung mit Latissimus-dorsi-Muskellappen und sekundärer Spalthauttransplantation; sekundäre Knochen- und Sehnenrekonstruktion. Gute Funktion mit freier Fingerbeugung und Streckung.

Bei den zur Sensibilitätsrekonstruktion transferierten Unterarm- und Dorsalis-pedis-Lappen wurde lediglich Schutzsensibilität erreicht; diese war jedoch für Grobarbeit ausreichend und sinnvoll. Höhere Sensibilitätsqualitäten wurden nicht erreicht.

Die gute Funktion nach mikrochirurgischem Weichteiltransfer an der Hand ist zu einem großen Teil auch auf die Möglichkeit funktioneller Behandlung von Begleitverletzungen zurückzuführen [1, 3]. Bei primärer oder früh sekundärer Weichteilrekonstruktion mit mikrovaskulärem Gewebetransfer kann die verletzte Extremität zur Abschwellung hochgelagert werden. Bei gestielten Lappen sind oft lange Ruhigstellungen in ungünstiger Gelenkstellung notwendig.

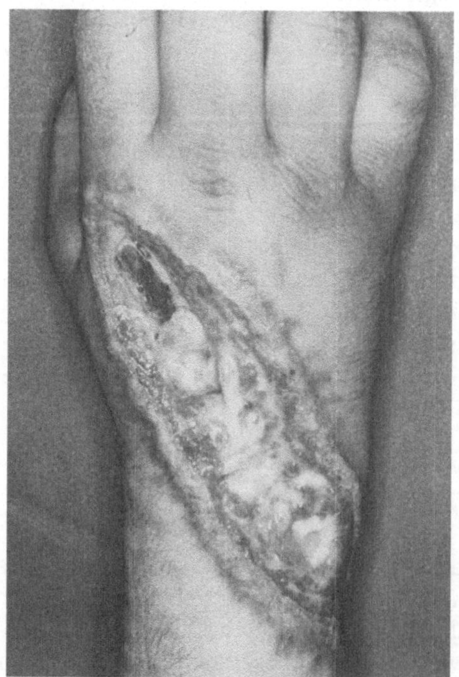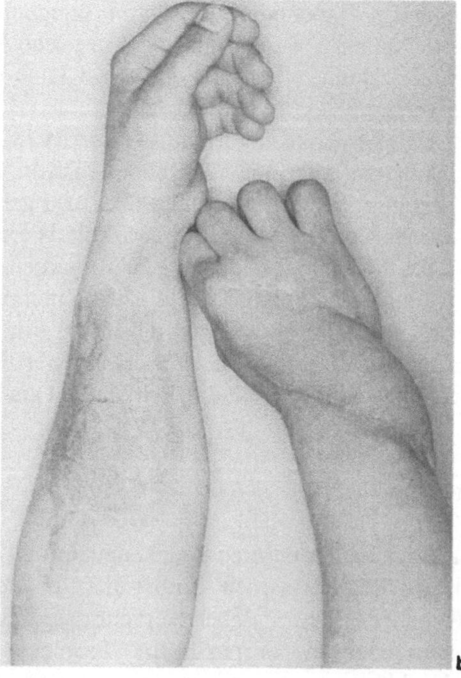

Abb. 1. a Defekt durch Säureverätzung. **b** Rekonstruktion durch Composite graft mit Unterarmlappen und vaskularisierter Sehne des M. palmaris longus

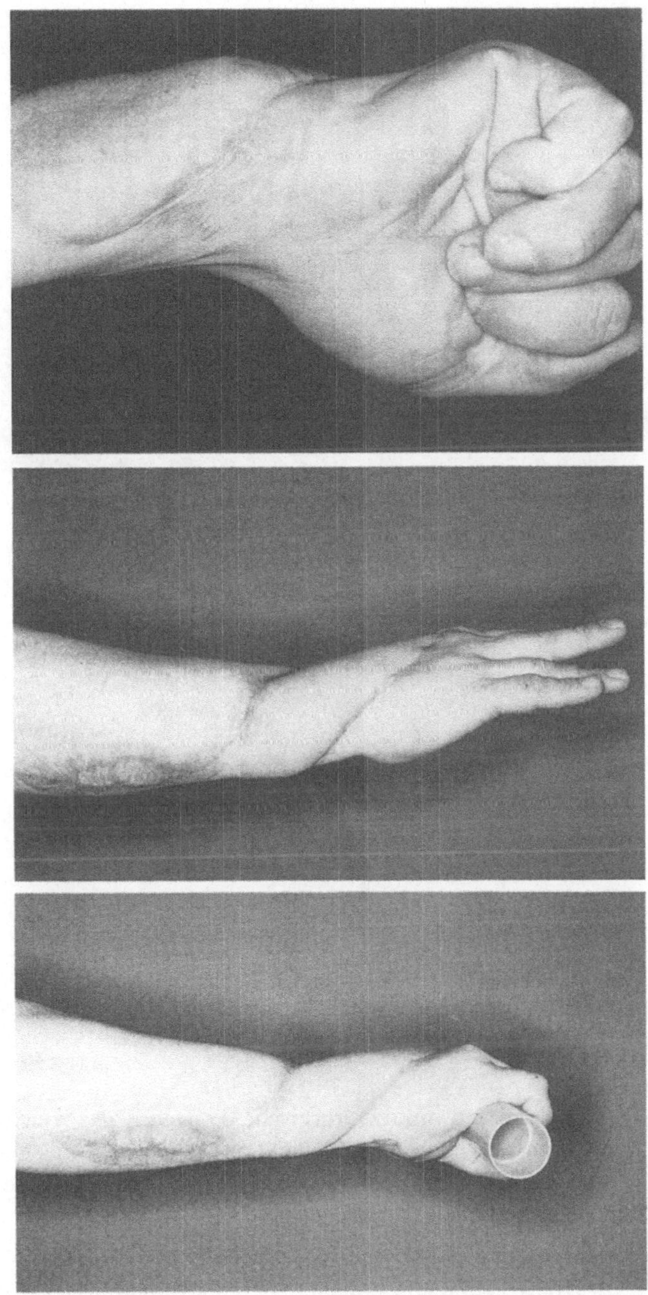

Abb. 1. c Funktion 13 Monate nach dem Trauma

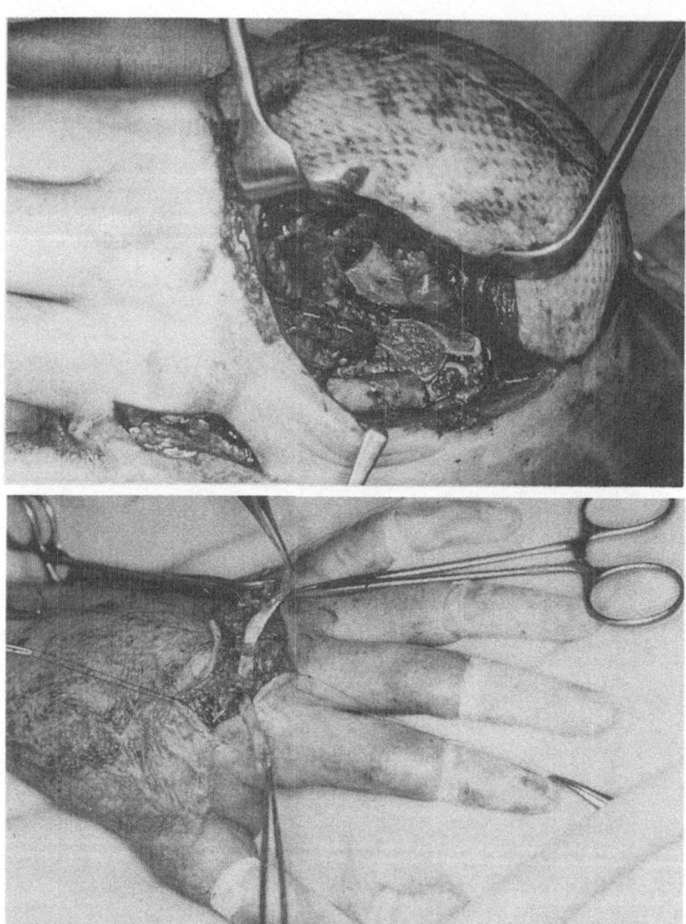

Abb. 2. a Weichteil-, Sehnen- und Knochendefekt durch Abschliff, Rekonstruktion durch Latissimus-dorsi-Muskellappen; sekundäre Rekonstruktion von Knochen und Sehnen durch freie Transplantate

Trotzdem sind mikrochirurgische Transfers zur Weichteildeckung an der oberen Extremität im Vergleich zu gestielten Lappenplastiken eher selten indiziert.

Die Indikation zum mikrochirurgischen Transfer wurde nach Abwägung der Möglichkeiten der gestielten Lappen gestellt:

- kein lokaler oder Fernlappen verfügbar,
- Rekonstruktion von Weichteilen mit erforderlicher Sensibilität,
- Notwendigkeit von ossären oder tendinösen „composite grafts",
- durchblutungsgestörte Empfängerregion.

Einfach ist die Entscheidung, wenn kein lokaler oder Fernlappen zur Verfügung steht. Hier
sind Situationen denkbar, in denen kein Fernlappen wegen Begleitverletzungen brauchbar

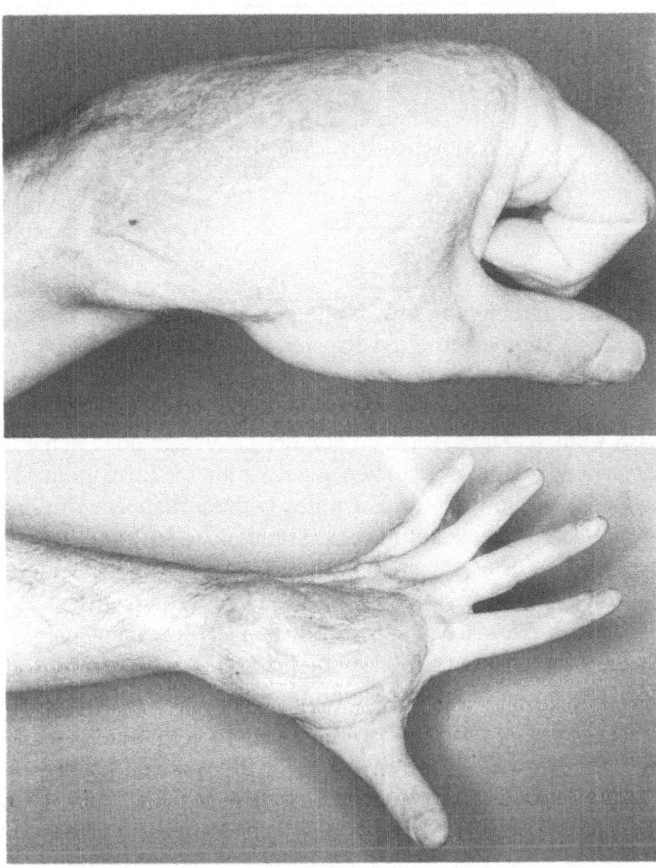

Abb. 2. b Fast freie Bewegung

ist, z.B. bei ausgedehnten Verbrennungen oder Weichteilverletzungen am Stamm. Begrenzt sind die Möglichkeiten der konventionellen gestielten Lappen, wenn Areale im Bereich der Handgreifflächen mit erforderlicher Sensibilität rekonstruiert werden müssen. Hier bieten mikrochirurgisch transferierte Lappen mit Anschluß eines Hautnervs gute Alternativen. Für große Areale ist der Unterarmlappen mit Anschluß des N. cutaneus antebrachii medialis und lateralis oder der Fußrückenlappen mit Anschluß des Endastes des N. peronaeus superficialis geeignet. In unseren beiden Fällen wurde nützliche Schutzsensibilität bei guter Trophik der Haut erreicht. Eine differenzierte Feinsensibilität ist nicht zu erwarten. Für kleinere Defekte sind der Zehenpulpalappen und der Transfer des 1. Zehenzwischenraums ideal.

Bei durchblutungsgestörter Empfängerregion verbieten sich Fernlappenplastiken. Die gestielten Fernlappen beziehen nach Durchtrennung des Lappenstiels ihre Blutversorgung aus der Empfängerstelle (Abb. 3). Der Fernlappen ist nach der Stieldurchtrennung praktisch ein Parasit in der Empfängerregion, der von der evtl. spärlichen Durchblutung dieser Region lebt. Anders ist es beim mikrochirurgischen Gewebetransfer. Hier erfolgt die Gefäßanastomose im Gesunden weiter proximal. Der Lappen ist gut durchblutet und verbes-

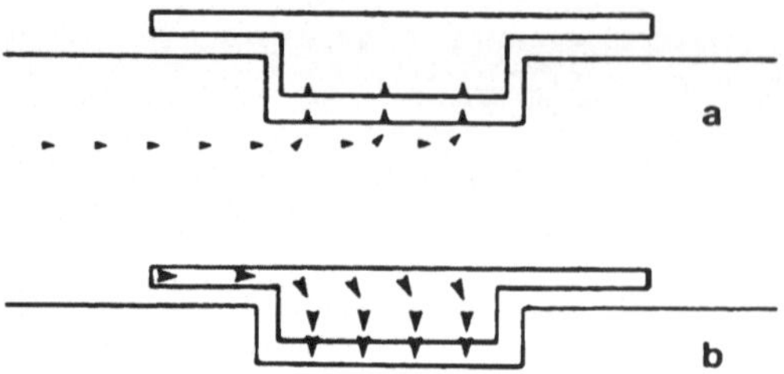

Abb. 3 a, b Blutversorgung von Lappen und Empfängerregion bei gestielten und freien „Mikrolappen" (Vaskularisationsrichtung durch *Pfeile* markiert): **a** Gestielte Lappen beziehen als „Parasiten" ihre Durchblutung aus der Empfängerregion; „Mikrolappen" (**b**) verbessern die Durchblutung der Empfängerregion

sert die Durchblutung im Empfängergebiet. Soll also ein Lappen zu einer durchblutungsgestörten Empfängerregion transferiert werden oder ist ein Transfer von gut vaskularisiertem Gewebe notwendig, z.B. vor Knochen-, Sehnen- oder Nerventransplantaten, so sind mikrochirurgische Gewebetransfers indiziert. Allein der „Mikrolappen" erlaubt ein späteres weitstreckiges Abheben von der Unterlage ohne Schädigung der Lappendurchblutung für sekundäre Rekonstruktionen mitverletzter Strukturen [2]. Auch besteht die Möglichkeit, Composite grafts in Form des Unterarmlappens mit den vaskularisierten Sehnen des M. palmaris longus und M. brachioradialis oder als osteokutaner Lappen mit Anteilen des distalen Radius zu transferieren [4]. Ist ein „Mikrolappen" indiziert, so eignen sich besonders der Unterarmlappen und der Dorsalis-pedis-Lappen zur Rekonstruktion größerer Areale mit erforderlicher Sensibilität. Der Zehenpulpalappen und der Lappen aus dem 1. Zwischenzehenraum ist geeignet für kleinere Areale mit erforderlicher Sensibilität. Scapulalappen und lateraler Oberarmlappen sind ideal für Defekte ohne notwendige sensible Innervierung. Leistenlappen und Latissimus-dorsi-Lappen sind wegen ihrer Dicke an der oberen Extremität nur bedingt brauchbar.

Die freien Lappen an der oberen Extremität sind komplikationsarm; in unserem Krankengut ging kein Lappen verloren. Dies beruht u.a. auf der geringen Inzidenz von arteriosklerotischen Gefäßveränderungen an der oberen Extremität und der einfachen Freilegung und Darstellung der Anschlußgefäße.

Bei der geringen Komplikationsrate und der relativ einfachen Anschlußtechnik können mikrochirurgische Lappentransfers durchaus in die Palette der Rekonstruktionsmöglichkeiten an der oberen Extremität aufgenommen werden. Die Vorteile des „Mikrolappens" gegenüber gestielten Lappen rechtfertigen in ausgewählten Fällen ihren Einsatz trotz des größeren operativen Aufwands [1].

Literatur

1. Hing DN, Buncke H, Alpert B (1985) Free flap coverage of the hand. Hand Clin 1:741
2. Hing DN, Buncke H, Alpert B (1988) Use of the temporoparietal free fascial flap in upper extremity. Plast Reconstr Surg 81:534
3. Lister G, Scheker L (1988) Emergency free flaps to the upper extremity. J Hand Surg 12A:22
4. Reid CD, Moss ALH (1983) One stage flap repair with vascularised tendon grafts in a dorsal hand injury using the „Chinese" forearm flap. Br J Plast Surg 36:473

Möglichkeiten der Defektdeckung an den unteren Extremitäten

P. Hertel[1] und C. Braun[2]

[1] Martin-Luther-Krankenhaus, Unfallchirurgische Abteilung,
Caspar-Theuß-Straße 27, W-1000 Berlin 33, Bundesrepublik Deutschland
[2] Chirurgische Universitätsklinik, Abteilung Unfallchirurgie (Komm. Direktor: PD Dr. V. Bühren),
W-6650 Homburg/Saar, Bundesrepublik Deutschland

Vom plastisch-chirurgischen Standpunkt aus kann der Unterschenkel in 2 Etagen mit fließendem Übergang an der unteren Drittelgrenze unterteilt werden:

In den proximalen 2/3 läßt sich bei defektbildenden Verletzungen relativ leicht eine adäquate Defektdeckung erzielen. Hier wird der proximal gestielte Rotationslappen des M. soleus oder des medialen bzw. lateralen Gastroknemiusbauchs in Verbindung mit einer Spalthautplastik den gewünschten Erfolg bringen. Der Muskelmantel ist kräftig, die Verschiebestrecken sind lang, und die Vaskularisation ist sicher. Auch der lokale fasziokutane Verschiebeschwenklappen hat weiter seine Berechtigung. Er kann mit geringen Problemen als Visierlappen Verwendung finden.

Im distalen Drittel der „Wetterecke" häufen sich die Probleme, besonders nach defektbildenden Verletzungen mit langwierigem Verlauf. Geringe Zirkumferenz, verwachsene und vernarbte Weichteilstrukturen, Verlust des Unterhautfettgewebes, Muskelatrophien, unzureichende arterielle und venöse Versorgung und postthrombotische Situationen lassen lokale Maßnahmen kontraindiziert erscheinen. Die wünschenswerten, distal gestielten Muskellappen (M. gastrocnemius, M. soleus) haben zudem von vornherein eine unsichere Vaskularisation [1], während für proximal gestielte Muskellappen die Substanz nicht ausreichend bzw. die Verschiebestrecke zu lang ist. Verschiebelappen scheiden aus einfachen Gründen bei großen Defekten aus.

Mikrovaskulär angeschlossene freie Lappentransplantate sind der Ausweg der Wahl, die Cross-leg-Plastik bleibt auf wenige Ausnahmen beschränkt, wenn etwa die arterielle Vaskularisation des verletzten Unterschenkels über die Hauptgefäße verloren ist (z.B. bei obliterierenden Gefäßerkrankungen oder nach Gefäßverletzungen). Die Verwendung mikrovaskulärer Lappen für den Unterschenkel ist über den Leistenlappen hinweggegangen und hat den Latissimuslappen für große tiefe Defekte sowie den Unterarmlappen für kleinere flächenhafte Defekte schon seit längerer Zeit favorisiert. In letzter Zeit wurden weitere freie Lappentransplantate beschrieben (Oberarmlappen, Schulterlappen, Unterbauchlappen) [2, 4, 8–10].

Wichtig ist ein großes Kaliber der Anschlußgefäße, eine konstante Anatomie, ein langer Gefäßstiel und der geringe Funktionsausfall des Spendergebiets, was besonders für den Latissimus- und den Unterarmlappen zutrifft. Weniger wichtig für den Unterschenkel ist die Möglichkeit zum sensiblen Anschluß.

Als Indikation finden sich:
- ossäre Defekte,
- chronische Knocheninfektionen,
- Weichteildefekte,
- chronische Weichteilinfektionen.

Hefte zur Unfallheilkunde, Heft 218
C. Braun/A. Olinger (Hrsg.)
© Springer-Verlag Berlin Heidelberg 1992

Immer ist die Überlegung voranzustellen, ob durch lokale Verschiebelappen nicht das gleiche Ziel zu erreichen ist.

Material und Methode

Es wird über 18 freie mikrovaskuläre Lappen berichtet, die 1979–1981 in Homburg und nach 1981 in Berlin an den Unterschenkel bzw. Fuß transferiert wurden. Es handelte sich vorwiegend um Latissimuslappen. Die Lappentranspositionen wurden zur Hälfte wegen defektbildenden Knochenverletzungen vorgenommen (Tabelle 1). Bei diesen defektbildenden Knochenverletzungen handelte es sich 7mal um infizierte Pseudarthrosen und bei 2 Patienten um frische traumatische kombinierte Knochen- und Weichteildefekte. Bei der überwiegenden Anzahl der Patienten war ein trophischer Weichteilschaden vorhanden. In 3 Fällen lag eine Fußwurzelosteomyelitis vor (Tabelle 2). Operiert wurde in der Regel durch 2 Operationsteams. Die Lappentranspositionen wurden dann vorgenommen, wenn akute entzündliche Erscheinungen abgeklungen waren. Die Lappentransposition wurde bei den Infektionen direkt im Anschluß an ein ausgiebiges Débridement vorgenommen. Fand sich bereits ein Fixateur in Position, so wurde dieser zu der vorgesehenen mikrochirurgischen Operation komplett oder inkomplett entfernt und am Schluß der Operation wieder angebracht. Bei den Lappentranspositionen wurden bei vollkommen intakter arterieller Versorgung des Fußes anfänglich in 3 Fällen eine End-zu-End-Anastomose zwischen lokaler und Lappenarterie vorgenommen und lediglich bei monoarterieller Versorgung des Fußes eine End-zu-Seit-Anastomose angebracht. In letzter Zeit wurde in jedem Fall eine End-zu-Seit-Anastomose durchgeführt. Die Operationszeit betrug durchschnittlich 5–6 h, durchschnittlich waren 2–3 Blutkonserven notwendig (Tabelle 3).

Die transplantierten Hautlappen wurden in kurzen Abständen klinisch kontrolliert. Wegen Ischämiezeichen mußten 3 Lappen in der Frühphase revidiert werden. Es handelte sich immer um Thrombosen im Bereich der arteriellen bzw. venösen Anastomosen. Besonders eindrücklich ist der Fall einer jungen Frau, bei welcher die arterielle Lappenanastomose an den distalen Stumpf der verletzten A. tibialis anterior angeschlossen wurde. Hier kam es trotz mehrfacher Revisionen immer wieder zu Thrombosen, so daß eine weitergehende traumatische Gefäßschädigung angenommen werden muß. Möglicherweise hätte ein End-zu-Seit-Anschluß an die einzige verbliebene Arterie (A. tibialis posterior) diese Komplikationen nicht erwarten lassen. Bei dieser Patientin kam es zu einer Lappennekrose. Ein weiterer mikrochirurgisch angeschlossener Lappen (Fußrückenlappen) wurde ebenfalls nekrotisch; eine randständige Nekrose bei einem Fußwurzelinfekt führte nicht zu nennenswerten Defektbildungen. Bei einem Patienten füllten sich die abführenden Venen eines Unterarmlappens trotz vorheriger Testung der venösen Füllung nach Durchführung der arteriellen Anastomose nicht. Hier mußte von klappenbedingten Rückflußstörungen ausgegangen werden. Es wurde deshalb mit dem freien Schenkel der Lappenarterie (proximale A. radialis) eine arteriovenöse Anastomose zu einer proximalen Lappenvene hergestellt, wonach sich eine gute Drainage des Lappens einstellte (Tabelle 4).

Tabelle 1. Weichteildeckung Unterschenkel, freie Lappentransplantate ($n = 18$)

	n
Leistenlappen	3
Latissimuslappen	13
Fußrückenlappen	1
Radialislappen	1
Gesamt	18
Davon Knochendefekte	9

Tabelle 2. Indikation freier mikrovaskulärer Lappentransplantate am Unterschenkel ($n = 18$)

Trophischer Weichteilschaden	15
Infizierte Defektpseudarthrose	7
Fußwurzelinfekt mit Hautdefekt	3
Frischer traumatischer Knochen- und Weichteildefekt bei Unterschenkelfrakturen	2
Diagnosen	28

Tabelle 3. Operationsdaten

Arterielle Anastomosen	
End-zu-End	3/18
End-zu-Seit	15/18
Operationszeit 5–6 h	
Blutkonserven	2,5

Tabelle 4. Freie mikrovaskuläre Lappen am Unterschenkel ($n = 18$)

	n
Frührevision Latissimuslappen	3
Randnekrose Latissimuslappen	1
Nekrose	
– Latissimuslappen	1
– Fußrückenlappen	1
AV-Anastomose Radialislappen	1

Tabelle 5. Ergebnisse freier mikrovaskulärer Lappentransplantate am Unterschenkel ($n = 18$)

Lappennekrose	2/18
Amputation	2/18
Infekt saniert	13/15
Knochen belastungsfähig	6/7

Ergebnisse

Es traten 2 Lappennekrosen ein (1 Fußrückenlappen, 1 Latissimuslappen). Bei 2 Patienten mußte eine Amputation durchgeführt werden. Bei der oben beschriebenen jungen Frau gelang es nicht, bei einer knöchelnahen defektbildenden Unterschenkelverletzung eine Weichteildeckung durch einen Latissimuslappen herzustellen, da die A. tibialis anterior immer wieder thrombosierte. Hier wurde eine verzögerte frühe Amputation vorgenommen. In einem anderen Fall wurde wegen einer chronischen Knochen- und Weichteilinfektion am distalen Unterschenkel nach Unterschenkelfraktur die Transposition eines Latissimus-dorsi-Lappens durchgeführt. Trotz wiederholter Infektsanierungen bis in Höhe des oberen Sprunggelenks gelang es anschließend jedoch nicht, die Knocheninfektion zu Stillstand zu bringen, obwohl der Latissimuslappen ohne Komplikationen eingeheilt war. Nach 3 Jahren (von denen der Patient 1,5 Jahre im Krankenhaus zugebracht hatte) und nach 40 chirurgischen Eingriffen wurde schließlich die Unterschenkelamputation vorgenommen (Tabelle 5).

Die Knocheninfekte wurden in der Regel saniert, Ausnahmen waren der oben beschriebene Fall sowie eine hartnäckige Fußwurzelosteomyelitis. Nach Spongiosatransplantation war in 6 von 7 Fällen ein belastungsfähiger Knochen vorhanden; lediglich der Fall der Unterschenkelamputation hatte zwischenzeitlich keine Stabilität erreicht. Ein Patient mit rezidivierenden Geschwürbildungen am lateralen Fußrand nach großem traumatischem Fersendefekt hat zwar nach der Transposition des Latissimuslappens weniger Probleme, kleinere Geschwüre treten jedoch weiterhin, besonders an der Grenze vom Latissimuslappen zur ortsständigen Fersenhaut, auf. Fallbeispiele sind in den Tabellen 6 und 7 und in den Abb. 1–8 dargestellt.

Tabelle 6. Chr., P., geboren am 29.08.1941, Dachdecker

08.10.1982	Sturz vom Dach, 8 m, Plattenosteosynthese rechter Unterschenkel
01.05.1983	Refraktur Unterschenkel bei Pseudarthrose, Plattenentfernung, Verriegelungsnagel, Hautnekrose prätibial
17.01.1986	Entriegelung Unterschenkel, Spongiosaplastik, Hautnekrose prätibial
14.03.1988	Radialislappen vom rechten Unterarm
30.03.1988	Spalthautplastik rechter Unterarm
08.04.1988	Lappenkorrektur

Tabelle 7. G., J. M., geboren am 8. 11. 1968, Schüler

02.09.1985	Autounfall, Oberschenkelfraktur rechts, Patellafraktur rechts, offene Unterschenkeltrümmerfraktur III. Grades, Fixateur externe
06.09.1985	Plattenosteosynthese rechter Oberschenkel, Nekrosenabtragung Unterschenkel, Korrekturosteosynthese Platte
04.10.1985	Latissimuslappen, End-zu-Seit, A. tibialis anterior
22.10.1985	Schwenkplastiken, Hautlappen
26.11.1985	Fistelexzision, Knochendébridement
06.12.1985	Entfernung 12 cm Fragment Tibia, Spongiosaplastik, Stabilisierung Fibula, Cerclagen, Verschiebeplastik
14.12.1985	Hämatomausräumung
31.01.1986	Fistelrevision
08.04.1986	Spongiosaplastik
07.01.1987	Erneute Fraktur rechter Oberschenkel, Plattenosteosynthese (Spontanfraktur)
25.03.1988	Kondylenfraktur rechter Oberschenkel (Autounfall), Schraubenosteosynthese, Verschiebeplastik, Latissimuslappen

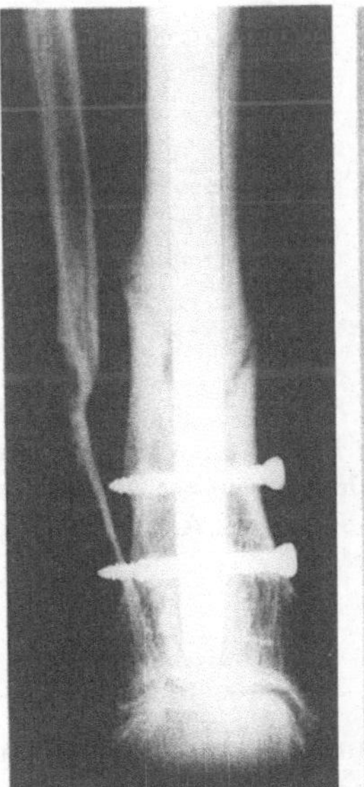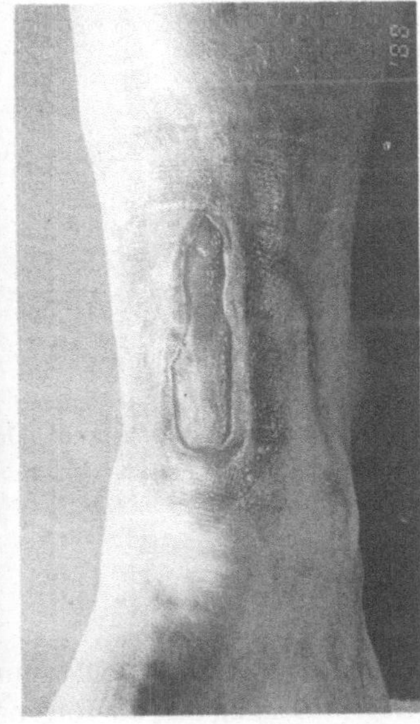

Abb. 1. Verriegelungsnagelung bei Unterschenkelpseudarthrose. Der Nagel wurde nicht entfernt, da er proximal überwuchert war. Er wurde lediglich distal entriegelt. Trotz mehrfacher Anfrischungen war eine Hautnekrose vor der Tibialis-anterior-Sehne von 8 x 3 cm Größe verblieben

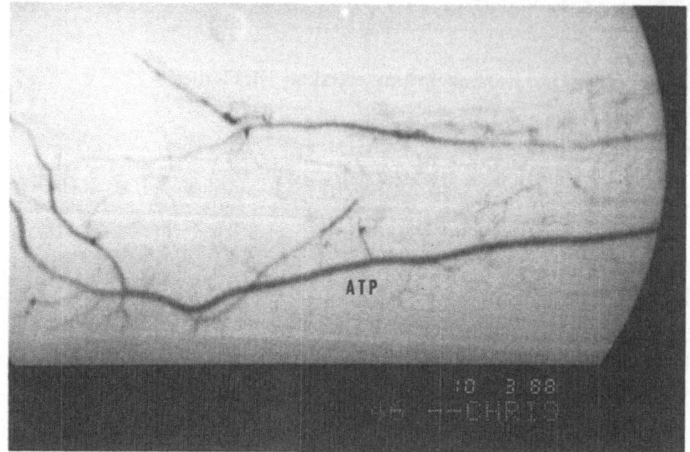

Abb. 2. Präoperatives Angiogramm. Die A. tibialis posterior (*ATP*) läuft mit kräftigem Kaliber durch, während die A. tibialis anterior zahlreiche Stenosen zeigt

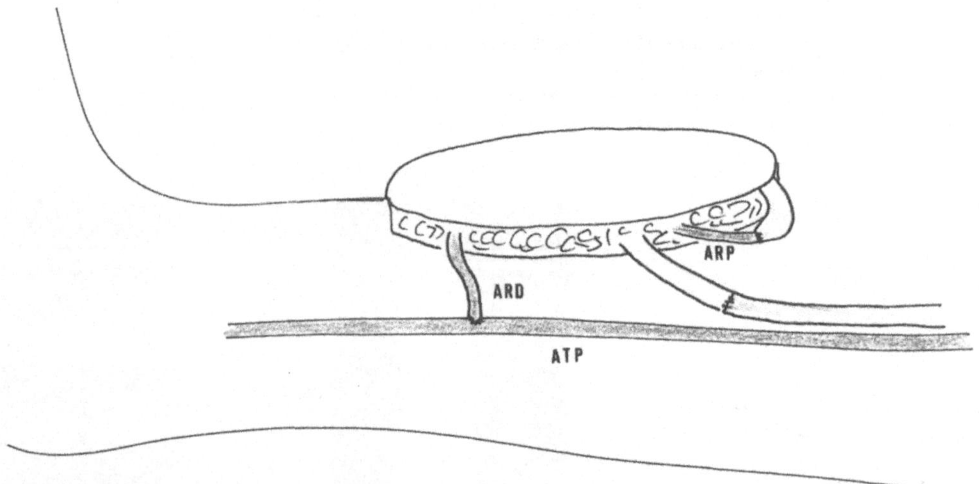

Abb. 3. Ein suffizienter venöser Rückstrom kam erst zustande, nachdem die proximale A. radialis (*ARP*) End-zu-End an eine distale Lappenvene angeschlossen wurde. Die Anastomose der distalen A. radialis (*ARD*) wurde End-zu-Seit an die A. tibialis posterior (*ATP*) gelegt

Diskussion

Die Verwendung des Latissimuslappens stellt am Unterschenkel eine sichere Methode der Defektdeckung dar, die folgende besondere Vorteile aufweist:

– Die Vaskularisation ist konstant.
– Der Gefäßstiel kann sehr lang präpariert werden.
– Der muskuläre Anteil dient zur temporären Füllung des Knochendefekts.

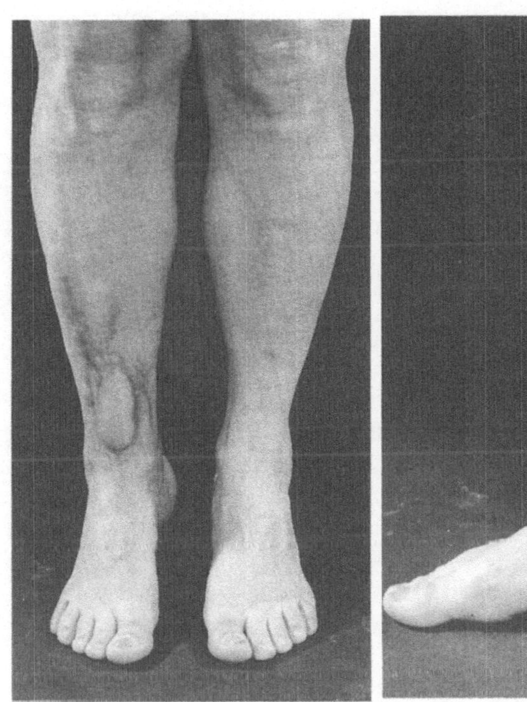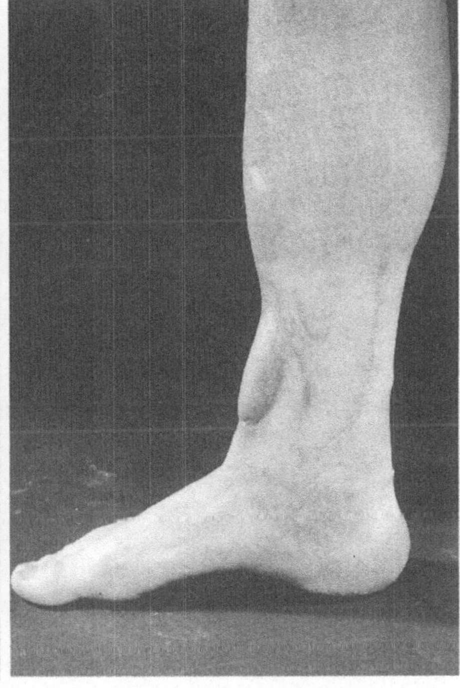

Abb. 4. Nach Randadaption ist der A.-radialis-Lappen gut eingeheilt, ein Ulkusrezidiv ist nicht aufgetreten. Über der Tibialis-anterior-Loge findet sich die Narbe nach Versuch eines Gefäßanschlusses an die A. tibialis anterior, der wegen unzureichender arterieller Durchströmung abgebrochen wurde

– Für evtl. weitere Infektsanierungen (z.B. Höhlen) können Schwenklappen aus dem transplantierten Muskelbauch gebildet werden [5, 6].
– Der Latissimuslappen kann in jeder gewünschten Größe für den Unterschenkel ausgewählt werden [12].
– Der funktionelle und kosmetische Defekt des Spendergebiets ist gering.

Für kleinere, besonders kutane Defektareale in Knochennähe kommen flachere kutane Lappen eher zur Anwendung [8].

Keine Diskussion wird mehr über die Möglichkeit der End-zu-Seit-Anastomose geführt, die ihre sicheren Erfolge in zahlreichen Fällen nachgewiesen hat [3, 5, 6]. Dies ist in besonderem Maße wichtig nach Verletzungen, bei denen der Fuß nur über eine Hauptarterie ernährt wird. Nach Durchführung der End-zu-Seit-Anastomose kann von einer sicheren arteriellen Füllung des Lappens und von einer adäquaten arteriellen Füllung des Fußes ausgegangen werden. Die quere Inzision der Spenderarterie zur Durchführung der End-zu-Seit-Anastomose hat sich durchgesetzt. Schräge Abgänge können technisch weit schwieriger realisiert werden und bieten hämodynamisch keine Vorteile.

Osteokutane Lappen (Radialislappen mit Radius, Leistenlappen mit Beckenkamm) können in Einzelfällen angewendet werden, jedoch muß für den Unterschenkel ein größerer Defekt immer zusätzlich mit autologer Spongiosa aufgefüllt werden. Dies stellt die primär vaskularisierte Knochentransplantation wieder in Frage, zumal auch experimentell

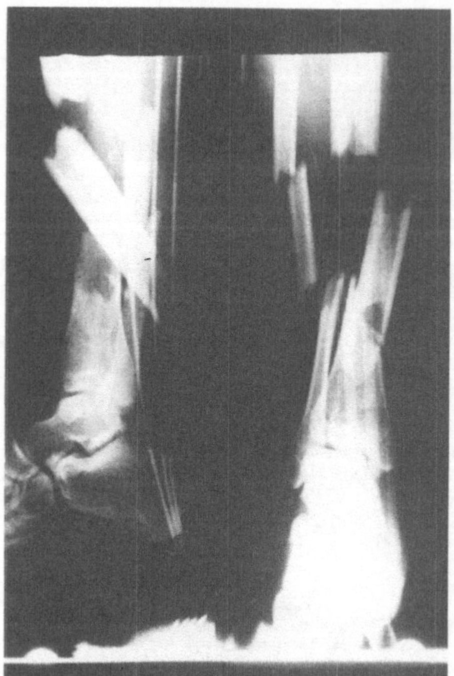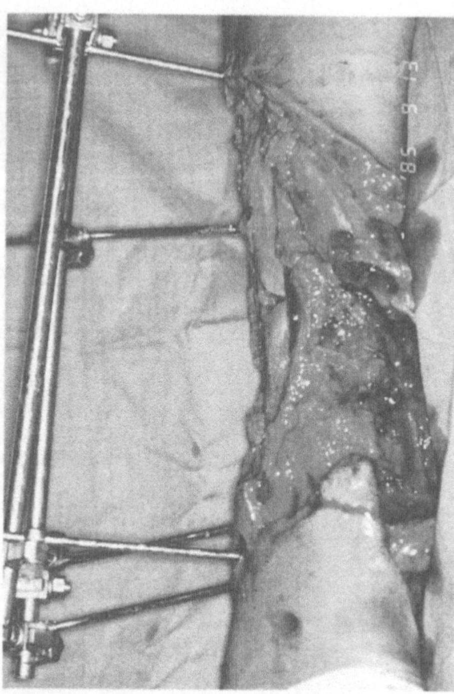

Abb. 5. Serienfraktur des rechten Beins bei einem 16jährigen Schüler. Es wurde notfallmäßig ein Fixateur externe angelegt. Die Durchblutung des Fußes war über die A. tibialis anterior erhalten, ein über 10 cm langes Tibiafragment lag nahezu vollständig isoliert

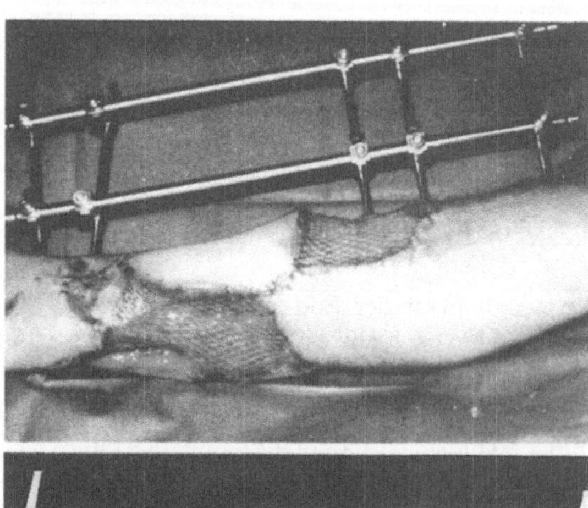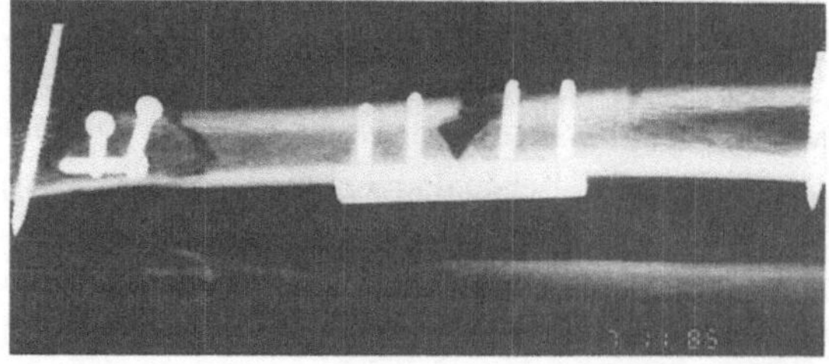

Abb. 6. Zunächst wurde versucht, durch Plattenosteosynthese und Schraubenstabilisierung mit überbrückendem Fixateur externe das Tibiasegment zu erhalten. 5 Wochen nach dem Unfall wurde ein Latissimuslappen End-zu-Seit an die A. tibialis anterior angeschlossen. Die restlichen Wundflächen wurden später mit Spalthaut gedeckt. Es kam zu einer Nekrose des 12 cm langen Tibiasegments

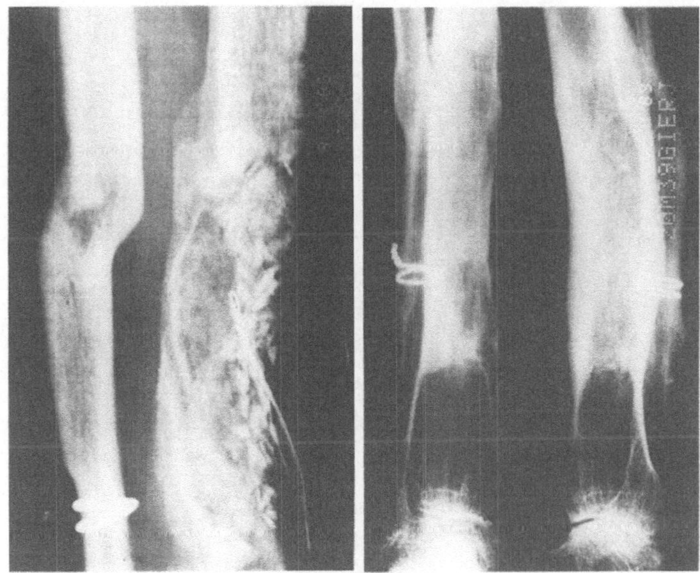

Abb. 7. Das Tibiasegment wurde entfernt, die Fibula wurde durch Cerclagen stabilisiert, und unter der schützenden Bedeckung des eingeheilten Latissimuslappens wurde der Defekt allmählich in mehreren Sitzungen mit autologer Spongiosa bzw. Kortikospongiosa aufgefüllt. Nach 3,5 Jahren hat sich die Markhöhle weitgehend restrukturiert

[13] und klinisch immer wieder Probleme der Frakturheilung im Bereich der Übergangszone vom vaskularisierten Knochentransplantat zum Empfängerknochen beobachtet wurden. Am gut vaskularisierten Oberkiefer sind derartige Probleme geringer [11].

Der sichere Weg zur Sanierung infizierter defektbildender Knochendefekte ist die primäre Herstellung eines vitalen knöchernen und muskulären Empfängerbettes mit Hilfe eines großzügigen Débridements und einer freien Lappentransposition. Dies kann in einer Sitzung erfolgen; Gentamycinketten werden vorteilhaft als Platzhalter für die spätere Knochentransplantation verwendet. Der knöcherne Aufbau wird nach kurzem Abwarten bei sicherer Einheilung des Lappentransplantats durchgeführt. Daß hierbei die arterielle Anastomose besonders geschont werden muß, bedarf keiner weiteren Erörterung. Bei der Knochentransplantation kann die Markhöhle im Sinne des Einsparens von Spongiosamaterial durchaus durch Füllstoffe wie Kollagen oder resorbierbare gerollte Netze präformiert werden. Der Fixateur externe ist ein wesentliches Hilfsmittel in der Stabilisierungsphase. Auf rechtzeitige Dynamisierung und Belastung, evtl. Methodenwechsel zum Gehgips, muß geachtet werden.

Die Rekonstruktion derartig geschädigter Extremitäten verlangt höchsten Einsatz von Patient und Operateur. Zu bedenken ist immer, daß eine ausbleibende Infektsanierung schließlich nach mehrfachen aufopfernden Anläufen doch noch zur Amputation führen kann. Der hohe Aufwand für den Patienten verlangt sowohl für die knöcherne Sanierung als auch für den Weichteilaufbau die erfahrensten Operateure, um die Nekrose und die

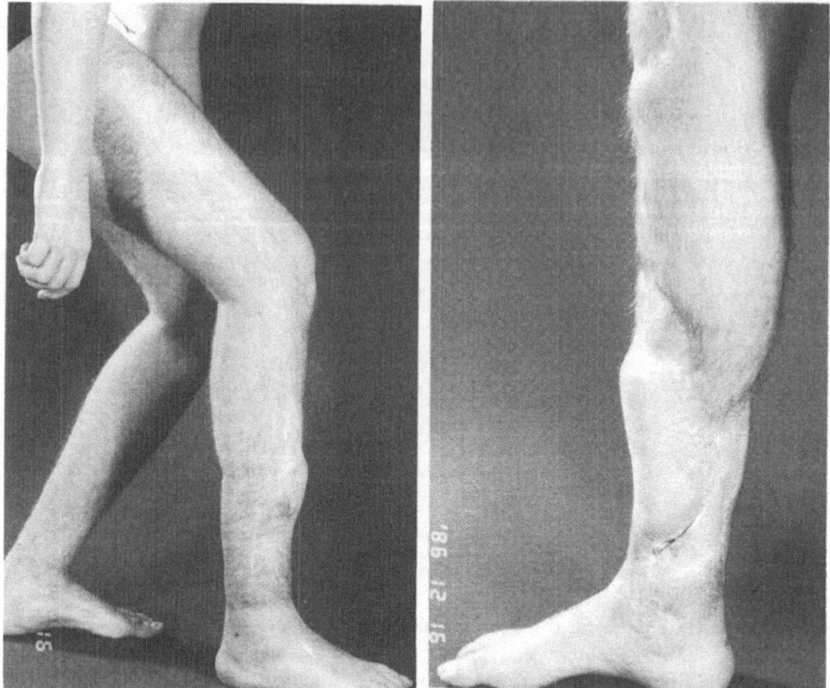

Abb. 8. Belastungsfähiges rechtes Bein mit leichten trophischen Randbeschwerden (Ulzerationen); das Bein ist belastungsfähig

Mißerfolgsrate trotz vitaler Weichteilsituation zu senken. Ob osteomyokutane Lappen oder Variationen eine Verkürzung der Heilungszeit bringen, muß bezweifelt werden.

Literatur

1. Bruns J, Höltje W-J (1987) Der inferior gestielte Gastroknemiuslappen zur Behandlung von Weichteildefekten am distalen Unterschenkel (Fallbericht). Handchirurgie 19:191–194
2. Emerson D J M, Sprigg A, Page R E (1985) Some observations on the radial artery island flap. Br J Plast Surg 38:107–112
3. Godina M (1979) Preferential use of end-to-side arterial anastomoses in free flap transfers. Plast Reconstr Surg 64/5:673–681
4. Hammer H, Bugyi I (1988) Beitrag zum freien Transfer des äußeren Oberarmlappens. Handchirurgie 20:20–26
5. Hertel P, Hesoun P, Zwank L, Schweiberer L (1982) Traumatischer Weichteilschaden – Möglichkeiten der rekonstruktiven Mikrochirurgie. Hefte Unfallheilkd 158:443–446
6. Hertel P, Hesoun P, Zwank L (1982) Wiederherstellung bei kombinierten Weichteil- und Knochendefekten des Unterschenkels. Aktuel Traumatol 12:317–321
7. Knopp W, Kiztan T, Muhr G, Erbs E (1987) Die Weichteildefektdeckung bei der chronischen Osteitis. Handchirurgie 19:98–103
8. Mühlbauer W, Herndl E, Stock W (1982) The forearm flap. Plastik Reconstr Surg 70/3:336–342
9. Müller G H, Nivergeit R, Exner K, Lemperle G (1987) Retrograde oder orthograde anatomische Perfusion des freien Unterlappens? Handchirurgie 19:113–115

10. Piza-Katzer H, Weinstabl R, Firbas W (1988) The venous blood flow of the flexor aspect of the human forearm. Clinical relevance to the distally-pedicled forearm flap. Surg Radio Anat 10:229–232
11. Stock W, Randzio J, Wilker D, Dielert E (1987) Das mikrovaskulär-anastomosierte Becken-kamm-Transplantat zur Unterkiefer-Rekonstruktion. Handchirurgie 19:81–83
12. Wilker D, Betz A, Hertel P, Schweiberer L (1983) Die freie myocutane Lappenplastik. Ortho-päde 12:218–223
13. Zwank L (1980) Mikrochirurgische Technik in der Traumatologie. Habilitationsschr., Universität d. Saarlandes

Rekonstruktion großer Fußsohlendefekte mit mikrochirurgischen Transfers

C. Braun, A. Olinger und V. Bühren

Chirurgische Universitätsklinik, Abteilung Unfallchirurgie (Komm. Direktor: PD Dr. V. Bühren), W-6650 Homburg/Saar, Bundesrepublik Deutschland

Die Hauptbelastungszonen der Fußsohle sind Ferse, Vorfußballen und lateraler Fußrand (Abb. 1) [4]. Durch ihren Bau ist die Fußsohle an ihre Belastungen angepaßt: Die Haut ist dick, septierte Fettpolster dienen zur Druckaufnahme und Verschieblichkeit, die gut ent-wickelte Sensibilität als Alarm bei Überlastung. Diese 3 Faktoren müssen bei der Fußsoh-lenrekonstruktion berücksichtigt werden: Widerstandsfähigkeit und Verschieblichkeit so-wie Schutzsensibilität.

Die klassischen Möglichkeiten der rekonstruktiven Chirurgie sind beschränkt: örtliche Verschiebe- oder Muskel- bzw. Insellappen vom Fußrücken oder von den Zehen [3] haben eingeschränkte Transpositionsmöglichkeiten und sind nur für kleinere Areale geeignet. Spalthauttransplantate mit häufigem Over crafting oder Cross-leg-Lappen liefern keine Sensibilität; hieraus resultieren oft hypertrophe Narbenplatten und rezidivierende Ulzera-tionen. Die Abb. 2 zeigt ein Beispiel aus der vormikrochirurgischen Ära: Zustand nach Fußsohlenavulsion v.a. über der Ferse und mehrere Deckungsversuche mittels Cross-leg-Lappen und freien Hauttransplantaten. Der Patient ist trotz aufwendigen orthopädischen Schuhwerks stark behindert. Sein Zustand ist einem Unterschenkelamputierten mit schlecht sitzender Prothese vergleichbar. Eine bessere Alternative bieten mikrochirurgi-sche Lappentransfers.

Krankengut (Tabelle 1)

Bei 12 Patienten wurde die Rekonstruktion belasteter Fußsohlenareale mit mikrochirurgi-schem Gewebetransfer durchgeführt. 2mal wurden Defekte über der Ferse gedeckt. Die Abb. 3 demonstriert den Verlauf bei einem Patienten, der durch den Sturz in das Getriebe eines Mähdreschers eine Unterschenkelamputation rechts sowie eine Fersenamputation

Hefte zur Unfallheilkunde, Heft 218
C. Braun/A. Olinger (Hrsg.)
© Springer-Verlag Berlin Heidelberg 1992

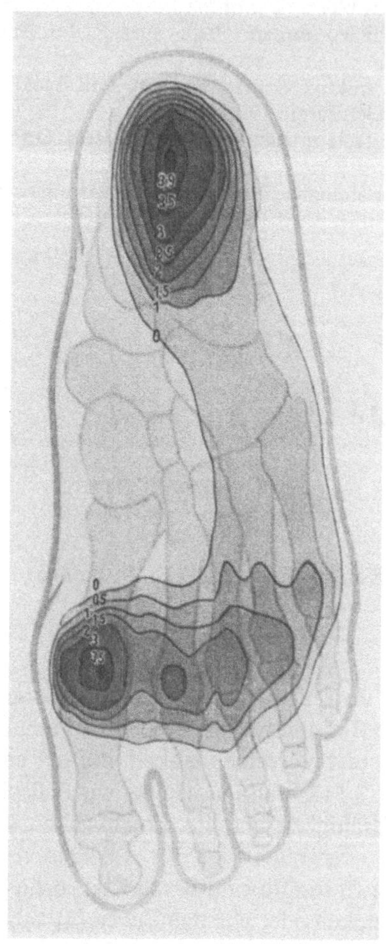

Abb. 1. Belastungszonen der Fußsohle, dargestellt als „Isobaren" [5]

links erlitt. Hier werden ganz besonders hohe Anforderungen an die Weichteildeckung gestellt. Durch Transfer eines Unterarmlappens mit sensiblem Anschluß an den N. saphenus wurde gute Schutzsensibilität erreicht. 2,5 Jahre postoperativ sind noch keine Druckulzera aufgetreten. Es bestehen lediglich Beschwerden durch eine beginnende Sprunggelenkarthrose.

Tabelle 1. Defektdeckung an der Fußsohle mit mikrochirurgischen Methoden bei 12 Patienten

Lokalisation	n	*Akut* Primär/ Sekundär	Radialis	Skapula	Fußrücken	Latissimus
Ferse	5	3/2	2	1	2	
Vorfußballen	4	4/0	4			
2/3-Sohle	3	2/1	1			2

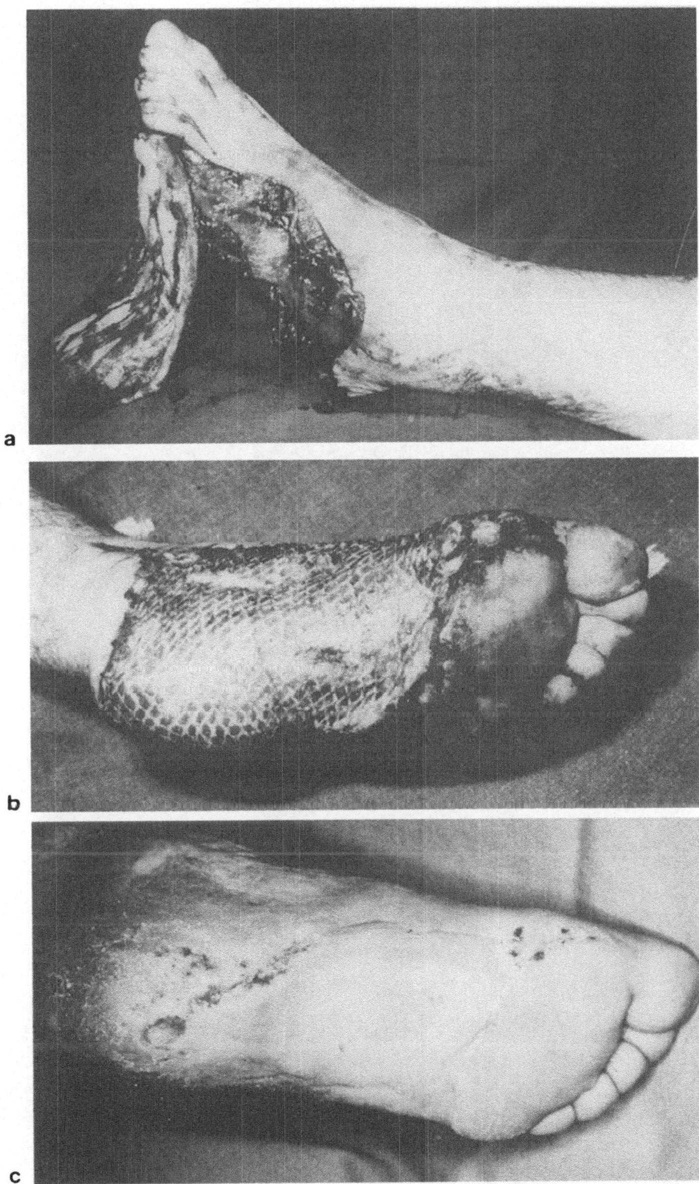

Abb. 2. a Avulsion der Fußsohle. **b** Rekonstruktion mit mehrmaligem Over Crafting. **c** Cross-leg-Lappen, instabile Narbe mit chronischer Ulzeration

Den Vorfußballen und den lateralen Fußrand haben wir bei 4 Patienten mit Unterarm-lappen gedeckt (Abb. 4). Auch hier ist die Schutzsensibilität eingetreten. Die Patienten belasten über 1,5 bzw. 3 Jahre problemlos ohne Ulzera.

Besondere Schwierigkeiten treten bei der Avulsion der gesamten Fußsohle auf. Bei dem in Abb. 5 dargestellten Patienten, einem türkischen Gastarbeiter, wurde durch Quet-

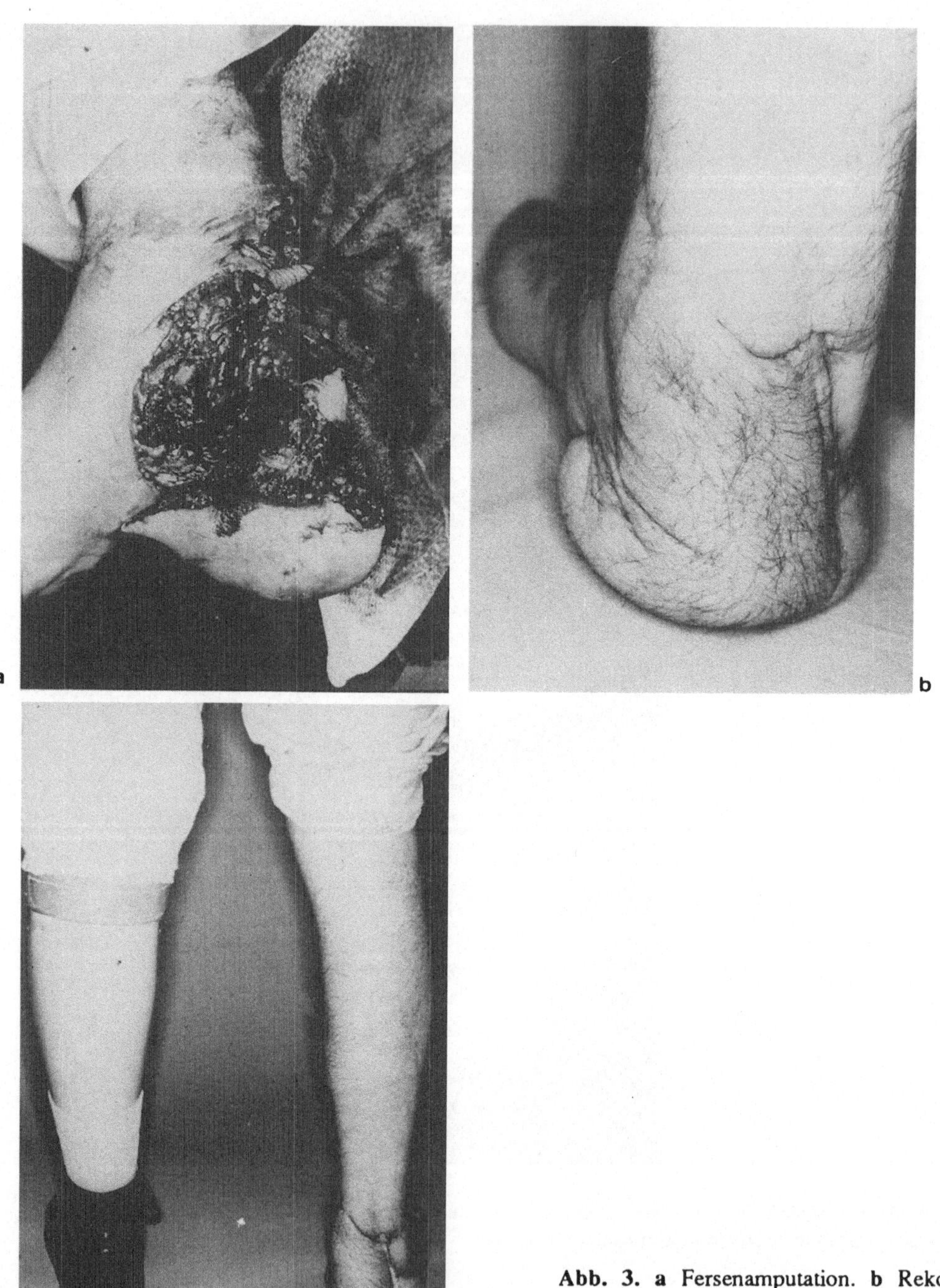

Abb. 3. a Fersenamputation. **b** Rekonstruktion mit Unterarmlappen. **c** Gut belastungsfähige Extremität bei Unterschenkelamputation der Gegenseite

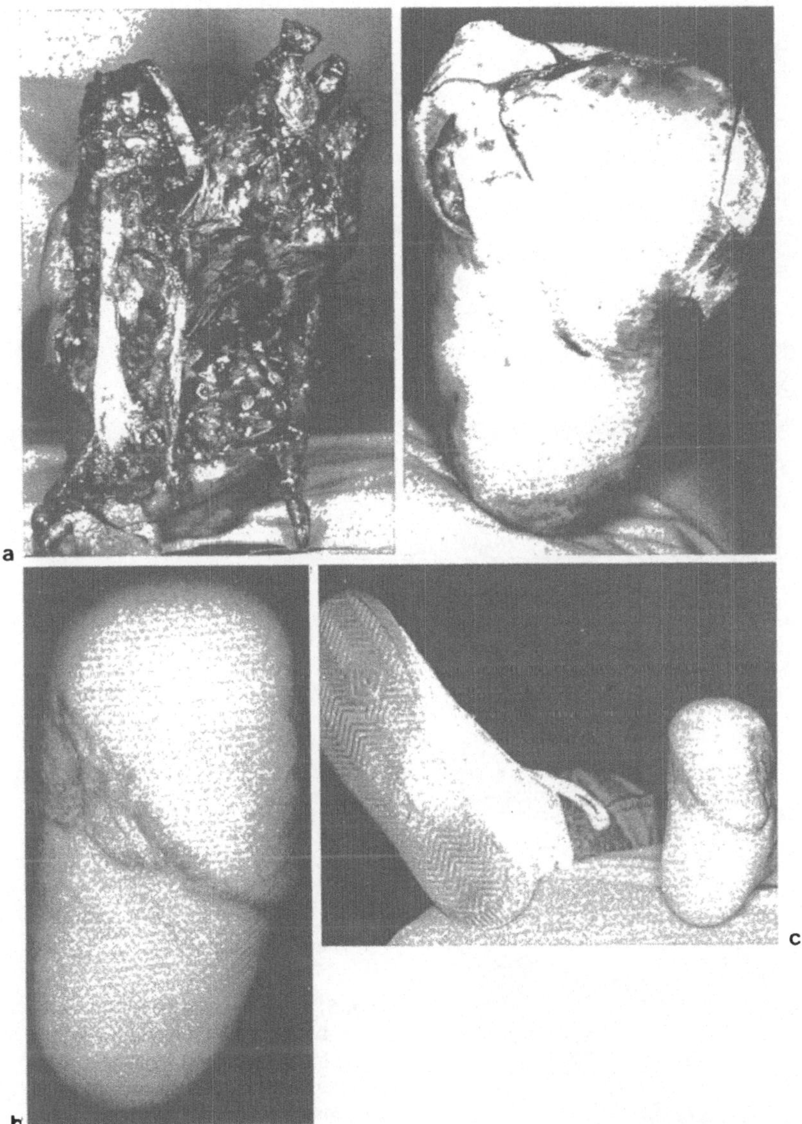

Abb. 4. a Vorfußquetschung, sukzessive Nekrose bei primären Erhaltungsversuch der Fußsohle. b 9 Monate nach Rekonstruktion mit Unterarmlappen. c Belastungsfähiger Fuß mit Schutzsensibilität im Lappen ohne Druckulzera

schung die gesamte Fußsohle mit Ausnahme der Vorfußballen zerstört. Eine Amputation lehnte der Patient kategorisch ab. Es wurde als Erhaltungsversuch eine primäre Deckung mit einem Latissimus-dorsi-Lappen durchgeführt. Sekundär war bei auftretenden Ulzerationen ein sensibler Unterarmlappen zur Deckung der Hauptbelastungszonen geplant. Die Operation bei diesem Patienten liegt jetzt 2 Jahre zurück. Er belastet problemlos ohne

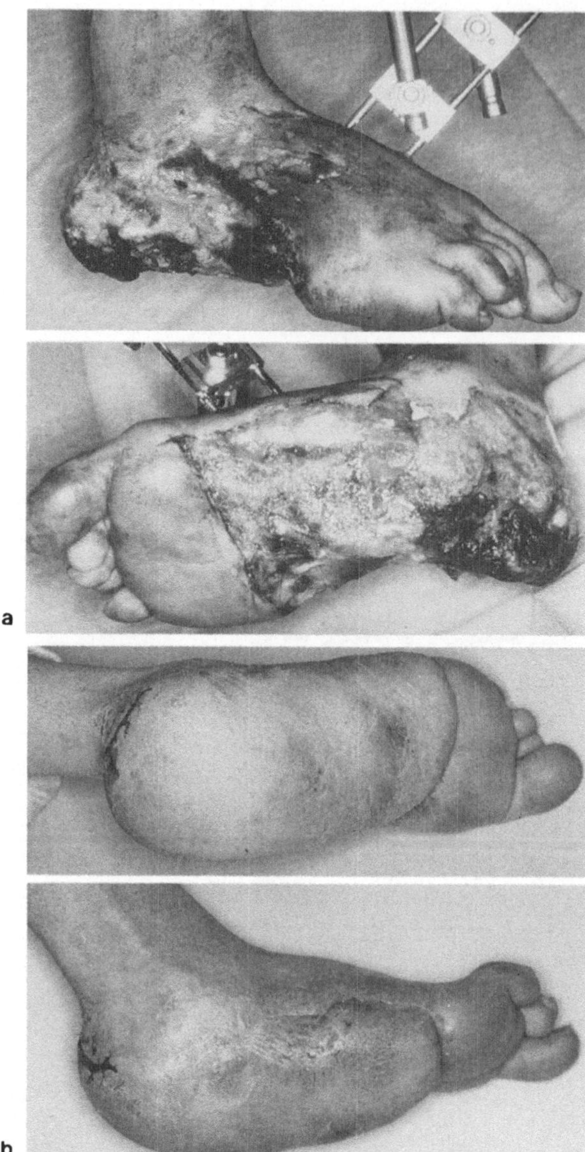

Abb. 5. a Verlust der gesamten Fußsohle. b Defektdeckung mit myokutanem Latissimus-dorsi-Zustand nach
Metallentfernung am Kalkaneus und
Lappenstraffung 2 Jahre nach Trauma

Ulzera. Es waren 2 Folgeeingriffe notwendig: eine subtalare Arthrodese und Umstellung
am Kalkaneus und 6 Monate später die Metallentfernung.

Bei jedem Eingriff wurde eine Reduktion des durch Muskelatrophie mobil gewordenen
Lappens durchgeführt. Inzwischen besteht eine belastungsfähige, elastische, jedoch nicht
hypermobile Fersendeckung. Seit 1 Jahr geht der Patient problemlos in einfachem orthopädischem Schuhwerk. Aufgrund von Hypermobilität kam es bei einem weiteren Patienten
mit Fußrekonstruktion durch Latissimus-dorsi-Lappen zu rezidivierenden Entzündungen in

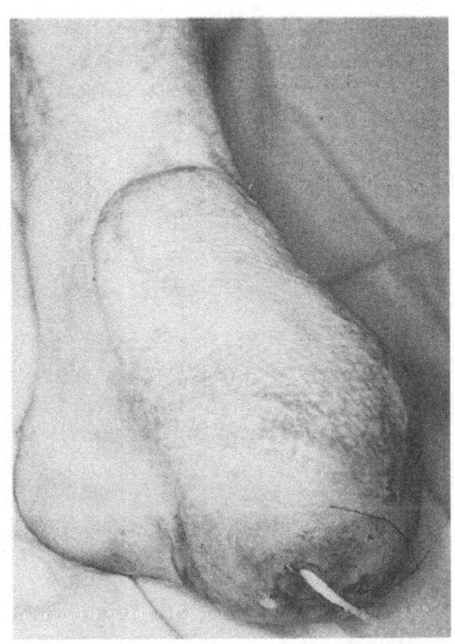

Abb. 6. Subkutaninfekt in „hypermobilem" Lattissimus-dorsi-Lappen

Schleimbeuteln, die in Verschiebeschichten im Subkutangewebe entstanden sind (Abb. 6). Nach Verkleinerung des Lappens zur Straffung traten auch hier keine Probleme mehr auf.

Der Latissimus-dorsi-Lappen erscheint weniger durch seine Asensibilität als vielmehr durch sein muskulöses und subkutanes Volumen schlechter zur Fußsohlenrekonstruktion geeignet. Durch Atrophie dieser Gewebe kommt es zur abnormen Verschieblichkeit. Von May et al. [6] wird der Latissimus-dorsi-Lappen an der Fußsohle aus diesem Grund nur als Muskellappen ohne Subkutis und Haut angewendet. Wir besitzen keine Erfahrung mit dieser Methode.

Diskussion

Die Möglichkeiten der klassischen plastischen Chirurgie zur Defektdeckung an der Fußsohle sind begrenzt und nur für kleinere Defekte ideal. Die Mikrochirurgie bietet als Alternativen mit Resensibilisierung den Unterarmlappen [1, 2] und den Fußrückenlappen von der Gegenseite [5] an. Beide Lappen sind sensibel anschließbar und erbringen ausreichende Schutzsensibilität. Der Fußrückenlappen ist in seiner Größe begrenzt, er hinterläßt z.T. ausgedehnte, auch funktionell durch Druck störende Narbenfelder. Der Unterarmlappen bietet belastungsfähige, verschiebliche, schutzsensible Haut [1, 2]. Auch Transfers ohne Nervenanschluß oder definierte Nervenversorgung können Sensibilität erlangen durch Einsprossen von Nerven aus der Umgebung. Die Qualität dieser Innervation ist abhängig von der Vernarbung der Lappenränder [7]. Somit muß bei der Auswahl eines Lappentransfers zur Deckung der Fußsohle nicht ausschließlich auf die Möglichkeit des Anschlusses eines sensiblen Nervs geachtet werden, vielmehr können auch die Morbidität des Hebedefekts und Kriterien der Belastungsfähigkeit der Haut berücksichtigt werden. Jedoch muß auf besondere Schwierigkeiten hingewiesen werden: Die Gefäßanastomose muß oft in noch traumatisierten, ödematösen Arealen durchgeführt werden. Diese Schwierigkeiten spiegeln sich in unserer Erfolgsstatistik wider: Bei 5 Patienten waren Revisionsoperationen wegen Venenthrombosen erforderlich; 1 Lappen wurde nekrotisch. Es treten also in über 50% der Fälle Komplikationen auf. Dies ist mehr als 3mal häufiger als bei mikrochirurgischen Eingriffen an anderer Stelle.

Literatur

1. Biemer E (1987) Problematik der Fußsohlenrekonstruktion. Vortrag anläßlich des 5. Ludwigshafener Symposions über plastische Chirurgie
2. Braun C, Seiler H, Altherr W, Trentz O (1986) Microsurgical reconstruction after amputation at the lower extremity. Congress Report; 9th Meeting of the International Microsurgical Society, Brescia, 266
3. Cohen LB, Buncke HJ (1984) Neurovascular island flaps from the plantar vessels and nerves for foot reconstruction. Ann Plast Surg 12:327
4. Lanz VJ, Wachsmuth W (1972) Praktische Anatomie, Bd I/4, 2. Aufl. Springer, Berlin Heidelberg New York
5. Manktelow RT (1986) Microvascular reconstruction. Springer, Berlin Heidelberg New York Tokyo
6. May JW, Halls MJ, Simon SR (1985) Free microvascular muscle flaps with skin graft reconstruction of extensive defects of the foot: a clinical and gait analysis study. Plast Reconstr Surg 75:627
7. Rautio J, Asko-Seljavaara S, Härmä M, Sundell B (1989) Fußrekonstruktionen mit freien Lappen. Handchirurgie 21:227

Immediate Soft Tissue Reconstruction Following Major Limb Trauma

R. W. Smith[1] and Z. P. Arnez[2]

[1] Frenchay Hospital, Bristol, England
[2] University Department of Plastic Surgery and Burns, Ljubljana, Jugoslavia

Introduction

The importance of the soft tissues in the management of major compound long bone trauma has gradually emerged over the past 20 years [1–3]. While the problems associated with battlefield-type injuries have been coped with by radical debridement and second-look techniques for most of this century, they were largely seen as soft-tissue injuries in isolation from their underlying bones. Likewise, in the management of civilian trauma, the bony injuries have too often been dealt with in isolation from their overlying soft tissues. However, with the advent of microsurgical techniques, previously unsalvageable extremities can now be saved and submitted to primary or secondary reconstructive attempts

Hefte zur Unfallheilkunde, Heft 218
C. Braun/A. Olinger (Hrsg.)
© Springer-Verlag Berlin Heidelberg 1992

[4–6]. The aim of this chapter is to demonstrate that the aggressive management of the soft tissues in major compound limb injuries facilitates the more rapid recovery of the bones, reduces complications and increases the functional recovery possible in such limbs. The principles behind this management technique owe much to the work of the late Marco Godina and his team in Ljubljana, Jugoslavia [5], although the underlying philosophy has emerged in various branches of plastic and reconstructive surgery over the past 15–20 years.

Timing

The concept of early reconstruction in trauma surgery is not in any way a new one. In the management of serious burn injury, the Ljubljana group headed by Janzekovic [7] has successfully advocated the early débridement of damaged skin by tangential shaving in deep dermal injuries, or sequential necrectomy in full thickness burns. The wounds are then covered immediately by split skin grafts. Such operations are undertaken between 2 and 5 days post burn, and have major advantages over the previous "wait and see" techniques: early debridement of dead skin reduces the incidence of infection and local sepsis: early skin coverage gives superior reconstruction with less hypertrophic scarring, and hospitalisation is greatly reduced. In the management of tendon injuries of the hand, this Louisville school under Harold Kleinert [8] likewise advocated immediate repair, as soon as possible after the injury and with meticulous attention to accuracy and detail. Furthermore, they introduced the concept of functional reconstruction with immediate restoration of protected passive movement of the repaired tendons. In orthopaedics itself, the AO school advocates early internal fixation with dynamic plating systems as an advance over the closed traction and cast systems [9]. Finally, in the field of nerve injuries, Grabb, amongst others [10], has demonstrated the value of early reconstruction for more successful functional recovery. The argument, therefore, as to timing has largely been won: early management of these problems reduces complications, speeds healing and gives a superior functional result. [6 , 11]

However, what is meant by "early" in the context of major limb trauma? By convention the terms "late" and "delayed" have been used to denote intervention after 3 months and between 3 weeks and 3 months respectively (Table 1). "Immediate" operative management obviously implies intervention with fixation and reconstruction at the time of first surgery, i.e., in the emergency period or within 24 h of the injury. "Early" therefore represents the remaining period after 24 h and before 3 days. Although Godina [5] initially advocated the management of compound limb injuries within this 3 day "early" period, and this has been adopted by many people throughout the world, the current practice of the Ljubljana school is for "immediate" total management of the soft tissues. While logistically it is not an easy

Table 1. Nomenclature of timing

1.	Immediate	0–24 h
2.	Early	25–72 h
3.	Delayed	3 days–3 months
4.	Late	After 3 months

path to follow, it has been found that a single soft tissue procedure has advantages over the "second look" philosophy and allows for the immediate closure and sterilisation of these open wounds. It has been a logical evolution from "early" to "immediate" soft tissue management, resulting in an even lower incidence of local sepsis and a reduction in the number of operations the patients need suffer.

The evolution of immediate reconstruction in these injuries has been greatly facilitated by several medical developments over the past 10–15 years. Modern medical technology has permitted more accurate physiological management of the injured patient, more rapid assessment of his physiological parameters and more secure postoperative treatment in intensive care facilties [12, 13]. The development of newer and more powerful antimicrobial agents has allowed a more aggressive and successful treatment of the infection risk. The development of microsurgery and replantation surgery has lead to an increased depth in our understanding of the role and value of both axial and peripheral routes of blood supply to damaged tissues. More importantly, the damage to the perfusion of both hard and soft tissues has been recognised in such cases, and the relative roles of perfusion in each type of tissues for the healing of the other is gradually emerging. Finally, the whole subject of wound healing has again been reopened with the development of cell-biology techniques to ellucidate what is occurring at a dynamic biochemical level and how this influences the eventual outcome of the wound. From a surgical point of view, the development of microsurgical techniques is of paramount importance because it allows the importation of new, healthy tissue with its own blood supply into a damaged area, and permits the surgeon the freedom to feel confident that he can reconstruct any soft tissue defect which the debridement of dead or irreparably damaged tissue may dictate.

Debridement

The fundamental treatment of any soft tissue injury is firmly based on the adequacy and completeness of the debridement. Godina was fond of likening this process to the resection part of a cancer operation. For the soft tissue surgeon damaged tissue in an open wound represents a tumour, and the failure to eliminate all such tissue gives rise to infection, oedema and progressive fibrosis in the limb, which represents the local spread of an inadequately resected malignancy. Furthermore, tumour resection is more difficult in a situation where it has recurred following previous inadequate surgery and perhaps unsuccessful radiotherapy; it requires much wider resection margins with a correspondingly bigger hole to reconstruct. Correspondingly, the late management of limbs where the initial soft tissue management has been inadequate will result in more difficult surgery, wider resection margins and the resection of quantities of osteomyelitic bone thus providing more complex problems of secondary reconstruction. The analogy to cancer surgery can also be extended to the "second look" philosophy [4, 6]. The first debridement should be definitive, with the removal of all dead and suspect tissue. Those who advocate "second look" surgery are admitting that they can not discern the margins of viability within the soft tissues; they intentionally err on the "safe" side, to wait and see how this doubtful tissue will cope. Frequently this marginal tissue is excised at a subsequent operation, but then what? Will the doubting surgeon be any happier with his new margins? The answer is often "no", and thus was born the "multiple look" philosophy of Yaremchuck and others.

Eventually, however, a decision has to be made and it is the experience of the Ljubljana group that experienced soft tissue surgeons can make that decision on the night of the injury at the first operation. Once this early window of opportunity has been lost the assessment of marginal viability becomes more difficult, not less. The development of oedema in the damaged tissues and the early attempts of the body to initiate healing, both complicate the assessment. Furthermore, if a free-flap reconstruction of a soft tissue defect is inevitable, the sooner that procedure is done the better it will be for the marginal tissues. This is the case because the flap will introduce a new blood supply into the field of injury which will help to tip the balance towards the side of survival. It is hardly logical to expect a damaged soft tissue margin to improve with dressings and observation in the face of poor local tissue perfusion made worse by gathering oedema.

The performance of an adequate debridement depend on an appreciation of the mechanism of injury and how this may have affected the soft tissues. This involves the concept of a soft tissue zone of injury. While this is obvious in high velocity missile injuries, it is no less evident in lower speed trauma involving higher masses [14, 15]. The energy released in a traumatic impact will be related to the mass of the moving body and the speed of the impact ($E = 1/2\,mv^2$). Thus the surface marking of an injury may well be hiding deep extensions of the damage in terms of muscle and vascular injury. Added to this, there is frequently a degloving element in many of these injuries which is frequently underestimated and inadequately treated by the first attending doctors. Finally, bleeding at fracture sites and oedema from traumatised tissues can precipitate deep compartment syndromes which will in turn exacerbate already damaged muscles. It is the overriding principle of soft tissue management that damaged tissue proceeds to necrosis, and thereafter to sepsis or fibrosis (Fig. 1). The aim of debridement is to avoid this, since failure to do so not only results in soft tissue complications but often in the development of osteomyelitis in the underlying bone. Immediately after the injury, even an open, dirty wound is still relatively sterile. However, it will become rapidly colonised with local pathogens and this process must be short-circuited. Just as in burns surgery, therefore, adequate debridement is not an end in itself, but rather the prelude to reconstruction. The logical time to perform this reconstruction is at the time of the debridement. To delay only permits the infective processes to gain a foothold, and so far medical science has yet to devise a dressing which can match a well-vascularised flap in combatting these processes and prevent eventual osteomyelitis.

The actual technique of debridement demands a thorough and disciplined approach which should be decisive and efficient in time. We advocate the use of a tourniquet since it reduced blood loss, and without the continuous haemorrhage from damaged tissues it permits a clearer assessment of the tissue damage and a more rapid elimination of necrotic and foreign material. Furthermore, deeper pockets can be explored and the anatomical relationships of the various structures (vessels, nerves and tendons) can be ascertained. Obviously, it requires experience to make these judgements in a limb under tourniquet, but after the major work has been performed, it can be released and a final check of viability can be made and haemostasis secured. The increased speed which working in a dry field affords greatly outweighs the potential disadvantages of using a tourniquet. The additional use of loupe magnification can also help in assessing the damage to important neurovascular structures and therefore also in defining the true zone of injury.

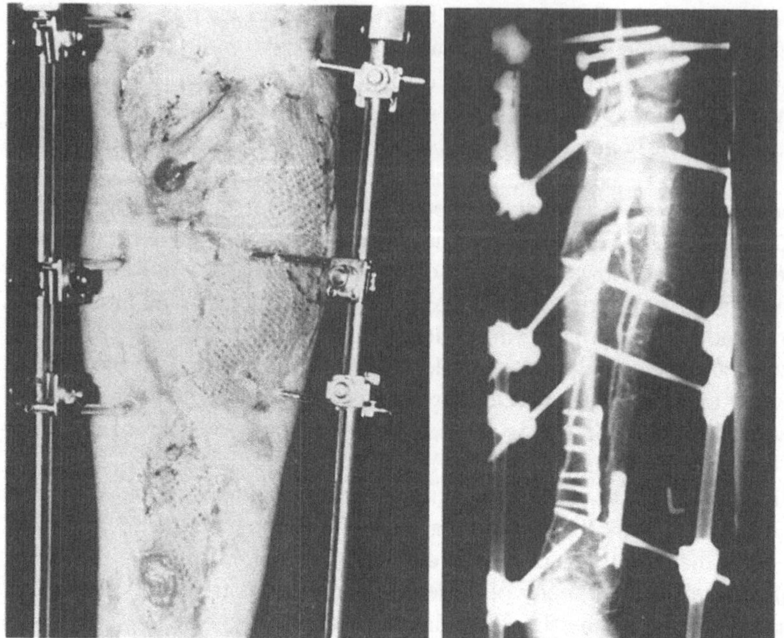

Fig. 1 a, b. A 26-year-old man, 4 months after a motorcycle injury with a two-level tibial fracture and degloving injury. **a** Two sites of ulceration over osteomyelitis and poor, unstable skin cover. **b** X-ray showing complex internal and external fixation, and poor distal arterial run-off

Reconstruction

When a thorough debridement has been achieved and bony stability secured using external or internal fixation, the question of "cover" can be addressed. Never will the field be as good for the reception of a flap, be it local or distant, as there is as yet no infection, oedema in the perivascular tissues is minimal and none of the processes leading to fibrosis have yet started. From the perspective of microsurgical reconstruction, every case must be considered as a potential candidate for a free flap. If any consideration is given to limiting the debridement in an attempt to facilitate a local flap, then compromise is inevitable and inadequate debridement is the result. However, during the process of debridement neurovascular structures will be displayed and the deep compartments decompressed. Again, therefore, this presents a golden opportunity for immediate reconstruction. For the purposes of this discussion we will limit our comments to microsurgical options, but it should always be remembered that there are local options, and should they be assessed as available after the debridement process, they should be employed as a primary choice [16, 17].

Having assessed the defect as requiring a free flap, which one should be used? In making this choice considerations must include the size of the defect, its depth, and what structures need reconstruction. Table 2 shows a system relating size (large, intermediate and small) to depth (shallow or deep) and derives a guide as to the possible options. Table 3 shows another system which relates the site of the defect to possible flaps. It should be noted that in the context of immediate reconstruction, the range of flaps is deliberately

Table 2. Choosing a flap (I)

Defect	Depth	
	Shallow	Deep
Large	Lateral dorsi Muscle	Lateral dorsi Muscle Myocutaneous
Intermediate	Scapular Rectus abdominis	Lateral dorsi
Small	Scapular Lateral arm Radial forearm Fascial flaps Temporalis Radial F/A	Lateral dorsi Rectus abdominis

small. One should only use flaps with which one is extremely familiar and whose reliability can be guaranteed, at least within the limits if any microsurgical proceedure. All the chosen flaps have large vessels and can be raised without turning the patient more than once, and ideally not at all if the initial positioning is correct. It is frequently maintained that large muscle flaps are necessary when treating compound limb injuries; however their major role could well be in the management of compromised and infected soft tissue beds, and in immediate reconstructions this is clearly not the case. We therefore advocate the use of fasciocutaneous, cutaneous-only or fascia-only flaps, where thinness of cover is required with flexibility of the end result; we are confident that the outcome will not be compromised by not using muscle.

Figure 2 illustrates a classic situation in which a 10-year-old boy sustained a severe compound tibial injury with bone loss and ankle-joint disruption. Aggressive debridement was performed and the posterior tibial vessels were exposed very proximally via the dorsal midline approach. The ankle was stabilised and the tibia was held at proper length by external fixation. All the surgery was performed with the patient positioned laterally, so it

Table 3. Choosing a flap (II)

Site	Size	Flap
Palm or Sole		Innervated flap Lateral arm Radial forearm
Upper Extremity	Small Intermediate Large	Lateral arm Scapular Lateral dorsi
Lower Extremity	Proximal Middle Distal	Lateral dorsi Lateral dorsi, scapular, rectus Lateral dorsi, scapular, rectus, lateral arm, radial

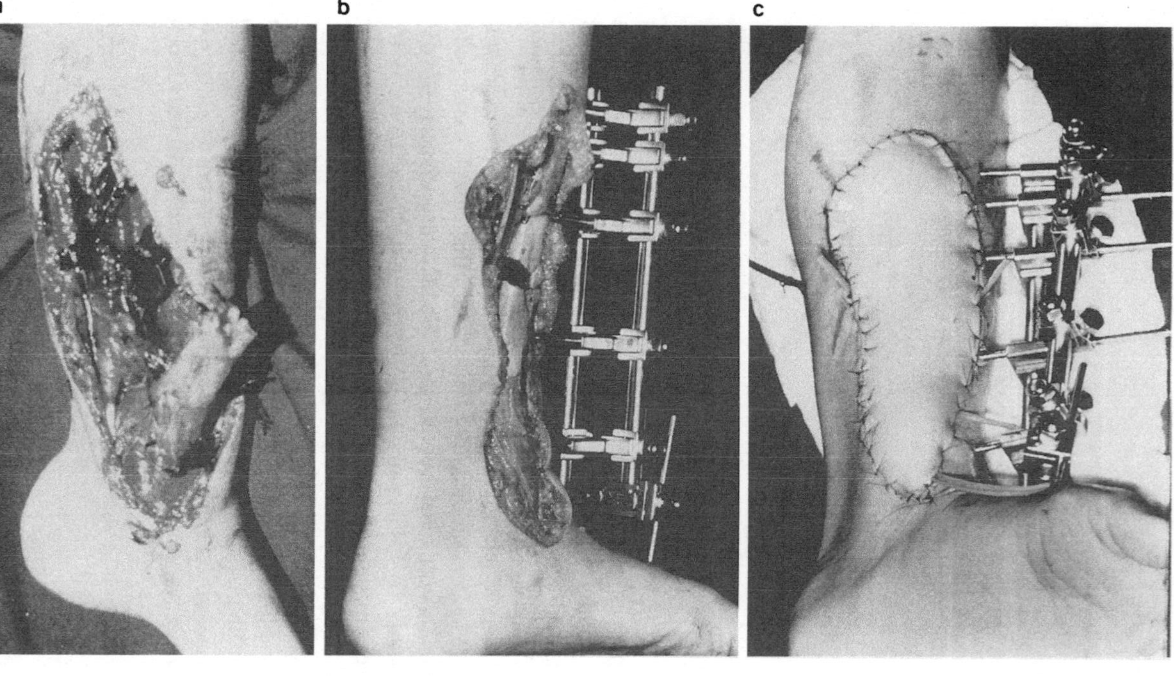

Fig. 2 a–c. A 10-year-old boy with a compound injury to his left tibia, with bone loss. **a** The presenting injury. **b** The limb after debridement and external fixation. **c** Coverage by a free latissimus dorsi myocutaneous flap

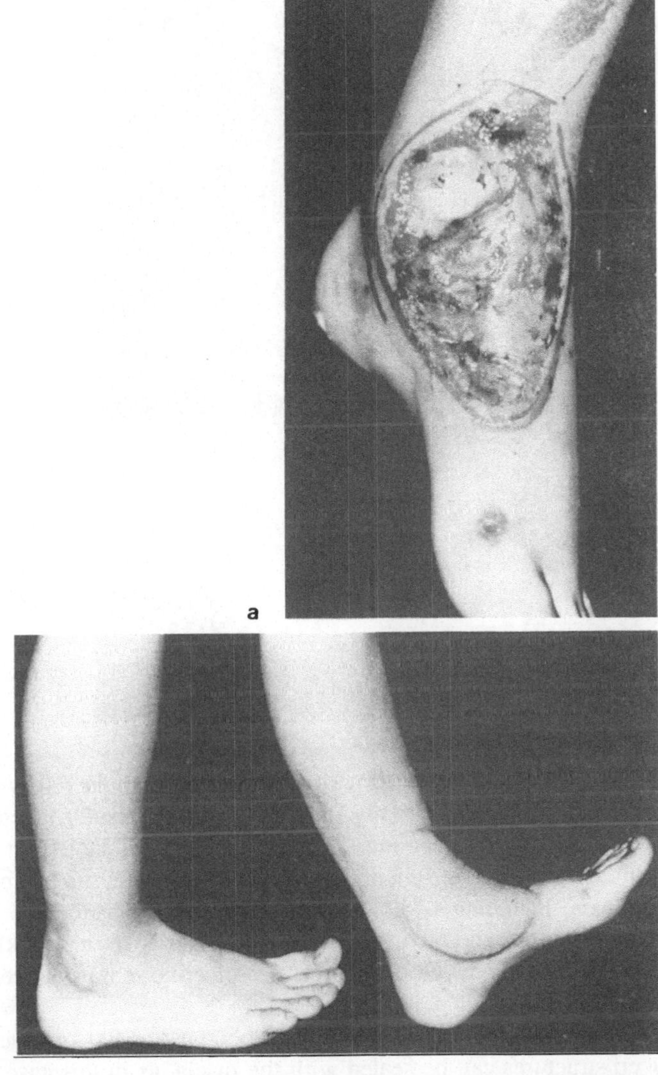

Fig. 3 a, b. A 19-year-old girl with a degloving injury to the left ankle. **a** The defect after debridement. **b** Six months after coverage with a free scapular flap showing excellent contour and flexibility

was easy to re-drape the torso and raise a latissimus dorsi myocutaneous free flap and transplant it to the leg. This case demonstrates the advantages of the immediate approach in that within 12 h of the accident the fractures were closed, and the first of two bone grafts was carried out within 3 weeks. It also shows that age is no bar to free-flap surgery and children tolerate these procedures exceptionally well [18, 19].

Figure 3 demonstrates a different problem within the lower limb. This was a degloving injury over the anterior aspect of the ankle, with exposure of the ankle joint itself anteromedially. In this case flexibility with durability, but without excessive bulk, were the re-

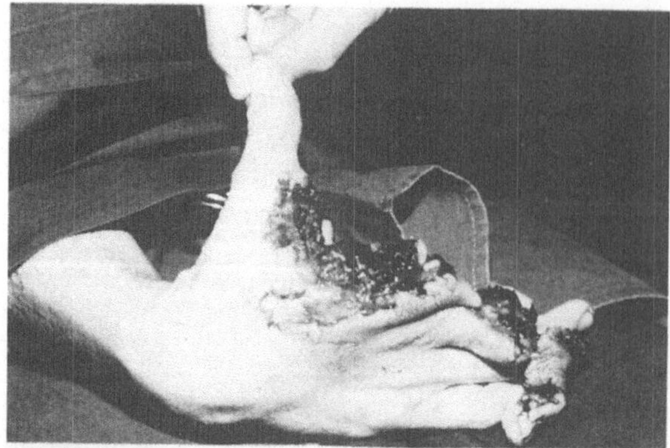

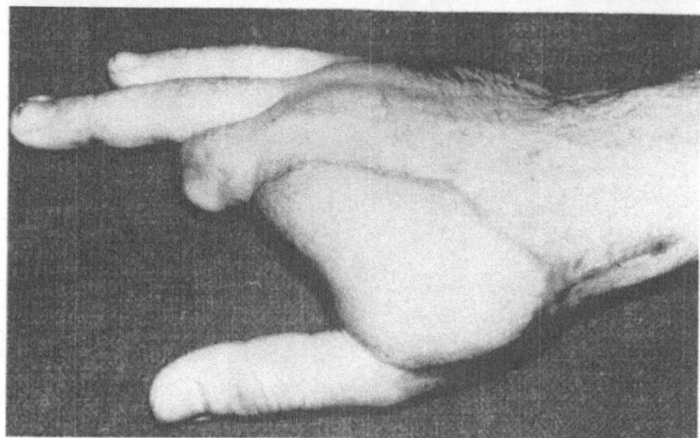

Fig. 4 a, b. An agricultural labourer with a corn-picker machine injury to his right hand. a The presenting injury with complex soft-tissue and bony trauma to the first web space and the index and middle-finger rays. b Three months following repair with a free lateral arm flap

quirements for the reconstruction, so a free scapula flap was selected. Although this is technically a cutaneous-only flap, the fascia is usually taken with it, done in this case to protect the flap vessels and to provide an independant layer with which to seal the ankle joint. The result is a functionally pliable flap which is not bulky and will fit into normal footware, including boots. The thickness of the back skin is instrumental in conferring durability upon the reconstruction. Our experience with ankle and heel reconstructions is that they usually develop a degree of protective sensation even when no nerve has been included in the flap.

A further advantage of using fasciocutaneous flaps in the distal extremities is that the deep structures can be sealed with the fascia, as in this case, and then if required, tendon grafts can be tunnelled into the plane between skin and fascia.

Figure 4 illustrates a corn-picker injury to the dominant right hand of an agricultural labourer. Precise debridement was vital and could only be done under tourniquet. When the non-viable tissues were discarded, part of the volar aspect of the index finger could be salvaged and used to resurface the truncated middle finger. The resultant defect comprising the first and second web spaces and the base of the index finger was reconstructed with a free lateral-arm flap, with a hook-up of the radial nerve to the lateral cutaneous nerve of the arm. The prime requirement of this reconstruction was that it should be functional, and by immediately covering the defect and mobilising the hand aggressively from the first post-operative day on, the resulting function was maximised. Joint mobility was maintained and swelling within the hand was minimised.

These three cases show how immediate reconstructive efforts can be successfully used to overcome injuries which, if treated by conventional techniques, would have resulted in poor healing of the bones and joints, chronic infection of both soft and hard tissues with poor-quality skin cover, and a poor functional outcome. It must be stressed that a commitment to such immediate reconstructive surgery will require good and experienced back-up postoperatively, with efficient and reliable monitoring of the flaps, and the maintenance of full circulation with stable physiological parameters, best achieved in an intensive therapy unit. However, with the help of such units, the use of modern antibiotics, and the aggressive use of physiotherapy services, the results can be most satisfying. Even if the immediate reconstruction is not complete, it can form a secure infection- and oedema-free platform upon which secondary bone, tendon or nerve work can be performed, and this can be done 3–5 weeks following the injury.

In summary, therefore, immediate soft tissue reconstruction can not be viewed in isolation from the debridement which precedes it. The main advantages are that there is good exposure of the wound and this affords a shorter preparation time than if one were to be working in a secondary reconstruction scenario; the vessels are of good quality and this obviously mitigates against vascular complications; there is no investing fibrosis or oedema and thus the vascularity of the recipient bed is better than in the delayed procedures, which further reduces the risk of infection; and much, if not all, of the surgery is carried out in one stage which reduces hospitalisation and allows an early return to as useful a life as possible. Conversely, certain disadvantages must be set against such an aggressive approach. To perform these procedures requires a logistic organisation and an acceptance of the aims of the exercise by the whole team of anaesthetists, surgeons of more than one discipline, and theatre staff. The operations are long and often block theatre usage for other emergencies for several hours. They frequently occur at night and this is usually not only the time of reduced theatre staffing but can also be regarded as an antisocial time to be undertaking such surgery. Finally, such surgery can only be performed when no other life threatening situation supervenes. If the injuries are a part of a complex polytrauma then priorities must be set, and the limb injuries must take their turn in the hierarchy of set procedures. It must also be accepted that there will be times when, despite all the free flap expertise one has available, the best thing to do when adequate debridement has been performed is to amputate the limb. It is, however, better to do this at an early stage before marginal sepsis supervenes and when it may be possible to salvage some part of the amputated limb for reconstruction elsewhere. It should be stressed that an attitude of "reconstruction at all costs" may not be appropriate, and an appreciation of the limitations of the available techniques may result in an assessment that a prosthesis is in the longer-term interests of the patient.

In conclusion, therefore, the complete treatment of the soft tissue element of a major limb injury requires a thorough debridement, assessment of the resulting defect and then reconstruction by an appropriate flap. While the timing of these steps may be open to debate, we strongly advocate that they all be performed at one sitting, and that this should be in the emergency phase of the patient's management.

References

1. Clancey GJ, Hansen ST (1978) Open fractures of the tibia. J Bone Joint Surg 60(1):118–121
2. Olerud S, Karlstrom G, Dankwardt-Lilliestrom G (1978) Treatment of open fractures of the tibia and ankle. Clin Orthop 136:212–223
3. Gustilo RB, Mendoza RM, Williams DN (1984) Problems in the management of Type III (severe) open fractures: a new classification of type III open fractures. J Trauma 24(8):742–746
4. Wieland AJ, Moore JR, Daniel RK (1984) The efficacy of free tissue transfer in the treatment of osteomyelitis. J Bone Joint Surg 66(2):181–193
5. Godina M (1986) Early microsurgical reconstruction of complex trauma of the extremities. Plast Reconstr Surg 78(3):285–292
6. Yaremchuck MJ, Brumback RJ, Manson PN, Burgess AR, Poka A, Wieland AJ (1987) Acute and definative management of traumatic osteocutaneous defects of the lower limb. Plast Reconstr Surg 80(1):1–11
7. Janzekovic Z (1970) A new concept in the excision and immediate grafting of burns. J Trauma 10:1103–1108
8. Kleinert HE, Kutz JE, Ashbell TS, Martinez E (1967) Primary repair of lacerated flexor tendons in "no man's land". J Bone Joint Surg 49(A):577–582
9. Johner R, Wruhs O (1983) Classification of tibial shaft fractures and correlation with results after rigid internal fixation. Clin Orthop 178:7–25
10. Grabb WC (1968) Median and ulnar nerve suture. An experimental study comparing primary and secondary repair in monkeys. J Bone Joint Surg 50(A):964–972
11. Cierny G, Byrd HS, Jones RE (1983) Primary vs. delayed soft tissue coverage for severe open tibial fractures. Clin Orthop 178:54–63
12. May JW, Athanasoulis CA, Donelan MB (1979) Preoperative magnification angiography of donor and recipient for clinical free transfer of flaps or digits. Plast Reconstr Surg 61(4):483–490
13. La Rossa D, Mellissinos E, Matthews D, Hamilton R, (1980) The use of microvascular free skin-muscle flaps in management of avulsion injuries of the lower leg. J Trauma 20(7):545–550
14. Findlay JA (1971) The motor-cyle tibia. Injury 4(1):75–78
15. Allum RL, Mowbray MAS (1978) A retrospective of the healing of fractures of the shaft of the tibia with special reference to the mechanism of injury. Injury 11(4):304–308
16. Ger R (1971) The technique of muscle transposition in the operative treatment of traumatic and ulcerative lesions of the leg. J Trauma 11(6):502–510
17. Salimbeni-Ughi G, Santoni-Rugiu P, de Vizia GP (1981) The gastrocnemious myocutaneous flap; An alternative method to repair severe lesions of the leg. Archiv Orthop Trauma Surg 98:195–200
18. Banic A, Wulff K (1987) Latissimus dorsi free flaps for total repair of extensive lower leg injuries in children. Plast Reconstr Surg 79(5):769–775
19. Iwaya T, Harii K, Yamada A (1982) Microvascular free flaps for the treatment of avulsion injuries of the feet in children. J Trauma 22(1):15–19

Mikrochirurgische Rekonstruktionen nach Verbrennungen

P. J. Flory

Klinik für Plastische-, Hand- und Wiederherstellungschirurgie, Medizinische Hochschule Hannover
(Direktor: Prof. Dr. A. Berger), W-3000 Hannover, Bundesrepublik Deutschland

Einleitung

Bei Verbrennungspatienten dient die chirurgische Therapie einerseits dem Erhalt noch
funktionierender Strukturen, andererseits, bei irreversibler Schädigung dieser Strukturen,
ihrem Wiederaufbau entsprechend ihrer funktionellen Wertigkeit.

Bei der Durchsetzung dieser 2 Prinzipien „Erhalt vorhandener Struktur – Wiederaufbau
verlorener Funktion" ist die mikrochirurgische Rekonstruktion indiziert, wenn konventionelle Techniken an ihre Grenzen stoßen bzw. in der Qualität des erzielbaren Ergebnisses
deutlich unterlegen sind [1–3].

Grundvoraussetzung dieser aufwendigen Vorgehensweise ist dabei ein stabiler Allgemeinzustand des Patienten [7].

Frühphase

Hauttransplantate setzen einen transplantationsfähigen, durchbluteten Untergrund voraus.
Falls dieser nicht gegeben ist, sind lokale Lappenplastiken indiziert [6, 8]. Diese sind aber
nur bei intaktem Umgebungsgewebe durchführbar und sie sind in Lappendesign und
-größe begrenzt. Überschreitet das Verbrennungsausmaß die dem lokalen Umgebungsgewebe innewohnenden Möglichkeiten, ist der freie Gewebetransfer bei stabilem Allgemeinzustand des Patienten indiziert, da Fernlappenplastiken wegen der Immobilisierung in der
Regel eine zu starke Belastung bzw. Gefährdung des Patienten darstellen (Abb. 1).

Ein 28jähriger Patient hatte sich in volltrunkenem Zustand eine dritt- bis viertgradige zirkuläre Verbrennung des linken Beins zugezogen. Am gleichen Tag erfolgten Faszienspaltung und Nekrektomie.
Nach mehrfachem Nachdébridement in den nächsten 4 Tagen wurden am 5. Tag die Defekte mit einem Meshgrafttransplantat gedeckt. Da der Wundgrund im Bereich der freiliegenden Tibia nicht ausreichend durchblutet war, heilte hier das Transplantat nicht ein und mußte 1 Monat später durch
einen frei übertragenen Latissimus-dorsi-Muskellappen ausgewechselt werden. Der Muskel wurde
mit einem Spalthauttransplantat gedeckt, das auf diesem nunmehr gut durchbluteten Wundgrund
problemlos einheilte.

Spätphase

Rekonstruktionen der Körperoberfläche in der Spätphase nach Verbrennungen sind ge-
kennzeichnet durch die Problemkreise: Narbeninstabilität, d.h. mangelnde Belastungssta-
bilität, und Narbenkontraktur.
Während der Abschluß des Reifungsprozesses im Narbengewebe und die Stabilisierung
des Allgemeinzustands des schwerstverbrannten Patienten die Kriterien für den Zeitpunkt

Hefte zur Unfallheilkunde, Heft 218
C. Braun/A. Olinger (Hrsg.)
© Springer-Verlag Berlin Heidelberg 1992

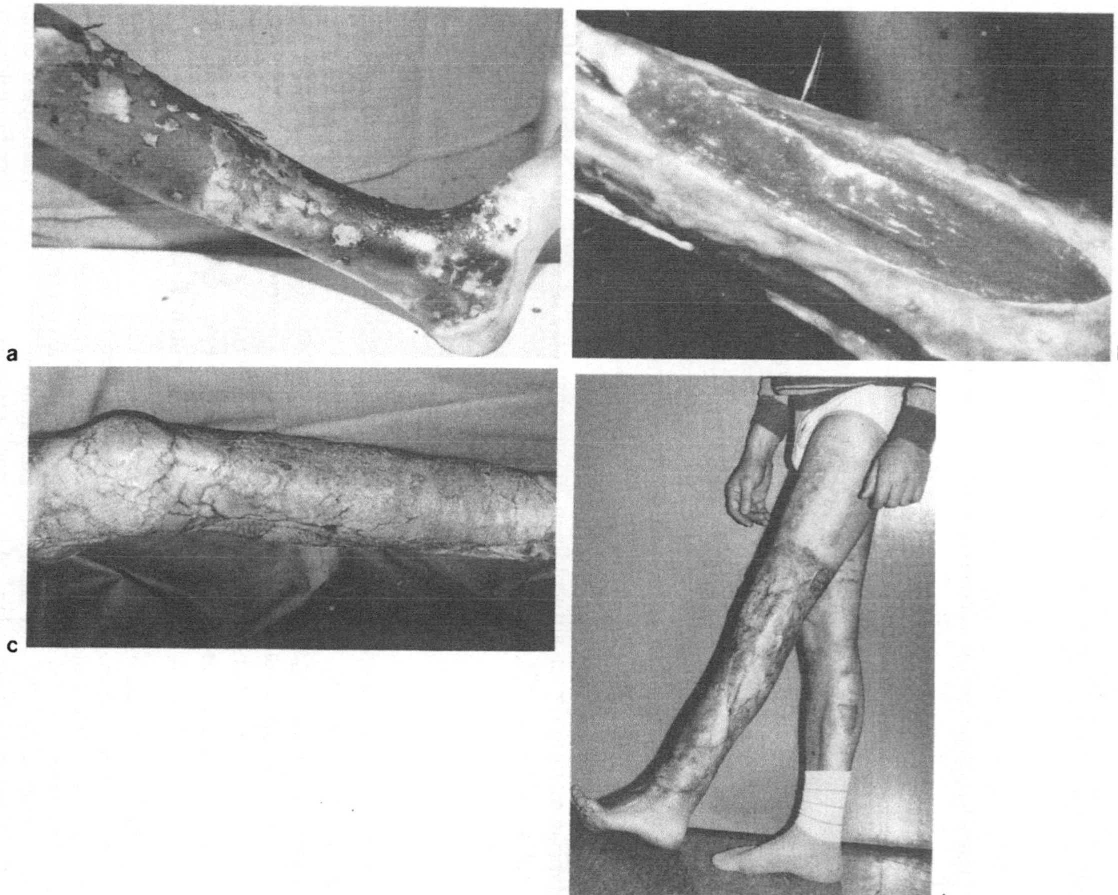

Abb. 1. a Zirkuläre Verbrennung linkes Bein. **b** Freiliegende Tibia nach Nekrektomie und Faszienspaltung. **c** Defektdeckung durch M.-latissimus-dorsi- und Spalthauttransplantat. **d** Funktionelles Ergebnis

des Beginns der rekonstruktiven Maßnahmen sind, bedürfen Narbenkontrakturen an Augenlidern, Händen und Hals einer möglichst frühzeitigen operativen Behandlung [5]. Zur Prophylaxe von Trachealverziehungen müssen insbesondere mentosternale Kontrakturen zur Behebung von Intubationsschwierigkeiten bei Folgeoperationen alsbald korrigiert werden. Ist die Halsfaszie erhalten, können kontrakte Halsnarben durch Exzision und anschließende Transplantation dicker Spalthaut behoben werden. Bei Verbrennungsschäden am Hals, welche zu einer Destruktion der Halsfaszie geführt haben, ist eine Rekonstruktion der Halskontur durch lokale Lappen, oder, sofern diese aufgrund des Verbrennungsausmaßes nicht zur Verfügung stehen, durch einen freien Gewebetransfer indiziert.

Unter Berücksichtigung vorhandener, nichttraumatisierter Spenderstellen kann der zur Halsrekonstruktion verwendete freie Lappen je nach Indikationsstellung als freier fasziokutaner Lappen (Radialislappen, Skapulalappen) als freier Muskellappen mit Spalthauttransplantation oder als freier myokutaner Lappen (M. latissimus dorsi) verwendet werden.

Beispielhaft sei der Verlauf bei 2 kindlichen Patienten dargestellt (Abb. 2 und 3).

Bei drittgradiger Verbrennung an Hals, Sternum sowie vorderer oberer Brustwand gelang es zunächst bei beiden Patienten, einen transplantationsfähigen Wundgrund zu erzeugen, der mit einem Spalthauttransplantat gedeckt werden konnte. Im Laufe des Wachstums kam es allerdings bei beiden zu mentosternalen Kontrakturen. Diese konnten bei einer Patientin durch ein ausreichend großes Hauttransplantat behoben werden (Abb. 2).

Bei einem anderen Patienten aber lag nach 2maliger auswärtiger Behandlung der Halskontraktur durch Exzision und Hauttransplantat beim 3. Rezidiv nach Exzision der Narbe kein transplantationsfähiger Wundgrund mehr vor. Die Deckung des Defekts durch eine lokale Lappenplastik war aufgrund der ausgedehnten Verbrennung nicht möglich. Es wurde daher ein semizirkulärer Latissimus dorsi-Hautmuskellappen gehoben. Nach Durchtrennung des neurovaskulären Stiels wurde der freie Lappen an die A. und V. facialis End-zu-End anastomosiert. Die primäre Nervennaht erfolgte mit dem N. cutaneus colli. Postoperativ kam es zu einer reizlosen Einheilung des freien Latissimus-dorsi-Hautlappens. Nach temporärer Ruhigstellung der Halswirbelsäule mit einem modifizierten Minervagips für 3 Wochen war eine maximale Halsextension möglich (Abb. 3).

Bei den Problemen der Narbeninstabilität sei insbesondere auf die bewußt in Kauf genommene, primär absehbare Narbeninstabilität hingewiesen, die als Folge einer einfachen schnellen Behandlung in der Akutphase akzeptiert wird. Bei diesem Vorgehen dient die einfache Lösung vornehmlich dem Erhalt vorhandener Strukturen. Die im Gesamtbehandlungskonzept vorgesehenen späteren rekonstruktiven Maßnahmen müssen aber schon in der Akutphase genau mitberücksichtigt werden, um spätere Fehlschläge zu vermeiden. Dies gilt insbesondere bei der Kombination klassischer und moderner mikrochirurgischer Methoden zur Rekonstruktion ausgefallener Funktionen. Werden hier in der Anfangsphase klassische Lappen aus falscher Indikation eingesetzt, sind erhebliche Verzögerungen neben den unausbleiblichen Wundheilungsstörungen zu erwarten (Abb. 4).

Nach einem Starkstromunfall mit Läsion des N. medianus und ulnaris sowie der Beugemuskulatur, wurde bei einem 32jährigen Mann der beugeseitige Hautdefekt am Unterarm mit einem randomisierten Bauchhautlappen geschlossen. Da der zu klein dimensionierte Bauchhautlappen eine Transplantation von Nerven nicht zuließ, entschlossen wir uns, in einer Sitzung neben der Nerventransplantation einen belastungsfähigen Wundverschluß durch einen freien Radialislappen von der anderen Seite durchzuführen.

Neben der Schaffung einer belastbaren Körperoberfläche findet der freie Gewebetransfer in der ästhetischen Wiederherstellung der äußeren Erscheinung und der damit ermöglichten psychisch-emotionellen Konsolidierung des Patienten eine weitere Indikation, wobei

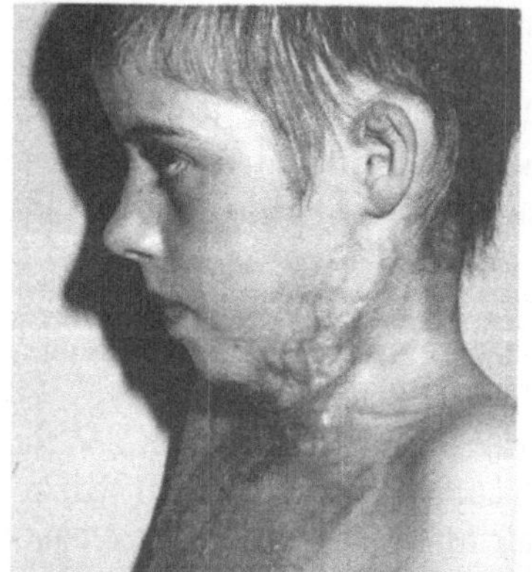

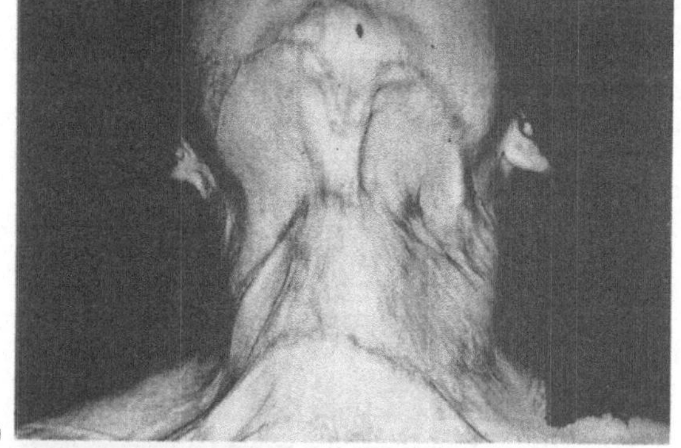

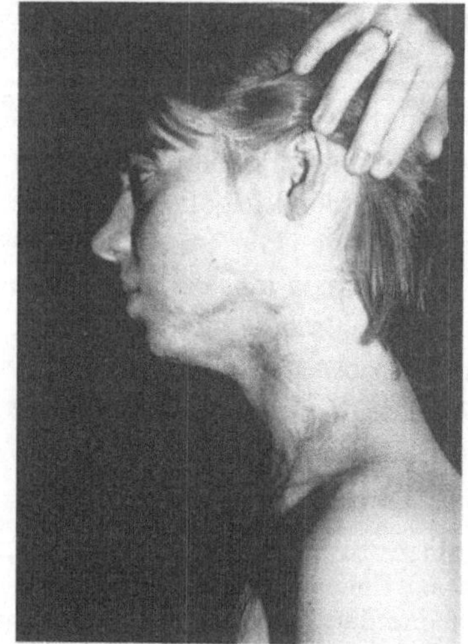

Abb. 2. a Mentosternale Kontraktur nach Verbrennung III. Grades. **b** Auflösung der Kontraktur durch Spalthauttransplantat

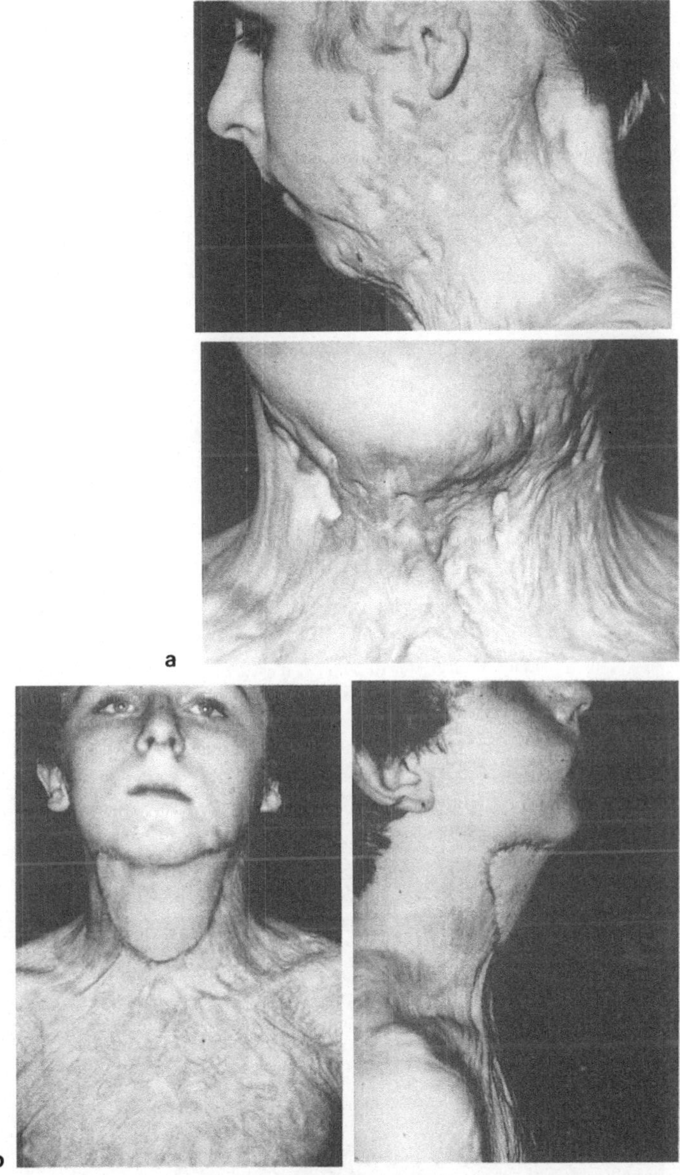

Abb. 3. a Mentosternale Kontraktur nach mehrfacher Spalthauttransplantation. **b** Auflösung durch myokutanen Latissimus-dorsi-Lappen mit mikrovaskulärem Anschluß

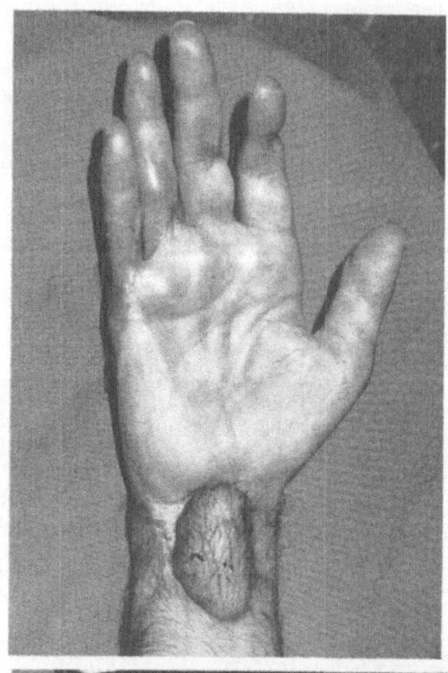

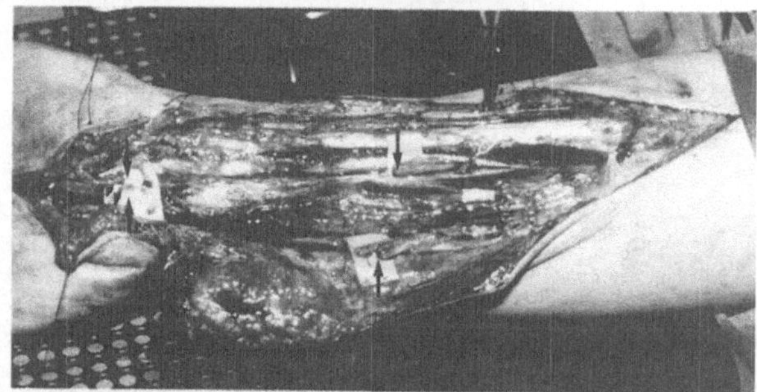

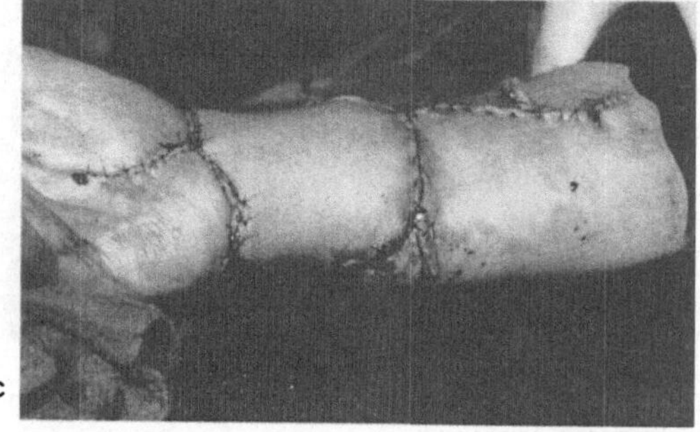

Abb. 4. a Defektdeckung nach Starkstromunfall durch Bauchhautlappen. **b** Nerventransplantation
(↓ Defektstrecke). **c** Wundverschluß nach A.-radialis-Lappen mit mikrovaskulärem Anschluß

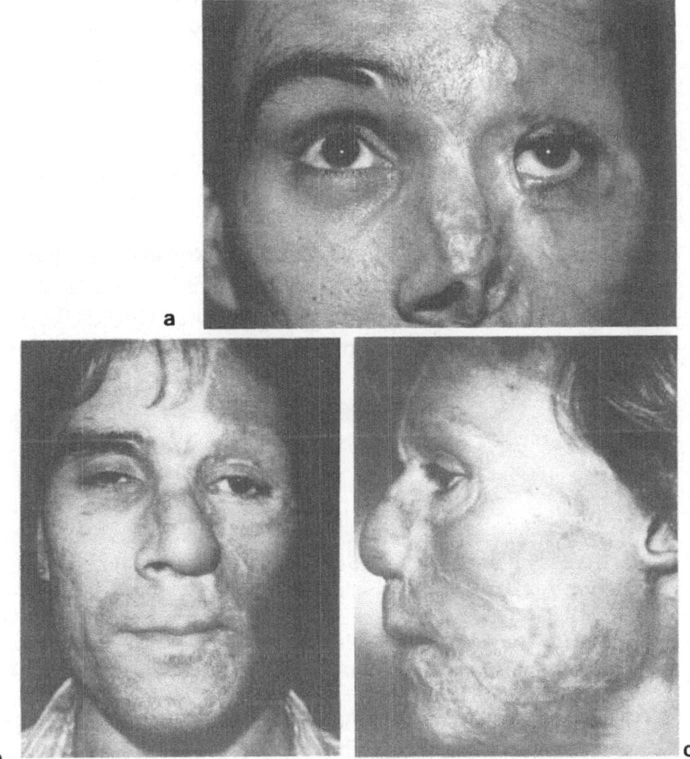

Abb. 5. a Defekt des Naseneingangs mit instabiler Narbe nach Verbrennung der linken Gesichtshälfte. **b** Rekonstruktion durch A.-dorsalis-pedis-Lappen mit Knorpelunterfütterung

ästhetische und stabile Rekonstruktion an der Körperoberfläche oft ineinander übergehen (Abb. 5).

Dieser Patient zog sich eine drittgradige Verbrennung der gesamten linken Gesichtshälfte zu mit teilweiser Zerstörung des Nasengerüstes. Wegen des instabilen Wundgrundes konnte die Nase nicht durch ein Knorpeltransplantat von der Helix aufgebaut werden, vielmehr wäre ein Defektverschluß nur durch eine Lappenplastik aus der bisher noch unversehrten rechten Gesichtshälfte notwendig gewesen. Dieser Verstümmelung seiner bisher intakten Gesichtshälfte stimmte der Patient aber nicht zu, so daß wir das Problem mit einem freien A.-dorsalis-pedis-Lappen lösten, der ebenfalls an der Fazialis gestielt wurde.

Schlußfolgerung

Der Einsatz mikrochirurgischer Techniken ist Spezialproblemen vorbehalten und findet an der Körperoberfläche seine Berechtigung bei Fehlen eines transplantationsfähigen Wundgrundes bzw. eines verschiebbaren Umgebungsgewebes. Er ist in einem umfassenden Therapiekonzept in der Regel der 2. Schritt nach der Stabilisierung der Allgemeinsituation und dem Erhalt noch existierender Strukturen. Schon in der Akutphase muß aber an diese Erweiterung der therapeutischen Möglichkeiten gedacht werden, da sie eine wertvolle zusätzliche Hilfe zur Rehabilitation nach schweren Brandverletzungen bieten kann und ein Nichtbeachten dieser Möglichkeit Verluste an Zeit, Funktion und Aussehen beinhalten kann.

Zusammenfassung

Die Indikation zur mikrochirurgischen Rekonstruktion nach Verbrennungen ist gegeben, wenn konventionelle Techniken an ihre Grenzen stoßen bzw. in der Qualität des erzielbaren Ergebnisses deutlich unterlegen sind. Dies wird an Beispielen aus unserem Patientengut sowohl für Defekte der Körperoberfläche als auch bei der Rekonstruktion funktioneller Strukturen gezeigt.

Literatur

1. Berger A, Tizian C, Schneider W (1987) Microsurgery as an integrated part of the rehabilitation of severely burned patients. Scand J Plast Reconstr Surg 21:261–264
2. Berger A (1983) Plastisch-chirurgische Maßnahmen bei großen Weichteildefekten. Hefte Unfallheilkd 162:133–143
3. Flory PJ, Berger A (1989) Rekonstruktionen des Weichteilmantels mit klassischen und mikrochirurgischen Techniken. In: Heymann H, Mendel V (Hrsg), Knochen- und Weichteilinfektionen. Perimed, Erlangen
4. Kunert P, Schneider W, Flory PJ (1988) Principles and procedures in female breast reconstruction in the young child's burn injury. Aesth Plast Surg 12:101–106
5. Mühlbauer W, Olbrisch RR, Herndl E, Stock W (1981) Die Behandlung der Halskontraktur nach Verbrennung mit dem freien Unterarmlappen. Chirurgie 52:635–637
6. Schrudde J, Petrovici V (1975) Unfallbedingte Spätschäden der Haut und des Subcutangewebes. Urban & Schwarzenberg, München (Chir Gegenw, Bd IV)
7. Vossmann H, Zellner PR (1988) Erstbehandlung von Verbrennungen. Orthopäde 17:101–109
8. Zellner PR, Bugyi S (1984) Die verbrannte Hand. Handchirurgie 16:170–182

Motorische Ersatzoperationen durch freien Muskeltransfer mit mikroneurovaskulärem Anschluß

U. Lanz und E. Kreisköther

Chirurgische Universitätsklinik Würzburg (Direktor: Prof. Dr. E. Kern) Josef-Schneider-Str. 2, W-8700 Würzburg, Bundesrepublik Deutschland

Nach Ausfall von Muskeln eines Kompartments am Unterarm durch direktes Trauma oder Volkmann-Kontraktur kann eine befriedigende Wiedergewinnung von Funktionen mit den vertrauten, klassischen Techniken der Sehnentransplantation erzielt werden. Diese Operationsverfahren können jedoch nicht mehr zur Anwendung kommen, wenn mehr als 1 Kompartment der Extremität betroffen ist, d.h. Beuger- und Streckergruppe gleichzeitig.

Mikrochirurgische Methoden haben durch die Möglichkeit der freien Muskelverpflanzung mit neurovaskulärem Anschluß neue Wege gebahnt. Verschiedene Spendermuskeln sind in der Geschichte des Muskeltransfers für den Unterarmbereich vorgeschlagen worden. Tabelle 1 zeigt einige geschichtliche Landmarken.

Für den Unterarmbereich haben wir in der Vergangenheit aus verschiedenen Gründen dem M. gracilis als Spendermuskel den Vorzug gegeben: akzeptabler Hebedefekt, geeignete Form, brauchbare Länge und übersichtliche, anatomisch konstante Nerven- und Gefäßversorgung durch einen Nerv und einen arteriellen Hauptstamm mit bis zu 3 zusätzlichen Gefäßen (Abb. 1).

Patienten und Methode

1978 sahen wir als Ultima ratio zur Rettung der Hand eines Jungen nach Gasbrand die Indikation zu einer freien Muskeltransplantation. Unfallbedingt bestand der Unterarm nur noch aus einem von Haut bedeckten Knochen.

Nachdem der N. medianus rekonstruiert, die Sensibilität in den Fingern wiedergekehrt war und die Thenarmuskulatur teilweise ihre Funktion wiedererlangt hatte, haben wir zur Fingerbeugung einen M. gracilis frei transplantiert. Nachdem der Muskel an Kraft gewonnen hatte, war ein 2. M. gracilis als Gegenspieler für die Streckung erforderlich. Extensive Sehnenadhäsionen verhinderten einen guten Bewegungsumfang, aber die Hand wuchs weiter und bedeutet heute für den jungen Mann eine große Hilfe.

Tabelle 1. Freie Muskeltransplantationen

Tamai [8]	1970	Experimentell
Sixth People Hospital Shanghai [7]	1973	M. pectoralis major
Ikuta et al. [4]	1976	M. pectoralis major
Harii et al. [3]	1976	M. gracilis (Gesicht)
Manktelow u. McKee [5]	1978	M. gracilis
		M. pectoralis major
Millesi [6a]	1980	M. rectus femoris
Gilbert [2]	1981	Medialer M. gastrocnemius

Hefte zur Unfallheilkunde, Heft 218
C. Braun/A. Olinger (Hrsg.)
© Springer-Verlag Berlin Heidelberg 1992

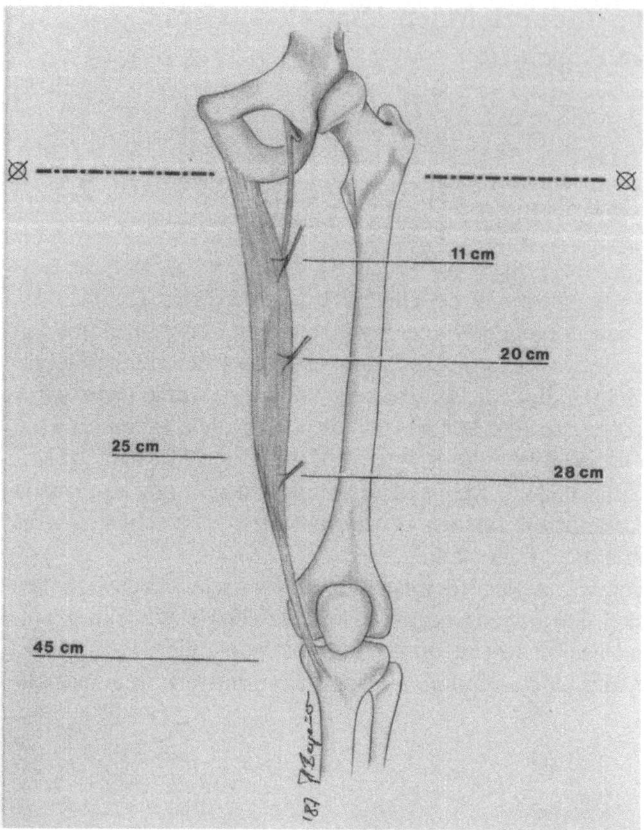

Abb. 1. Der M. gracilis hat einen motorischen Nerv, einen arteriellen Hauptstamm und 1–3 zusätzliche Gefäße

Bisher haben wir insgesamt 12 Grazilismuskeln bei 10 Patienten mit einem Durchschnittsalter von 17,5 Jahren transplantiert (Tabelle 2). Die Indikation war der Verlust der Muskulatur in einem Kompartment und eine schwerwiegende Schädigung im anderen.

Die Diagnosen sind in Tabelle 3 aufgelistet: Bei 2 Patienten lag traumatischer Muskelverlust vor, in 6 Fällen Volkmann-Kontraktur, in 1 Fall Gasbrand und in 1 Fall Zustand nach intraarterieller Injektion im Bereich der Ellenbeuge.

Bei 7 Patienten war die Empfängerregion der Bereich der Fingerflexoren, in 1 Fall die Strecker, bei 2 Patienten beide Muskelgruppen (Tabelle 4).

Tabelle 2. Mikroneurovaskuläre Transplantation des M. gracilis

Patienten	10
Transfer	12
Männlich : Weiblich	8 : 2
Alter 7–29 Jahre	Durchschnitt 17,5 Jahre

Tabelle 3. Diagnose

	n
Traumatischer Muskelverlust	2
Volkmann-Kontraktur	6
Intraarterielle Injektion	1
Gasgangrän	1

Tabelle 4. Empfängerregion

	n
Fingerbeuger	7
Fingerstrecker	1
Fingerbeuger und -strecker	2

Das Durchschnittsalter der Patienten zum Unfallzeitpunkt betrug 17,5 Jahre bei einer Spanne von 7–29 Jahren. Der Grazilistransfer erfolgte frühestens 5 Monate nach dem Trauma, in 1 Fall erst 18 Jahre später, im Mittel mehr als 5 Jahre später.

Operationstechnische Details

Als Gefäßanschluß wurden gewählt: die A. interossea anterior, A. radialis oder ulnaris mit einer End-zu-Seit- bzw. End-zu-End-Anastomose, A. brachialis mit einem eingefügten Venentransplantat oder die A. interossea posterior (Tabelle 5).

Der motorische Grazilisast wurde mit dem N. ulnaris, dem N. interosseus anterior oder Ästen des N. radialis anastomosiert (Tabelle 6).

Die Wiederherstellung der ursprünglichen Muskelgrundspannung wurde in den von Manktelow et al. [6] und Frey et al. [1] angegebenen Methoden angestrebt. In 11 der 12 Fälle wurde die Muskelentnahme mit einer Hautinsel verbunden.

Im Schnitt betrug die transiente Anoxämie des Muskels 60 min. In 2 Fällen läßt sie sich nicht bestimmen. In einem dieser Fälle war der Venendruck aufgrund des früheren Traumas in der Anschlußvene deutlich erhöht, der Blutfluß dadurch deutlich verlangsamt.

Tabelle 5. Vaskularisation

	n
A. interossea anterior	5
A. radialis	2
End-zu-Seit-Anastomose	
A. ulnaris	1
A. ulnaris (End-zu-End-Anastomose)	1
A. brachialis (+ Veneninterponat)	2
A. interossea posterior	1

Tabelle 6. Innervation

	n
N. interosseus anterior	7
N. ulnaris	1
R. profundus nervi radialis	3
R. muscularis nervi radialis	1
+ Nerveninterpositionen	2

Tabelle 7. Zusätzliche Maßnahmen

	n
Neurolyse	7
Nervenrekonstruktion	1
Sehnentransfer	3

Tabelle 8. Komplikationen

	n
Gefäßverschluß	1
Hämatom	2
Hautnekrosen – partiell	5
– total	1
Muskelnekrose	1

Tabelle 9. Zweiteingriffe

	n
Hauttransplantationen	5
Lappenausdünnung	2
Tenolysen	3
„Intrinsic release"	1
Handgelenkarthrodese	1
Opponensplastik	1

Als zusätzliche operative Maßnahmen war eine Neurolyse in 7 Fällen erforderlich, eine Nervenwiederherstellung in 1 Fall und Sehnentransfers in 3 Fällen (Tabelle 7).

Zum postoperativen Monitoring war das klinische Erscheinungsbild der Hautinsel ausschlaggebend.

Folgende Komplikationen waren zu verzeichnen: In 1 Fall wurde der Muskel aufgrund eines Gefäßverschlusses nekrotisch. Bei 2 Patienten ergab sich die Notwendigkeit, ein Hämatom zu entlasten. Nach 4 Verpflanzungen beobachteten wir eine partielle Nekrose des Hautlappens distal. In 1 Fall ging der gesamte Hautlappen verloren (Tabelle 8).

Tabelle 10. Ergebnisse

Beobachtungszeitraum 1–8 Jahre (Durchschnitt 3 Jahre)	11
Akzeptable Fingerbeugung	5 (von 8)
Gute Fingerstreckung	2 (von 3)
Nützliche Funktion	9

Nur bei 1 Patienten blieben Restbeschwerden in der Spenderregion an der unteren Extremität: Nachdem gleichzeitig mit dem Muskel ein ausgedehnter Hautlappen entnommen worden war, besteht jetzt wahrscheinlich aufgrund einer Läsion von Lymphgefäßen eine Schwellneigung des Fußes und Beins.

Zeichen der Reinnervation beobachteten wir 2–9 Monate postoperativ, im Mittel nach 4 Monaten.

Sekundäre Maßnahmen bestanden in Hauttransplantationen in 5 Lappenausdünnung in 2 und Tenolysen in 3 Fällen. Ein Patient bedurfte eines „intrinsic release" der Handbinnenmuskulatur. Bei einem weiteren Patienten wurde eine Handgelenkarthrodese und Opponensplastik durchgeführt (Tabelle 9).

Ergebnisse

Ergebnisse (Tabelle 10) stehen derzeit bei 9 von 10 Patienten mit 11 transplantierten Muskeln zur Verfügung, nachdem der letzte Muskel erst am 21.12.1988 transplantiert wurde. Der postoperative Beobachtungszeitraum beträgt 1–8 Jahre. Ein akzeptabler Bewegungsumfang der Fingerbeugung stellte sich in 5 von 8 Fällen ein, bei denen der M. gracilis die Fingerbeuger ersetzt (Abb. 2 und 3). Bei 3 Patienten kann aufgrund der Einsteifung von Fingergelenken und/oder Sehnenadhäsionen ein gutes funktionelles Resultat nicht erwartet werden. Bei 2 Patienten kommt es nur zu einem vollen Faustschluß, wenn das Handgelenk stabilisiert wird. Ein Patient hat einen inkompletten Faustschluß aufgrund einer Kontraktur der Streckmuskulatur. Hier wurde eine Desinsertionsoperation durchgeführt.

Im Gegensatz dazu haben 2 Patienten, bei denen der M. gracilis auf die Streckseite transplantiert wurde, eine fast vollständige aktive Beweglichkeit der MP-Gelenke.

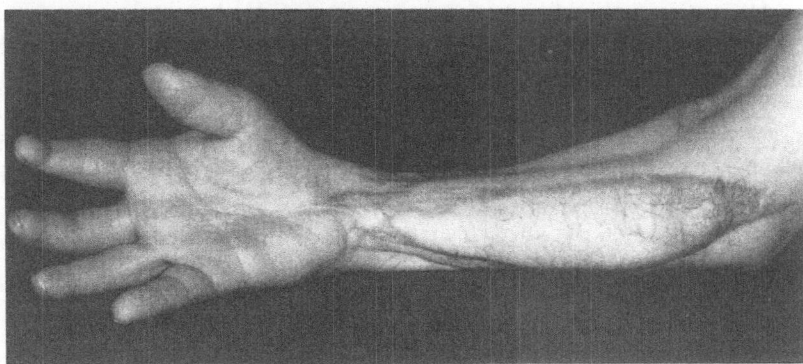

Abb. 2. Patient O. M.: Funktion des M. gracilis 2 Jahre postoperativ

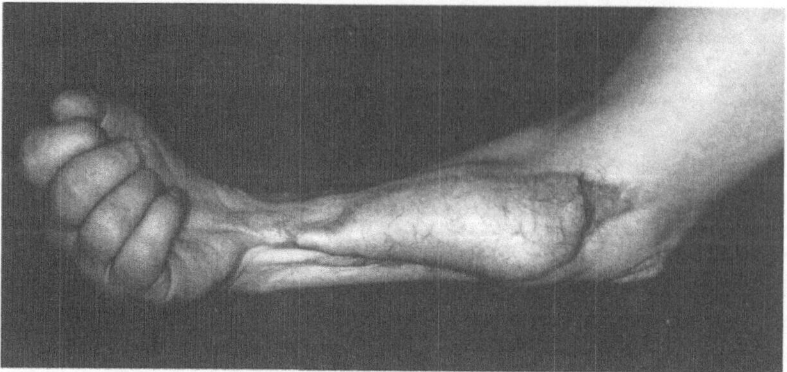

Abb. 3. Patient O. M.: Funktion des M. gracilis 2 Jahre postoperativ

Die Kraftmessung auf üblichem Weg war enttäuschend: Aufgrund von Handgelenkinstabilität war keiner der Patienten in der Lage, mehr als 0,1 bar bei der Überprüfung mit dem Vigorimeter zu entwickeln. 3 Patienten mit Wiederherstellung der Fingerbeugung konnten jedoch bei hängendem Arm, also in einer Position, in der die Handgelenkinstabilität keine Rolle spielt, ein 8-kg-Gewicht heben. Als Konsequenz hieraus wurde im Januar 1989 bei einem 31jährigen Landwirt 3 Jahre nach Grazilisverpflanzung eine Handgelenkarthrodese durchgeführt. Ein weiterer Patient konnte sich bisher zu diesem Eingriff nicht entschließen.

Diskussion

Beim Vergleich der zur Auswahl stehenden Spendermuskeln (Tabelle 11) erhebt sich die Frage, ob der M. gracilis der geeignetste Muskel zum Ersatz der Fingerbeuger ist: Der physiologische Querschnitt, das Maß für die maximale Kraftentwicklung, ist nur 1/6 von dem der Fingerbeuger. Durch die Transplantation büßt der Muskel 50% seiner maximalen Kraft ein, d.h. der M. gracilis kann letztlich nur 1/12 der möglichen Kraftentwicklung der Fingerflexoren aufbringen. Die Faserlänge als Maß für die Kontraktionsamplitude ist 4mal länger als erforderlich für die volle Fingerbeugung.

Unter diesem Aspekt scheinen mehrere Muskeln als funktioneller Ersatz dem M. gracilis überlegen, z.B. der M. rectus femoris mit einem funktionellen Querschnitt von 26 cm^2 und einer vergleichbaren Faserlänge (Tabelle 11).

Der freie mikroneurovaskuläre Muskeltransfer stellt einen therapeutischen Zugewinn bei Ausfall von Muskelgruppen des Unterarms dar. Die Stabilität des Handgelenks ist wesentlich für eine befriedigende Funktion. Obwohl sich der M. gracilis sehr wohl zur Verpflanzung eignet, scheint er beim Vergleich der zur Auswahl stehenden Spendermuskeln ein eher schwacher Ersatz für die Fingerbeuger zu sein, wenn neben der Wiederherstellung der Fingerbeweglichkeit auch Kraft gefordert wird.

Tabelle 11. Spendermuskeln

	Physiologischer Querschnitt (cm^2)	Mittlere Faserlänge (cm)
M. gracilis	3,7	26,0
M. rectus femoris	26,0	8,0
M. gastrocnemius (caput mediale)	14,0	4,2
M. pectoralis major	13,0	15,0–23,0
M. latissimus dorsi	8,0	23,0–38,0
M. flexor digitorum superficialis	10,7	7,1
M. flexor digitorum profundus	10,8	8,6

Literatur

1. Frey M, Gruber H, Freilinger G (1983) The importance of the correct resting tension in muscle transplantation: experimental und clinical aspects. Plast Reconstr Surg 71:510–518
2. Gilbert A (1981) Free muscle transfer. Int Surg 66:33–35
3. Harii K, Ohmori K, Torii S (1976) Free gracilis muscle transplantation with microneurovascular anastomoses for the treatment of facial paralysis. Plast Reconstr Surg 57:133–143
4. Ikuta Y, Kubo T, Tsuge K (1976) Free muscle transplantation by microsurgical technique to treat severe Volkmann's contracture. Plast Reconstr Surg 57:413–426
5. Manktelow RT, McKee NH (1978) Free muscle transplantation to provide active finger flexion. J Hand Surg 5:416–426
6. Manktelow RT, Zuker RM, McKee NH (1984) Functioning free muscle transplantation. J Hand Surg 9A:32–39
6a. Millesi H (1984) Vortrag. Symposium Deutschsprachige Arbeitsgemeinschaft für Handchirurgie, Hamburg
7. Sixth Peoples Hospital, Microvascular Service, Shanghai (1976) Free muscle transplantation by microneurovascular anastomoses. Chin Med J 2:47–50
8. Tamai S (1971) Free muscle transplants in dogs with microsurgical neurovascular anastomoses. Plast Reconstr Surg 46:219–225

Sensible Wiederherstellung

P. J. Flory, M. Becker und A. Berger

Klinik für Plastische-, Hand- und Wiederherstellungschirurgie, Medizinische Hochschule Hannover (Direktor: Prof. Dr. A. Berger), W-3000 Hannover, Bundesrepublik Deutschland

Einleitung

Durch Patienten mit sensiblen Defekten wird der hohe Stellenwert der Sensibilität für die Gesamtfunktion einer Extremität dem behandelnden Arzt jedesmal wieder in das Gedächt-

Hefte zur Unfallheilkunde, Heft 218
C. Braun/A. Olinger (Hrsg.)
© Springer-Verlag Berlin Heidelberg 1992

nis gerufen. Bei Verletzungen der Nerven oder der Nervenendorgane an der Hand besteht bei intakter motorischer Funktion eine deutliche Störung der Feinmotorik (z.B. Schreiben, Aufheben kleiner Gegenstände), des Druck- und Schmerzempfindens mit erhöhter Verletzungsgefahr etc. Des weiteren entwickeln sich organische Veränderungen wie die Atrophie der Papillarleisten oder eine verminderte Schweißsekretion.

An der unteren Extremität äußern sich Läsionen dieser Art durch eine Gangunsicherheit, v.a. bei eingeschränkten Lichtverhältnissen oder unebenem Untergrund, sowie durch Entwicklung chronischer Druckulzera etc.

Während es bei einer direkten Nervenschädigung durch lokale Faktoren, wie z.B. einen Schnitt, eine Starkstromverbrennung, eine Zerrung oder Zerreißung über ein Hypomochlion, durch die Faszikelunterbrechung zum Defekt kommt, liegt bei flächenhafter Schädigung des Weichteilmantels durch Quetschung, Ablederungsverletzung oder thermischen Kontakt eine direkte Schädigung der Nervenendorgane vor.

Eine sensible Wiederherstellung muß daher durch den differenzierten Einsatz verschiedener Techniken erreicht werden:

- primäre Nervennaht,
- Nerventransplantation,
- lokale sensible Lappen,
- mikroneurovaskuläre Lappen.

Primäre Nervennaht

Als chirurgische Technik kommt in unserer Klinik die mikroskopische epiperineurale Nervennaht zum Einsatz [2]. Es werden bei Funktionsstellung der Gelenke nur monofile Nylonfäden (10 x 0) verwendet, um eine Nervennaht unter Spannung zu verhindern. Sollte eine spannungslose primäre Nervennaht nicht möglich sein, werden die Nerven sekundär transplantiert.

Die differenzierten Qualitäten der Sensibilität erholen sich nach der operativen Versorgung in unterschiedlicher Häufigkeit.

In einer Nachuntersuchung an unserer Klinik [7] über einen Zeitraum von 4,5 Jahren (Mai 1981 bis Dezember 1985) wurden 120 Patienten erfaßt, bei denen insgesamt 143 primäre Nervennähte durchgeführt wurden (Tabelle 1). Bei 103 Patienten lag eine Schnittverletzung vor, bei 87 Patienten waren Fingernerven durchtrennt.

Tabelle 1. Ergebnisse nach primärer Nervennaht

	[%]
Stumpf/spitz	81,8
Schmerzempfindung	89,4
Warm/kalt	90,4
Vibrationsempfinden	93,7
Druck/Berührung	95,8
Bewegungssinn	98,6

In 20% der Fälle lagen isolierte Nervenverletzungen vor, bei den übrigen 80% waren zu gleichen Teilen Sehnen und Muskeln, Gefäße, knöcherne oder Gelenkstrukturen oder Kombinationsverletzungen zu finden.

Das durchschnittliche Zeitintervall zwischen Verletzung und Nachuntersuchung betrug 2 Jahre. Das minimale Intervall war bei durchtrennten Fingernerven 6 Monate, bei den übrigen verletzten Nerven 12 Monate. Die Zeitdauer zwischen Trauma und operativer Versorgung betrug maximal 48 h, im Durchschnitt waren 6 h verstrichen.

Bei Prüfung der statischen und bewegten Zweipunktediskriminierung (ZPD) [5, 8] erreichten 72% der Patienten mit Fingernervenverletzung eine ZPD von 3–6 mm. Geschlechtsspezifische Unterschiede waren im Gegensatz zur Altersabhängigkeit nicht zu finden. Alle Kinder unter 10 Jahren erreichten eine ZPD von 2–6 mm, 10–20jährige Patienten erreichten sie in knapp 80%. Bei den 50- bis 60jährigen war eine statische ZPD nur in ca. 40% der Fälle nachzuweisen.

Nerventransplantation

Der geeignete Spendernerv (N. suralis, N. cutaneus antebrachii ulnaris, Nerven nicht replantationsfähiger Amputate) wird atraumatisch präpariert. Wegen der Gefahr einer zentralen Nekrose werden nur Transplantate bis 2 mm Durchmesser verwendet, stärkere Transplantate werden entweder vaskulär angeschlossen oder interfaszikulär präpariert. Bei Verletzungen stärkerer Nerven (z.B. N. medianus) werden mehrere Transplantate parallel angeschlossen. Der geeignete Zeitraum zur sekundären Transplantation liegt zwischen 2 und 6 Monaten nach dem Trauma.

Bei einer Nachuntersuchung der Nerventransplantationen unserer Klinik wurden 107 Patienten erreicht. In 30% der Fälle war der N. medianus verletzt. Aufgrund später Vorstellung lagen 50 Patienten über dem optimalen Zeitintervall von 6 Monaten.

Bei über 90% der Transplantationen wurde der N. suralis verwendet, sonst der N. cutaneus antebrachii ulnaris oder andere. Ein Drittel der Transplantate war länger als 6 cm.

Entsprechend dem Schema von Highet erreichten 11 von 15 Patienten mit einer Fingernervenverletzung ein gutes Ergebnis, bei den gemeinsamen palmaren Fingernerven waren es 6 von 7 Patienten (S2 und besser). Bei den weiter proximal gelegenen Läsionen waren die Ergebnisse verständlicherweise etwas schlechter. So erreichten bei N.-medianus-Verletzungen 68% der Patienten S2 und besser, bei N.-ulnaris-Läsionen 65%.

Die motorische Funktion wurde entsprechend dem Daniels-Schema vermessen. Die N.-medianus-Läsionen konnten zu 78,9% ein befriedigendes Ergebnis aufweisen (M3 und besser), N.-ulnaris-Beteiligungen zu 54,5%. Diese Gruppe wurde ebenfalls bei 5 von 8 Patienten mit N.-radialis-Läsion und bei 7 von 10 Patienten mit N.-peronaeus-Läsion erreicht.

Lokale sensible Lappen

Bei Weichteildefekten an der Kuppe des 2. bis 5. Fingers können die *lokalen dreieckigen VY-Läppchen* sowohl von medial als auch bilateral eingesetzt werden. Da nahezu gleichartiges Gewebe zur Defektdeckung eingesetzt wird, sind in bezug auf die ZPD hervorra-

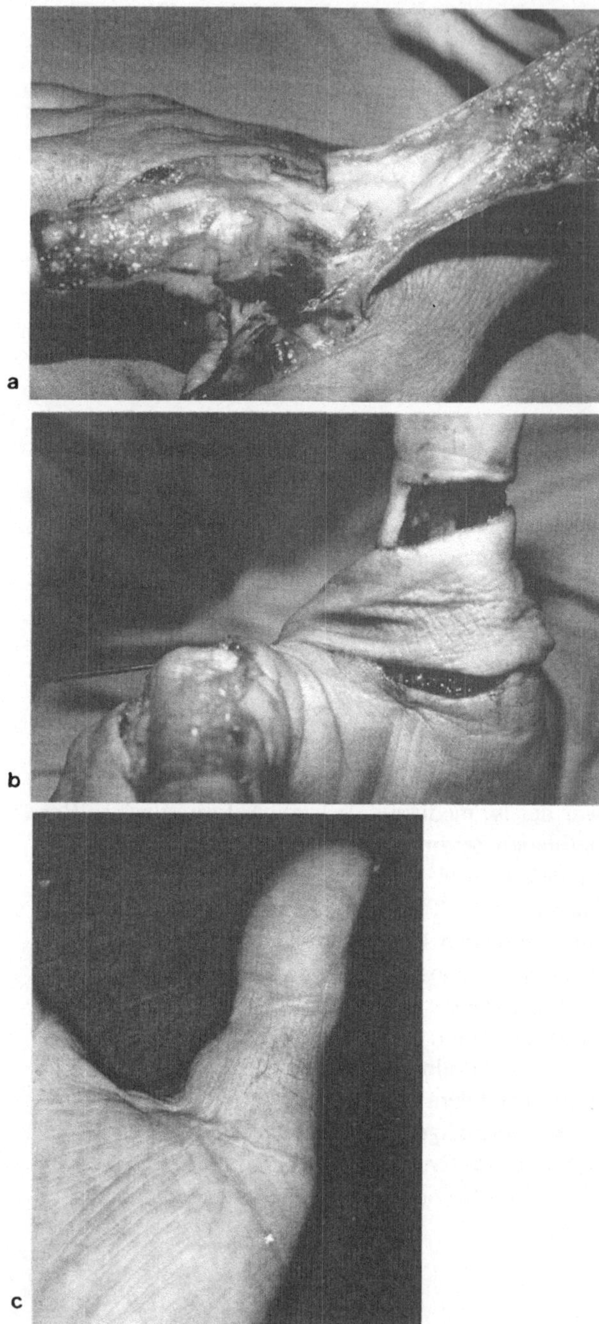

Abb. 1. a Hebung eines neurovaskulären Schwenklappens von der Dorsalseite des 2. Fingers. **b** Einschwenken des Lappens in einen beugeseitigen Defekt am Daumen. **c** Ergebnis

gende Ergebnisse zu erwarten. Bei gleicher Indikation sollte dem medialen Läppchen der Vorzug gegeben werden, da die bilateralen Läppchen durch die zentrale Narbe direkt auf der Fingerkuppe zu Parästhesien neigen.

Kuppendefekte am Daumen können am besten mit dem *Moberg-Lappen* gedeckt werden. Auch hier wird funktional vergleichbares Material ohne Narbe in der Griffregion zur Defektdeckung verwendet; die ZPD unterscheidet sich kaum von einer unverletzten Kuppe. Durch den geschlängelten Verlauf des neurovaskulären Bündels kann mehr Strecke als an den anderen Langfingern gewonnen werden. Eine zusätzliche Möglichkeit zum Längengewinn bietet dieser Lappen, wenn nach Präparation der Gefäßnervenbündel die beugeseitige Hautbrücke durchtrennt und der Lappen als neurovaskulärer Insellappen verwendet wird.

Sollten am Daumen größere beugeseitige Weichteildefekte vorliegen, ist der *neurovaskuläre Schwenklappen* (Abb. 1) von der Dorsalseite des 2. Fingers eine Alternative. Die ZPD beträgt zwar ca. 6 mm, aber die Patienten müssen eine Zeit der sensiblen Wiedererziehung [4] in Kauf nehmen, da von zentral die taktilen Reize umgelernt werden müssen.

Der *sensible Crossfingerlappen* [1] ist eine gute Indikation bei der Kombination beugeseitiger Weichteil- und Nervendefekte der Finger. In Erweiterung zum konventionellen Crossfingerlappen wird hier der dorsalseitige Nerv mitgehoben und auf der Beugeseite als Nerventransplantat verwendet. Da der Nerv bei der Präparation im Läppchen verbleibt, bringt er sein eigenes vaskularisiertes Bett mit und kann so zur primären Versorgung eingesetzt werden.

Der *neurovaskuläre Insellappen* wird am 3. Finger ulnar oder am 4. Finger radialseitig gehoben. Auch er kann zur Deckung beugeseitiger Defekte an der Daumenkuppe eingesetzt werden. Problematisch kann v.a. bei älteren Patienten sein, daß auch hier die taktilen Reize des 3. oder 4. Fingers auf den Daumen projiziert werden. Deshalb wird in unserer Klinik nach der Lappentransposition der Nerv durchtrennt und mit dem beugeseitigen Daumennerv koaptiert. Die ZPD liegt bei 6–8 mm.

Als Alternative zu allen Formen der Fingerkuppenplastiken bei Weichteildefekten mit geeignetem Transplantatbett kann das *sensible Vollhauttransplantat* vom 1. Zehenzwischenraum verwendet werden. In präziser mikrochirurgischer Präparation muß das subkutane Fett vor der Transplantation entfernt werden, ohne die Nervenendfasern zu durchtrennen. Eine ZPD wird bei diesem Läppchen allerdings nur selten erreicht.

Mikroneurovaskuläre Lappen

Zur Deckung ausgedehnterer Weichteilverletzungen können mikroneurovaskuläre Lappen erforderlich werden. Durch die längere Operationsdauer finden diese Eingriffe ihre Indikation eher bei sekundären Versorgungen.

Der *Dorsalis-pedis-Lappen* wird von der Dorsalseite des Vorfußes gehoben. Der Gefäßstiel enthält die A. dorsalis pedis, die Begleitvene und den distalen Anteil des N. peronaeus superficialis. Die im Hebebereich vorliegende ZPD (15 mm) kann bei guter mikrochirurgischer Technik auch im Empfängerbereich erreicht werden. Ein Nachteil dieses Lappens ist, daß im Hebedefekt keine Muskulatur als Polster über den Ossa metatarsalia vorliegt. In diesem mit Spalthaut gedeckten Areal ist mehrfach über Narbeninstabilitäten berichtet worden.

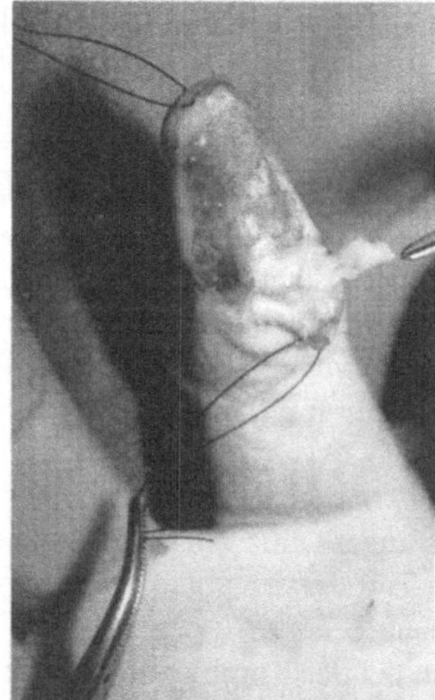

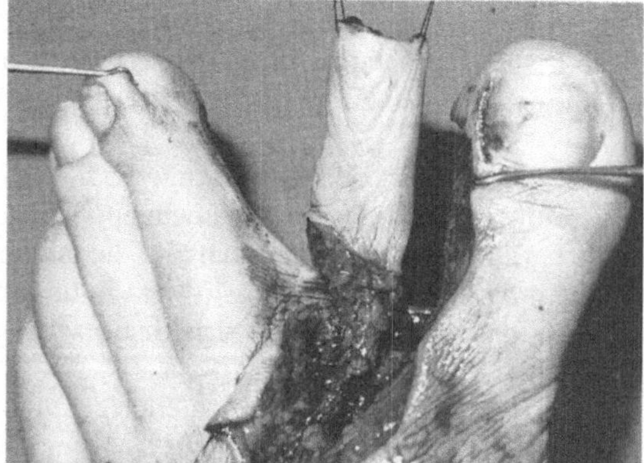

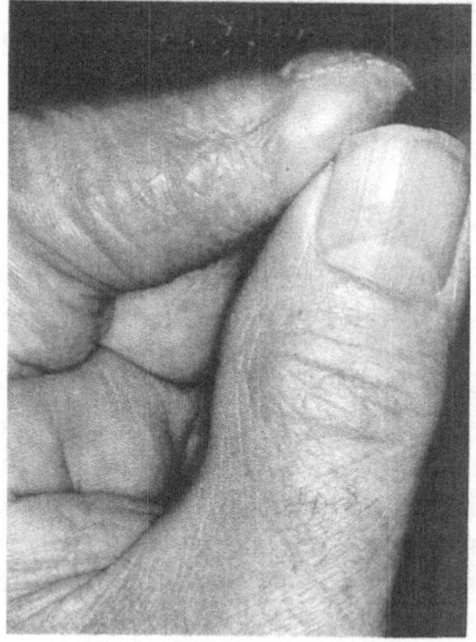

Abb. 2. a Kuppendefekt des Zeigefingers nach Kreissägenverletzung der Hand mit Amputation der Langfinger II-V. **b** Pulpalappen der 1. Zehenzwischenfalte. **c** Funktionelles Ergebnis

Der *Pulpalappen* wird in der 1. Zehenzwischenfalte mit dem Gefäßnervenbündel gehoben (Abb. 2). Bei kleineren Defekten im Kuppenbereich kann hiermit eine ähnliche ZPD wie bei Dorsalis-pedis-Lappen erreicht werden.

Beim Wrap-around-flap (Abb. 3) wird ca. 1/4 des Weichteilmantels am Endglied der 1. Zehe belassen; der Lappen wird mit einem kleinen ossären Anteil unter dem Nagelbett gehoben. Die Breite des Nagelbetts richtet sich nach der Nagelbreite des unverletzten kontralateralen Fingers. Der Hebedefekt wird mit einem Crosszehenlappen vom 2. Strahl und mit etwas Spalthaut gedeckt. Indikationen für diesen Lappen bestehen bei Fingerendgliedamputationen, bei denen die Rekonstruktion aus sensiblen, ästhetischen oder funktionellen Gründen gewünscht wird. Die maximale ZPD liegt hier bei 8–10 mm.

Durch einen *freien Zehentransfer* wird ebenfalls eine ZPD von 8–10 mm erreicht. Der Verlust des 2. Strahls am Fuß wird durch den funktionellen Zugewinn an der Hand mehr als ausgeglichen.

Areale mit einer gröberen ZPD im Hebebezirk sind vom rekonstruktiven sensiblen Aspekt her Lappen 2. Wahl [6], bieten aber die Möglichkeit, Weichteilgewebe in größerem Umfang oder mechanisch stabileres Weichteilgewebe zu gewinnen.

Beim *freien Radialislappen* (Abb. 4a) kann der superfizielle Ast des N. radialis oder der N. cutaneus antebrachii medialis zur Reinnervation des Lappens angeschlossen werden. Allerdings liegt bereits im Hebebezirk nur eine ZPD von ca. 15 mm vor. An der unteren Extremität überwiegen die mechanischen Anforderungen über eine gute Zweipunktediskriminierung; eine protektive Sensibilität ist hier ausreichend [3]. Ein fasziokutaner Radialislappen bietet bei zufriedenstellendem ästhetischem Ergebnis eine bessere Sensibilität als ein *freier Latissimus-dorsi-Lappen* (Abb. 4b), ist jedoch mechanisch nicht so belastbar. Eine ZPD wird beim Latissimus-dorsi-Lappen, da der thorakodorsale Nerv keine sensiblen Fasern enthält, nicht erreicht [9]. Die gewisse Schutzsensibilität bei diesen Lappen entsteht durch das Einsprossen kutaner Nerven aus dem Empfangsgebiet.

Schlußfolgerung

Das Ziel der rekonstruktiven Chirurgie bei sensiblen Defekten sollte im Idealfall eine Restitutio ad integrum bei kleinstmöglichen Hebedefekten sein. Die besten Ergebnisse bei Operationen zur sensiblen Wiederherstellung werden bei der Versorgung der „kleinsten" Läsionen, d.h. bei den primären Nervennähten erreicht. Mit steigender Größe des Defekts steigt der Verlust an sensibler Funktion, die nach der Rekonstruktion erwartet werden kann. Die Vielfalt moderner rekonstruktiver Möglichkeiten gestattet es heutzutage jedoch, auch kombinierte Läsionen in vielen Fällen zufriedenstellend zu rekonstruieren, ohne im Hebedefekt unvertretbare Defekte zu hinterlassen.

Zusammenfassung

Bei Nervenverletzungen oder Verletzungen der Nervenendorgane der Extremitäten kommt es durch die sensiblen Defekte zu starken Funktionseinschränkungen und durch das aufgehobene Schmerzempfinden zu einer vermehrten Verletzungsneigung. Das subjektive Aus-

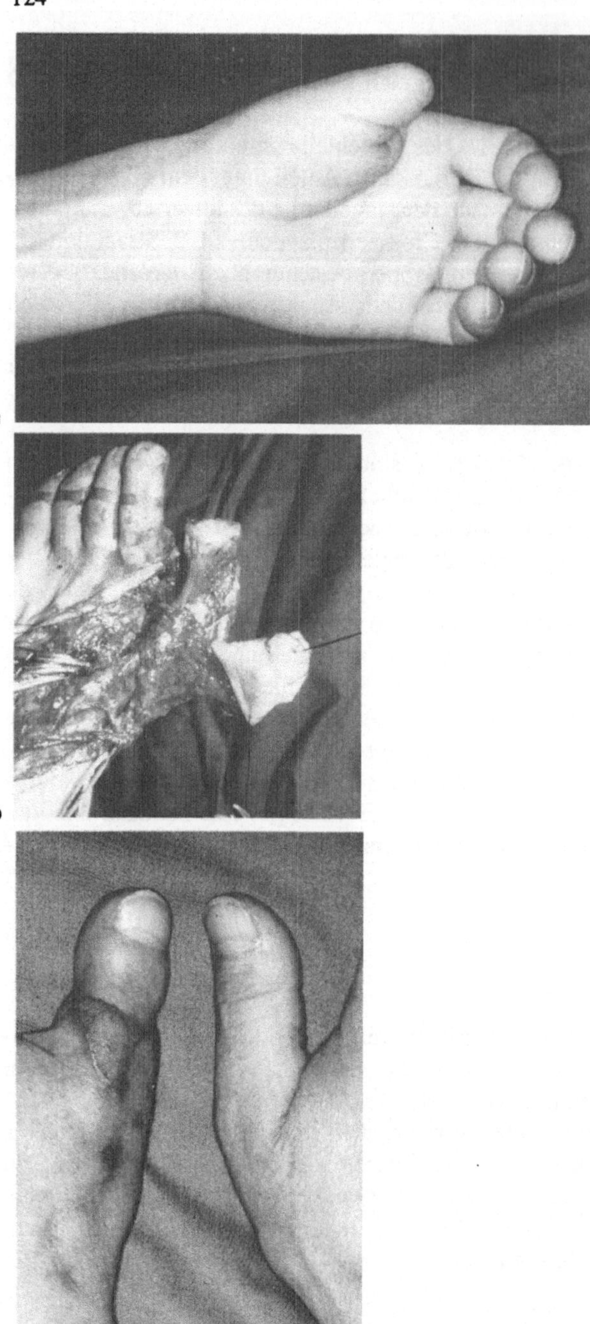

Abb. 3. a Endgliedamputation des Daumens bei einem Feinmechaniker. **b** Wrap-around-flap der Großzehe links. **c** Ergebnis

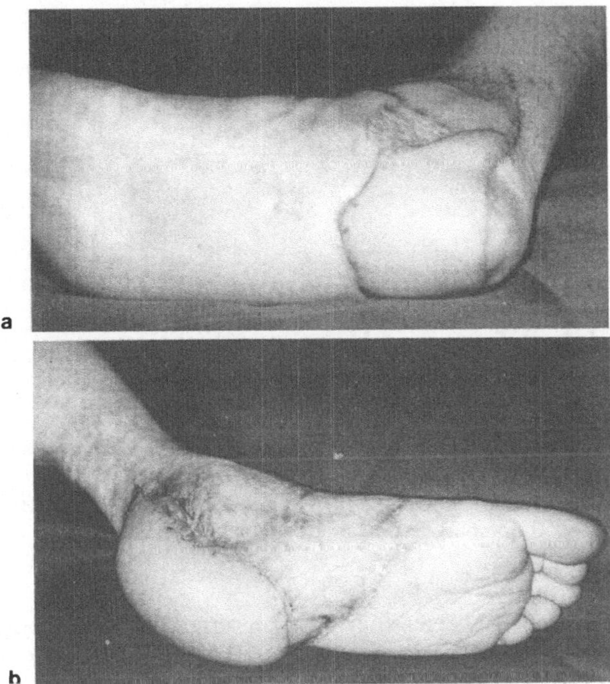

Abb. 4. a Patientin mit ausgedehntem Weichteildefekt über dem Kalkaneus; Defektdeckung durch einen freien Radialislappen. **b** Patient mit extremer mechanischer Beanspruchung des Fußes (Maurer). Defektdeckung durch freien Latissimus-dorsi-Lappen mit erhöhter mechanischer Belastbarkeit

maß der Einschränkung im täglichen Gebrauch für den Patienten ist oft nur schwer zu ermessen und wird insofern häufig unterschätzt.

Die Möglichkeiten der modernen rekonstruktiven Chirurgie bei isolierten Nervenverletzungen (Nervennaht, Nerventransplantation) und bei kombinierten Weichteiltraumen (lokale und freie mikrovaskuläre sensible Ersatzoperationen) werden gegenübergestellt.

Literatur

1. Berger A, Meissl G (1975) Innervated skin grafts and flaps to restore sensibility to fingertips and heels. Plast Reconstr Surg 56:13–19
2. Berger A, Millesi H (1976) Nerve grafting. Clin Orthop 133:49–55
3. Colen LB, Buncke HJ (1984) Neurovascular island flaps from the plantar vessels and nerves for foot reconstruction. Ann Plast Surg 12:327–332
4. Dellon AL, Curtis RM, Edgerton MT (1974) Re-education of sensation in the land after nerve injury and repair. Plast Reconstr Surg 61:297–301
5. Dellon AL, Mackinnon SE, McD Crosby P (1987) Reliability of two point discrimination measurements. J Hand Surg 12A:693–696
6. Hermanson A, Dalsgaard C-J, Arnander C, Lindblom U (1987) Sensibility and cutaneous reinnervation in free flaps. Plast Reconstr Surg 79:422–427

126

7. Mailänder P, Berger A, Ruhe K (1988) Ergebnisse nach primären Nervennähten. Handchir Mikrochir Plast Chir 20:342–343
8. Moberg E (1958) Objective methods of determining the functional value of sensibility in the hand. J Bone Joint [Br], 40:454
9. Ning Chang K, DeArmond SJ, Bunch HJ (1986) Sensory reinnervation in microsurgical reconstruction of the heel. Plast Reconstr Surg 78:652–663

Hebedefekte und Hebekomplikationen nach mikrochirurgischem Gewebetransfer

A. Olinger und C. Braun

Abteilung für Unfallchirurgie (Komm. Direktor: PD Dr. V. Bühren), Chirurgische Universitätsklinik, W-6650 Homburg/Saar, Bundesrepublik Deutschland

Die Möglichkeiten zum mikrochirurgischen Gewebetransfer sind zahlreich, und ständig werden neue Spenderareale beschrieben [2]. Bei der Auswahl müssen außer den Erfordernissen an der Empfängerstelle, den technischen Schwierigkeiten bei der Hebung des Transplantats sowie bei der Anastomosierung seiner Gefäße auch mögliche Defekte bzw. Komplikationen an der Spenderstelle berücksichtigt werden. Diese standen häufig etwas im Schatten der strahlend dargestellten Ergebnisse an der Empfängerstelle; erst bei einem Fehlschlag des mikrochirurgischen Transfers, wenn der Patient außer dem zu behandelnden Defekt nun noch einen Defekt an der Entnahmestelle zu beklagen hatte, rückten sie in den Vordergrund.

Wir haben 79 Patienten mit mikrochirurgischem Weichteiltransfer nachuntersucht, die in den Jahren 1978–1988 operiert wurden, und zwar – unabhängig von ihren Qualitäten an der Empfängerstelle – in bezug auf die hinterlassenen Defekte und Komplikationen an der Spenderstelle.

Es wurden 51 Patienten mit myokutanem Latissimus-dorsi-Lappen, 22 mit fasziokutanem Unterarmlappen, 4 Patienten mit Leistenlappen und 2 Patienten mit Dorsalis-pedis-Lappen untersucht (Tabelle 1).

Bei keinem Patienten mit Latissimus-dorsi-Lappen kam es zur dauerhaften funktionellen Beeinträchtigung. Lediglich 4mal sahen wir postoperativ ein Armödem, das durch Hochlagerung nach 4–5 Tagen in allen Fällen abgeklungen war. Es kommt durch Läsion eines Teils der Lymphbahnen in der Axilla zustande und kann durch schonende und nicht zu hohe Gefäßpräparation vermieden werden. Motorische Behinderungen wurden in keinem Fall beobachtet. Auch kosmetisch hinterläßt der Latissimus-dorsi-Transfer keine auffälligen Defekte: Die Narbe liegt in der Axilla und wird an der Flanke meist vom anliegenden Arm verdeckt. Je nach Größe des entnommenen Hautlappens kommt es durch Spannung zur Verbreiterung der Narbe, und in 2 Fällen trat eine ausgeprägte Striaebildung ein. In diesen Fällen war die Entnahme eines 13 cm bzw. 12 cm breiten Hautlappens nötig: Der Nutzen an der Empfängerstelle rechtfertigt diese relativ geringe kosmetische Störung.

Hefte zur Unfallheilkunde, Heft 218
C. Braun/A. Olinger (Hrsg.)
© Springer-Verlag Berlin Heidelberg 1992

Tabelle 1. Frei mikrovaskuläre Lappen ($n = 79$)

Fasziokutane Lappen		Myokutane Lappen	
	n		*n*
Unterarmlappen (A.-radialis-Lappen)	22	Latissimus-dorsi-Lappen	51
Leistenlappen	4		
Dorsalis-pedis-Lappen	2		

Unter den fasziokutanen Lappen ist der Unterarmlappen an unserer Klinik der gebräuchlichste. Es wurden 22 Patienten nachuntersucht. 2 Patienten klagten über eine 3 Monate anhaltende Kälteempfindlichkeit, bedingt wohl durch gestörten Blutumlauf. In jedem Fall sollte präoperativ die Blutversorgung der Hand untersucht werden. Ausreichend ist die klinische und Doppler-sonographische Untersuchung durch Allen-Test. Nur wenn hier Zweifel bezüglich der ausreichenden Handversorgung über die A. ulnaris bestehen, ist eine Angiographie erforderlich. In 1 Fall mußte aus diesem Grund auf einen Unterarmlappentransfer verzichtet werden. Zu einer Läsion des R. superficialis nervi radialis mit Asensibilität am radialen Handrücken kam es bei 3 Patienten. Dies wird „à la longue" nicht als störend empfunden. Neurombeschwerden können durch Resektion des Nervs möglichst weit proximal, wo der Nerv submuskulär liegt, vermieden werden. Das Hauptproblem des Unterarmlappens ist der meist unmögliche Hautverschluß an der Entnahmestelle. Hierdurch kann es zur Fistelbildung über freiliegenden Sehnen, v.a. des Palmaris longus und Flexor carpi radialis kommen. Vermieden werden kann diese Komplikation durch vorsichtige Präparation und Schonung des Peritendineums, sofortige Defektdeckung mit Spalthaut und etwa 1wöchige Ruhigstellung auf eine Gipsschiene [3]. Die breite und unschöne Narbe der Entnahmestelle kann nicht vermieden werden. Ihre sekundäre Korrektur durch Aufdehnung mit einem Hautexpander ist zwar möglich, wurde jedoch bisher noch von keinem unserer Patienten gewünscht.

Den Leistenlappen mit Anschluß der Vasa circumflexa ilium superficialis haben wir 4mal angewendet. In 2 Fällen kam es zum Sensibilitätsausfall am Oberschenkel durch Verletzung des N. cutaneus femoris lateralis. In den Fällen, in denen die Gefäße unter dem Nerv verlaufen, muß dieser durchtrennt und erneut genäht werden. In 1 Fall trat eine Infektion an der Entnahmestelle ein. Ein spannungsarmer Hautverschluß sollte diese Komplikation vermeiden, ist jedoch in Abhängigkeit von der Größe des Lappens nicht immer möglich. Die in allen unseren Fällen etwas breite Narbe ist wenig störend, da sie meistens durch die Kleidung verdeckt wird.

Den A.-dorsalis-pedis-Lappen haben wir 2mal mikrochirurgisch transferiert. Auch hier ist ein primärer Hautverschluß nicht möglich; die Entnahmestelle muß primär mit Spalthaut gedeckt werden. Dieser Lappen hinterläßt in allen Fällen eine kosmetisch störende, instabile Narbe. Über dem Extensorretinaculum und der Sehne des Extensor hallucis longus kam es zur 3 bzw. 5 Wochen andauernden Fistelung bis zur endgültigen Beseitigung eines Sehnensequesters. Auch nach Abheilen der Wunden verbleiben hypertrophe Narben, die Druck in engen Schuhen hervorrufen.

128

Tabelle 2. Bewertung der verschiedenen mikrochirurgischen Transplantate

	Nachteile	Vorteile
Latissimus-Dorsi-Lappen	Armödem, breite Narbe	Keine kosmetische oder funktionelle Störung
Leistenlappen	Sensibilitätsstörung Oberschenkel, Infekt Entnahmestelle	Keine kosmetische oder funktionelle Störung
Unterarmlappen	Passageres Kältegefühl, Sensibilitätsstörung Handrücken, Fistelbildung über freiliegender Sehne, breites Narbenfeld	Keine funktionelle Behinderung
Dorsalis-Pedis-Lappen	Instabile Narbe, Fistel über Sehnensequester	

In die Indikation eines freien mikrochirurgischen Transplantates sollte außer dem Nutzen an der Empfängerstelle auch der hinterlassene Defekt und eventuelle Komplikationen eingehen (Tabelle 2). Diesbezüglich ist der Latissimus-dorsi-Lappen unbedenklich [4, 5]. Weder funktionell noch kosmetisch entstehen wesentliche Hebedefekte, noch sind bei sorgfältiger Technik Hebekomplikationen zu befürchten.

Unter den fasziokutanen Lappen hat sich der Unterarmlappen bewährt. Es können Transplantate in ausreichender Größe gehoben werden, funktionelle Defekte sind bei entsprechender Technik nicht zu befürchten; eine Rekonstruktion der A. radialis ist nicht erforderlich. An der Entnahmestelle entsteht jedoch eine kosmetisch störende Narbe [3].

Der Leistenlappen wird nur von wenigen Autoren zur breiten Anwendung empfohlen [1]. Zwar entsteht ein akzeptabler Hebedefekt; wesentliche Komplikationen sind bei der Hebung aber nicht zu befürchten. Die versorgenden Gefäße sind jedoch oft klein und nur inkonstant vorhanden. Als gestielter Lappen ohne Mikrogefäßanschluß ist der Leistenlappen zur Defektdeckung an der Hand ideal [4].

Der A.-dorsalis-pedis-Lappen sollte nur in Ausnahmefällen angewendet werden. Er hinterläßt eine kosmetisch und funktionell störende Narbe, zudem ist seine Hebung technisch schwierig und sehr zeitaufwendig [5].

Literatur

1. Harii K (ed) (1988) Groin flap. In: Harii K, Ohmori S, Buncke HJ (Hrsg) Microvascular tissue transfer. Igaku-Shoin, Tokio, pp 48–69
2. Manktelow RT (1988) Mikrovaskuläre Wiederherstellungschirurgie. Springer, Berlin Heidelberg New York Tokyo
3. McGregor AD (1987) The free forearm flap – the management of the secondary defect. Br J Plast Surg 40:83
4. Russel RC, Upton J, Merrell GC (1988) Free flap donor sites. Anatomical, functional and technical considerations. In: Riley WB Jr (ed) Instructional Courses. Plastic Surgery Eductional Foundation. Mosby, St. Louis, p 316

Erfahrungen mit 156 freien Lappenplastiken im Vergleich zu konventionellen Methoden

W. Stock, M. Legner, Th. Kreusser und M. Richter-Turtur

Chirurgische Klinik Innenstadt und Chirurgische Poliklinik der Universität München,
W-8000 München 2, Bundesrepublik Deutschland

Mit der fortschreitenden Entwicklung der freien Lappenplastiken durch die plastische Chirurgie erweitert sich das Indikationsgebiet zur Deckung großer Gewebedefekte in der Traumatologie und ermöglicht immer häufiger extremitätenerhaltende Behandlungsstrategien. In der Tumorchirurgie können durch die neugewonnenen Rekonstruktionsmaßnahmen radikalere Resektionsverfahren gewählt werden. Wir berichten über unsere Erfahrungen mit 156 freien Lappenplastiken, die von 1985 bis Februar 1989 an der Chirurgischen Klinik Innenstadt der LMU von der Plastischen Abteilung durchgeführt wurden. Beispielhaft möchten wir die Möglichkeiten der freien Lappenplastiken im Vergleich zu konventionellen Rekonstruktionsmaßnahmen am Problembereich der Weichteildeckung an der Tibia, dem Sprunggelenk und dem Fuß sowie zur Rekonstruktion großer Weichteil- und Knochendefekte in der Tumorchirurgie des Unterkiefers demonstrieren.

An lokalen Lappenplastiken im Bereich der unteren Extremitäten stehen uns neben lokalen Verschiebeschwenklappen überwiegend die lokalen Muskelschwenklappen zur Verfügung. Die Indikation zum fasziokutanen Schwenklappen ist u.E. eng zu stellen, da seine Durchblutung als „random pattern flap" unsicher ist und wegen des dünnen subkutanen Fettpolsters die Deckung oft sehr dünn und verletzlich wird. Kleinere Defekte im proximalen Tibiadrittel, besonders bei freiliegenden Knochen oder Sehnenstrukturen, sollten durch Myoschwenklappen oder myokutane Schwenklappen gedeckt werden. Hierzu eignet sich der mediale Kopf des M. gastrocnemius oder des M. soleus als lokaler Muskelschwenklappen. Wegen des längeren Muskelbauchs kann die Indikationsbreite für den Soleuslappen auch auf das mittlere Tibiadrittel ausgedehnt werden. Im Bereich der distalen Tibia und des Sprunggelenks stehen uns keine lokalen Muskelschwenklappen zur Verfügung, so daß hier die Indikation zur Deckung mit einem freien Lappen großzügig gestellt werden muß. Ebenso sollte bei ausgedehnten Weichteilgewebedefekten mit langstreckig freiliegenden Knochenanteilen die Indikation zur freien Lappenplastik frühzeitig gestellt werden. Der klassische Lappen zur Deckung dieser großen Defekte ist der M. latissimus dorsi. Wegen seines einfach zu präparierenden Gefäßstiels an der A. thoracodorsalis, seiner großen und flachen Ausdehnung sowie der Möglichkeit, ihn als myokutanen Lappen zu heben, ist er der weitaus am häufigsten transplantierte freie Lappen. Wir versorgten insgesamt 42 solcher Weichteildefekte mit einem freien Latissimus-dorsi-Lappen. Es kam bei 2 Lappen zur Lappennekrose.

Neben den reinen Weichteilverletzungen sollte die Indikation zur Muskellappenplastik frühzeitig bei der chronischen Osteomyelitis gestellt werden. Dazu eignen sich bei entsprechender Lokalisation die oben erwähnten Muskelschwenklappen. Im mittleren und distalen Tibiadrittel sollte allerdings die Entscheidung zur freien Muskellappenplastik großzügig gestellt werden. Dabei muß darauf geachtet werden, daß nach einem großzügigen knöchernen Débridement eine gut durchblutete, kräftige Muskelplombe in die Markhöhle zu liegen

Hefte zur Unfallheilkunde, Heft 218
C. Braun/A. Olinger (Hrsg.)
© Springer-Verlag Berlin Heidelberg 1992

kommt. Oft ist es nicht nötig, den gesamten M. latissimus dorsi zu verwenden. Wir versuchen nach Möglichkeit den medialen Anteil des M. latissimus dorsi zu erhalten, wenn die Innervation durch einen hohen Abgang des medialen Anteils des N. thoracodorsalis gewährleistet ist. Daneben bieten sich andere reine Muskellappen zur Auffüllung des Defekts in der Markhöhle an, wie z.B. der M. obliquus internus oder der M. serratus anterior. Diese können ebenfalls leicht an ihrem Gefäßstiel gehoben werden und sie hinterlassen einen geringeren funktionellen Ausfall und ein besseres kosmetisches Ergebnis als die Transplantation des Latissimus dorsi. Wir verwendeten diese beiden Lappen bei chronischen Ostitiden jeweils einmal. Es kam zu keiner Lappennekrose. Weichteildefekte im Sprunggelenk und Fußbereich erfordern dünnere Lappenplastiken als die oben genannten Muskellappen. Hier kommen überwiegend fasziokutane Lappen wie der Radialislappen oder der Skapulalappen zur Anwendung. Wir transferierten zur Deckung solcher Defekte insgesamt 33 Radialis- sowie 16 Skapulalappen. Dabei wurde in 5 Fällen eine freiliegende Achillessehne bei Zustand nach Ruptur und sekundärer Wundheilung mit diesem Lappen erfolgreich gedeckt. Nach vollständiger Abheilung der Weichteilverhältnisse konnte die Achillessehne mit einem Fascia-lata-Streifen neu rekonstruiert werden. Von den Radialislappen verloren wir keinen, bei den Skapulalappen kam es in 1 Fall zu einer Nekrose.

Neben der Defektdeckung in der Traumatologie findet die Möglichkeit der freien Lappenplastiken immer größeren Eingang in die Rekonstruktion nach tumorchirurgischen Eingriffen in der Kieferchirurgie. Die Indikation zum Aufbau der Mandibula ergibt sich dabei häufig postoperativ nach Bestrahlung mit nachfolgender Atrophie oder Osteoradionekrose des Knochens. Bei ausgedehnter Tumorinfiltration muß intraoperativ oftmals neben großen Weichteilbereichen der Unterkiefer über eine große Distanz reseziert werden. Dem plastischen Chirurgen stellt sich damit die Aufgabe der gleichzeitigen Sofortrekonstruktion beider Defektbereiche.

Zur Knochenrekonstruktion stehen uns konventionelle Materialien wie Prothesen, sowie freie, nicht vaskularisierte Knochenspäne zur Verfügung. Hier ist jedoch immer mit einer Abstoßungsreaktion, einem erhöhten Infektrisiko sowie einer verzögerten Bruchheilung und bei den freien avaskulären Knochenspänen mit einer teilweisen bis vollständigen postoperativen Resorption zu rechnen. Gerade hier bieten die neuen Techniken der freien Lappenplastiken Rekonstruktionsmöglichkeiten mit derartig eindrucksvollen Vorzügen, daß die konventionellen Methoden nur noch bei strengen Kontraindikationen angewandt werden sollten. Wir bevorzugen zur Weichteil- und Knochenrekonstruktion das freie osteokutane Beckenkammtransplantat. Daneben lassen sich der (osteo-) kutane Skapulalappen sowie der Radialislappen und die frei transplantierte und mikrovaskulär angeschlossene Rippe verwenden. Wir versorgten insgesamt 41 Patienten mit einem osteokutanen Beckenkammtransplantat, wobei wir nur 1 Lappen verloren. Bei reinen Weichteiltumoren ohne knöchernen Befall favorisieren wir den Radialislappen, den wir in 12 Fällen erfolgreich anwandten. Liegt sowohl ein en- als auch ein exoraler Weichteildefekt vor, so teilen wir den Radialislappen, falten ihn in „Sandwichtechnik" und rekonstruieren somit den ex- und enoralen Teil in einer Sitzung. Bei 2 Patienten, bei denen kein Beckenkammtransplantat durchführbar war, rekonstruierten wir den Unterkiefer durch einen osteomuskulären Skapulalappen. Wegen der deutlich besseren Vaskularität und dem geringeren Funktionsausfall sollte jedoch immer dem osteokutanen Beckenkammtransplantat der Vorzug gegeben werden.

Zusammenfassend läßt sich sagen, daß konventionelle Methoden im Bereich der Traumatologie nach wie vor einen großen Stellenwert besitzen und bei strenger Indikationsstellung immer als erste Methode zur Defektdeckung verwendet werden sollten. Durch die mittlerweile sichere Technik der freien Lappenplastiken in den Händen eines erfahrenen Operateurs kann hier frühzeitig auf eine freie Lappenplastik übergegangen werden. Zur Rekonstruktion großer Unterkieferdefekte nach tumorchirurgischen Eingriffen sollte heutzutage den freien Lappenplastiken wegen der deutlichen Vorteile gegenüber den konventionellen Methoden der Vorzug gegeben werden.

Lokalisation des Gefäßstiels mikrovaskulärer Lappen mit Doppler-sonographischen Methoden

C. Braun, G. Henneberger und W. Mittelmeier

Chirurgische Universitätsklinik, Abteilung Unfallchirurgie (Komm. Direktor: PD Dr. V. Bühren), W-6650 Homburg/Saar, Bundesrepublik Deutschland

Auffinden und Präparation des axialen Gefäßstiels ohne Läsion der Gefäße ist bei der Hebung eines mikrovaskulär gestielten Transplantats Voraussetzung für eine erfolgreichen Weichteiltransfer. Die Hebung des Lappens wird vereinfacht und die Sicherheit des Transfers vergrößert durch präoperative Lokalisation des Gefäßstiels. Angiographische Methoden haben den Nachteil der Komplikationsmöglichkeiten eines invasiven Eingriffs und eines relativ großen Aufwandes.

Anhand einer Untersuchung von 10 gesunden Probanden haben wir die Brauchbarkeit der Doppler-Sonographie zur Lokalisation und Verlaufsbestimmung der Spendergefäße verschiedener Mikrolappen geprüft. Zusätzlich wurde durch Vergleich präoperativer Doppler-Befunde und des Operationssitus bei 20 Patienten die Doppler-sonographische Aussage überprüft. Alle Doppler-sonographischen Untersuchungen wurden von 2 Untersuchern unabhängig durchgeführt.

Untersucht wurden bei den 10 Probanden beidseits die versorgenden Gefäße folgender Lappen: Latissimus-dorsi-Lappen, Skapula- und Paraskapulalappen, Leistenlappen, Grazilislappen und Dorsalis-pedis-Lappen.

Der Latissimus-dorsi-Lappen wird von der A. thoracodorsalis mit ihren Begleitvenen versorgt. Der Gefäßeintritt in den Muskel liegt nach anatomischen Studien an der Ventralseite des Muskels etwa 10 cm unterhalb der Kuppe der Axilla.

Doppler-sonographisch konnte in allen Fällen die Eintrittsstelle der Arterie in den Muskel lokalisiert werden, etwa 8–10 cm (Durchschnitt 8,7 cm) unter der Kuppe der Axilla. von hier aus konnten die Gefäße durchschnittlich 4 cm nach proximal verfolgt werden. Die Lokalisation gelang immer problemlos. Abweichungen zwischen den beiden Untersuchern gab es in keinem Fall.

Hefte zur Unfallheilkunde, Heft 218
C. Braun/A. Olinger (Hrsg.)
© Springer-Verlag Berlin Heidelberg 1992

132

Bei 15 mikrochirurgischen Latissimus-dorsi-Transfers wurde der Gefäßstiel präoperativ Doppler-sonographisch lokalisiert und eingezeichnet. Es wurde in jedem Fall die gedopplerte Lage des Gefäßes intraoperativ bestätigt.

Die fasziokutanen Skapulalappen werden von Hautästen der A. circumflexa scapulae versorgt [5, 6]. Es sind 2 Lappendesigns möglich: der eigentliche Skapulalappen, der horizontal parallel zur Spina scapulae verläuft, und der schräg parallel zum lateralen Skapularand verlaufende Paraskapulalappen. Die A. circumflexa scapulae kommt aus der medialen Achsellücke und gibt hier die für die beiden Lappen relevanten axialen Gefäße ab. Die beiden Hautäste sollten möglichst zentral in den Lappen liegen.

Doppler-sonographisch ließ sich in jedem Fall die Achsellücke mit der A. circumflexa scapulae lokalisieren. Abweichungen zwischen den beiden Untersuchern gab es hierbei nicht. Der Verlauf der Hautäste für den jeweiligen Lappen – wichtig zur genauen Ausrichtung der Achse des Lappens – konnte für den horizontalen Skapulalappen durchschnittlich 4,5 cm, für den schrägen Paraskapulalappen 3,5 cm weit gedopplert werden.

Bei 4 Lappen, bei denen präoperativ untersucht wurde, bestätigte sich die Doppler-sonographisch ermittelte Lokalisation der A. circumflexa scapulae in der medialen Achsellücke fehlerlos.

Bei der Hebung des von der A. radialis versorgten Unterarmlappens, sowie bei der Operationsvorbereitung ist die Doppler-Sonographie aus 2 Gründen nützlich:

Einmal kann die Durchgängigkeit der A. radialis bestimmt werden, zum anderen kann anhand eines modifizierten Allen-Tests die Suffizienz der A. ulnaris zur Versorgung sämtlicher Langfinger geprüft werden. Hier gehen wir folgendermaßen vor:

Zunächst werden Doppler-sonographisch die Digitalarterien des Daumens und des Zeigefingers dargestellt. Nun werden A. radialis und ulnaris gleichzeitig komprimiert – das Doppler-Signal verschwindet. Nach Öffnen der A. ulnaris muß an Daumen und Zeigefinger wieder eine Strömung hörbar sein. Treten bei dieser Untersuchung Zweifel auf, muß auf den Transfer des Radialislappens verzichtet werden. Auch eine Angiographie zur Überprüfung erübrigt sich. Wir haben von 21 Radialislappen zusätzlich zur Doppler-Untersuchung bei Unsicherheit des Befundes bei 3 Patienten eine DSA durchgeführt. Bei allen war die A. ulnaris verschlossen bzw. waren die Hohlhandbögen inkomplett angelegt.

Die Vaskularisation des M. gracilis – des am meisten verwendeten Muskels zum Transfer mit mikroneurovaskulärem Anschluß zur Restitution motorischer Funktion – erfolgt über segmentale Gefäße [4]. Der Hauptast stammt aus der A. circumflexa femoris medialis, einem Ast der A. profunda femoris. Er tritt etwa 10 cm unterhalb des Tuberculum pubicum von lateral in den Muskel ein.

Bei 8 von den 10 Probanden konnte der Gefäßeintritt in den Muskel sicher gedopplert werden, bei einem sogar der Verlauf seit seinem Austritt aus der A. profunda femoris. Bei 2 von den 10 Patienten konnte der Gefäßstiel nicht aufgefunden werden. Klinisch wurde nur bei 1 Fall präoperativ eine Doppler-Untersuchung durchgeführt; hier bestätigte sich der sonographische Befund exakt.

Zum freien Transfer des Fußrückenlappens und zum Transfer der 1. und 2. Zehe muß als arterieller Gefäßstiel die A. dorsalis pedis präpariert werden. Diese ist in ihrem Verlauf am proximalen Fußrücken tastbar, nimmt jedoch distal der Basen der Mittelfußknochen als erste dorsale Metatarsalarterie einen variablen Verlauf. Sie kann oberflächlich unmittelbar subfaszial oder tief unter dem M. interosseus dorsalis 1 liegen oder hypoplastisch sein [2].

Doppler-sonographisch kamen wir zu folgendem Ergebnis:

Bei 3 Patienten kam es zu praktisch keiner Abschwächung des Doppler-Signals von proximal nach distal am Fußrücken; hier ist davon auszugehen, daß die 1. dorsale Metatarsalarterie oberflächlich liegt. Bei 6 Patienten kam es zunächst zur Abschwächung, dann etwa 1 cm proximal der Interdigitalfalte wieder zur Verstärkung des Signals – hier liegt die dorsale Metatarsalarterie wohl submuskulär. In 1 Fall kam es nach der Abschwächung nicht wieder zur Verstärkung des Signals – hier liegt wohl eine hypoplastische dorsale Arterie vor; die Zehenversorgung erfolgt über volare Gefäße.

Diskussion

Zum erfolgreichen mikrochirurgischen Gewebetransfer ist die schonende Präparation des Gefäßstiels wichtig. Auffinden und Präparation werden erheblich erleichtert durch präoperative Lokalisation und Verlaufsbestimmung der axialen Lappengefäße [1]. Die präoperative Doppler-Sonographie ist eine sichere Methode. Bis auf 2 Fälle für den Gefäßstiel des M. gracilis konnten alle Lappengefäße gedopplert werden. Intraoperativ bestätigte sich in allen Fällen der präoperative Doppler-sonographische Befund. Besonders wichtig und nützlich ist die Doppler-sonographische Gefäßverlaufsbestimmung für die Skapulalappen, wo die Lappenachse nach dem Verlauf des „axialen" Lappengefäßes ausgerichtet sein soll.

Für alle Fragestellungen bezüglich Gefäßverlauf und Durchgängigkeit von Lappengefäßen vor mikrochirurgischem Transfer ist die Doppler-Sonographie angiographischen Methoden durch ihre Einfachheit, Komplikationslosigkeit und durch den direkten topographischen Zusammenhang durch Einzeichnen des Doppler-sonographisch ermittelten Gefäßverlaufs auf der Haut überlegen.

Literatur

1. Brychta P, Volka J (1987) Percutaneous detection of free flap vascular pedicles using a doppler ultrasonic velocimeter. Acta Chir Plast (Prague) 29:190
2. Gu YD, Wu MM, Zheng YL, Li HR (1985) Vascular variations and their treatment in toe transplantation. J Reconstr Microsurg 1:227
3. Hidalgo DA (1987) Forearm free flaps. In: Shaw WW, Hidalgo DA (eds) Microsurgery in trauma, 1st edn. Futura, New York
4. Pickrell K, Georgiade N, Maguire C, Crawford H (1956) Gracilis muscle transplant for rectal incontinence. Surgery 40:349
5. Rowsell AR, Davies DM, Eisenberg N, Taylor GI (1984) The anatomy of the subscapular-thoracodorsal arterial system: Study of 100 cadaver dissections. Br J Plast Surg 37:574
6. Santos dos LF (1984) The vascular anatomy and dissection of the free scapular flap. Plast Reconstr Surg 73:598

IV. Nervenrekonstruktionen

Nervenrekonstruktion – Aspekte der De- und Regeneration peripherer Nerven

K. W. Becker

Fachrichtung 3.1 – Anatomisches Institut der Universität des Saarlandes,
W-6650 Homburg, Bundesrepublik Deutschland

Mikrochirurgische Techniken, die es ermöglichen, die Kontinuität vollständig durchtrennter peripherer Nerven wiederherzustellen, sind heute so weit optimiert, daß eine weitere Verbesserung der operativen Methodiken kaum noch möglich erscheint. Im Vordergrund vieler Arbeiten steht deshalb zunehmend die Frage, inwieweit der Regenerationserfolg durch pharmakologisch wirkende Maßnahmen positiv beeinflußt werden kann.

Die Zahl der Untersuchungen über de- und regenerative Vorgänge in peripheren Nerven hat sei den ersten makroskopischen und mikroskopischen Beobachtungen [6, 8] ein für den Einzelnen kaum überblickbares Ausmaß erreicht. Die methodischen Unterschiede der Nervenläsionen (Verkochung, Vereisung, Unterbindung, Quetschung, Durchtrennung) weisen aufgrund der verschiedenartigen De- und Regenerationsformen (ohne oder mit Kontinuitätsläsion, Teilläsion etc.) erhebliche morphologische Differenzen auf, die einer Klassifizierung bedurften [15, 17].

A. V. Waller [18] beschrieb 1850 den gesetzesmäßigen Ablauf der Degeneration des peripheren Teils eines durchtrennten Nervs. Trotz vieler Gegenmeinungen wurden die Ergebnisse Wallers bestätigt. In Anerkennung seiner Verdienste haben die stets gleichförmig ablaufenden Veränderungen im distalen Stumpf eines durchtrennten peripheren Nervs als sog. Waller-Degeneration Eingang in die Literatur gefunden. Neben anderen Forschern konnte v.a. S. Ramon y Cajal (1928) [5] mit seinen detaillierten Silberimprägnationsmethoden an peripheren Nerven den endgültigen Nachweis für die Richtigkeit der Beobachtungen von Waller erbringen. Mit den verfeinerten Methoden der Licht- und Elektronenmikroskopie, der Biochemie, Histo- und Immunhistochemie und der Physiologie konnten in den letzten Jahrzehnten weitere Phänomene der Morphologie und Funktion von peripheren Nerven in normalem und pathologisch verändertem Zustand untersucht und geklärt werden.

Grundlage jeder mikrochirurgischen Nahttechnik, die nach Kontinuitätsläsion eines peripheren Nervs eingesetzt wird, sind Kenntnisse über die morphologischen Veränderungen während der De- und Regeneration.

Traumen unterschiedlicher Art (Kompression, chemische oder thermische Noxen, Durchtrennung, Intoxikation, Anoxie etc.) können periphere Nerven schädigen und dege-

Hefte zur Unfallheilkunde, Heft 218
C. Braun/A. Olinger (Hrsg.)
© Springer-Verlag Berlin Heidelberg 1992

136

nerative Veränderungen hervorrufen. Art, Stärke, Ausdehnung, Ort des Traumas, Lebensalter und Stoffwechselsituation sind bestimmend für die Regenerationsfähigkeit der Nervenfasern. Alle Läsionen führen zu morphologischen Veränderungen sowohl proximal wie distal der Schädigung. Alterationen, die sich am distalen abgetrennten Teil des Nervs abspielen, bezeichnet man als anterograde Veränderungen. Proximal der Verletzungsstelle ablaufende Vorgänge haben die Bezeichnung retrograde Veränderungen erhalten.

Mit der Einteilung von peripheren Nervenverletzungen [15] nach klinischen Aspekten – eine Einteilung, die auch von seiten der morphologischen Grundlagenforschung ausreichend ist – sollten nicht nur die Unterscheidungsmerkmale verschiedener Degenerationstypen, sondern gleichzeitig auch Unterschiede hinsichtlich des Verlaufs der Regeneration, des Funktionsverlustes und der Erholung der Nerven einschließlich der klinischen Prognose definiert werden. Die Klassifikation, die nicht vollständig zwischen den in vielen Fällen vorkommenden gemischten Läsionstypen unterscheidet, wurde später durch weitere Einteilungen ergänzt.

Primäre Degeneration mit Regeneration (Neurapraxie)

Die primären Degenerationserscheinungen bieten ein vielfältiges morphologisches Bild von Veränderungen der Axone[1] und deren Hüllstrukturen, das von Art und Stärke der Läsion bestimmt wird und ohne tiefgreifende Strukturveränderungen einhergeht. Zwei Erscheinungsformen werden unterschieden:

Neurolytische Schwellung

Leichtere, lokal begrenzte Traumen führen zu kurzdauernder Leitungsunterbrechung ohne wesentliche strukturelle Veränderungen. Histologisch erscheint das Axon ödematös geschwollen und homogen eosinophil. Die Hüllzellen sind unverändert. Die Silberimprägnation weist im Läsionsbereich fragmentierte Neurofibrillen nach. Die neurolytische Schwellung, die im eigentlichen Sinn keine Degeneration darstellt, heilt in der Regel ohne Defekt aus und die Leitfähigkeit normalisiert sich wieder.

Segmentale De- und Remyelinisation

Bei der segmentalen Demyelinisation nach stärkeren mechanischen Traumen, entzündlichen Prozessen oder Intoxikationen bleiben die Axone intakt, allerdings werden die Hüll-

---

[1] Licht- und elektronenmikroskopische Befunde lassen keine eindeutige Differenzierung in zellulifugal oder zellulipetal leitende Nervenzellfortsätze zu. In der älteren histologischen Literatur wird jeder von peripheren Gliazellen umhüllte Nervenzellfortsatz als Achsenzylinder oder Axon bezeichnet. Die neuere Terminologie gebraucht den Begriff „Axon" synonym ausschließlich für den Neuriten, also den zellulifugal leitenden Fortsatz, während die zellulipetal leitenden Fortsätze als Dendriten bezeichnet werden. Da die de- und regenerativen Vorgänge an Neuriten und Dendriten grundsätzlich gleich sind, wird in diesem Referat, ungeachtet der Leitungsrichtung, der Begriff „Axon" entsprechend der alten Nomenklatur für jeglichen peripheren Nervenzellfortsatz beibehalten.

strukturen geschädigt. Im Bereich mehrerer Segmente wird das Myelin markhaltiger Fasern innerhalb der Lamina basalis von proliferierenden Schwann-Zellen phagozytiert. Die Remyelinisation beginnt ca. 2–3 Wochen nach der Läsion. Nach erfolgter Reparation sind die Segmente auf ca. 1/2–1/3 ihrer ursprünglichen Länge verkürzt und die Markscheiden dünner. Die während der Demyelinisation aufgehobene Leitfähigkeit kehrt wieder, jedoch ist die Nervenleitgeschwindigkeit aufgrund der verkürzten Internodien im Läsionsbereich verlängert.

Sekundäre Degeneration nach Kontinuitätsunterbrechung eines peripheren Nerven

Sowohl nach Axonotmesis als auch nach Neurotmesis treten am proximalen wie am distalen Nervenstumpf degenerative Veränderungen auf. Morphologische Veränderungen sind in diesen Fällen sowohl nach perikaryonnaher wie nach perikaryonferner Läsion auch an den zugehörigen Nervenzelleibern zu finden („primäre Reizung"). Ist das Axon perikaryonfern geschädigt, so sind die morphologischen Veränderungen des Zelleibs reversibel. Seddon [15] unterscheidet 2 Formen der Kontinuitätsläsion:

Axonotmesis

Bei Erhaltung der äußeren Struktur werden die reizleitenden Elemente eines peripheren Nerven unterbrochen. Die Axone sind nach stärkeren Traumen durchtrennt und die peripheren Anteile des Nervenzellfortsatzes sterben ab (sekundäre Degeneration nach Waller). Das endoneurale Gewebe und insbesondere die für die spätere Regeneration wichtigen Laminae basales (zusammen mit anliegenden Kollagenfasern auch als Endoneuralrohre bezeichnet) bleiben erhalten. Die degenerativen Vorgänge in den abgetrennten Axonabschnitten erfolgen in charakteristischer Weise und entsprechen den degenerativen Veränderungen nach Neurotmesis (s. unten). In tierexperimentellen Untersuchungen zur Prüfung von Pharmakawirkungen auf die Strukturen de- und regenerierender peripherer Nerven bietet sich die Axonotmesis als Versuchsmodell an. Die zu diesem Zweck häufig angewendete Nervenquetschung führt allerdings nicht immer zu einer Axonotmesis mit nachfolgender, vollständiger sekundärer Degeneration, da die Standardisierung der Quetschung einer Reihe von Fehlern unterworfen sein kann. So kann z.B. ein dickerer Nerv, der in viele Faszikel aufgeteilt und mit reichlich epineuralem Bindegewebe ausgestattet ist, gegen Druckbelastung weitaus widerstandsfähiger sein, als ein Nerv, der sich nur aus einzelnen und großen Faszikeln mit wenig epineuralem Gewebe zusammensetzt. Zu niedrige Drücke führen u.U. nicht zu einer vollständigen Waller-Degeneration, zu hohe Drücke können – auch bei Erhalt des adventitiellen Bindegewebes und scheinbarer Nervenkontinuität – zu einer kompletten Kontinuitätsläsion mit Bindegewebevermehrung und Neurombildung führen. Eine reproduzierbare Axonotmesis mit kompletter Waller-Degeneration kann durch Anwendung von Kälte herbeigeführt werden [2].

Neurotmesis

Die vollständige Unterbrechung eines peripheren Nerven wird als Neurotmesis bezeichnet. Die sekundäre (anterograde oder Waller-) Degeneration umfaßt alle degenerativen Vorgänge, die sich in einem peripheren Nerv distal der Läsionsstelle abspielen. Nicht alle Nervenfasern degenerieren zum gleichen Zeitpunkt. Dickere markhaltige gehen zuerst zugrunde, während marklose sich erst später auflösen. Die Abbauvorgänge beginnen nicht an bestimmten Stellen, sondern lassen sich fokal und zufallsmäßig verteilt über den ganzen peripheren Nervenabschnitt nachweisen. Die große Zahl an Untersuchungen zur Waller-Degeneration, mit ihren in Details variierenden Ergebnissen, lassen letztendlich den Schluß zu, daß es keine einheitliche und exakte, sondern nur eine größenordnungsmäßige Zeiteinteilung für den Ablauf der degenerativen Erscheinungen gibt:

Bis 12 h nach der Kontinuitätsläsion findet man distal des Läsionsortes noch keine wesentlichen axoplasmatischen Veränderungen. Das Axoplasma erscheint regelrecht mit longitudinal verlaufenden Neurotubuli und -filamenten. Schwann-Zellen und Laminae basales sind unverändert. 12–24 h nach der Läsion sind die ersten sicheren Zeichen der beginnenden Degeneration in Form von varikösen Axonauftreibungen zu sehen. Die axonalen Mitochondrien runden sich ab und sind ödematös geschwollen. An den Markscheiden sind keine wesentlichen Veränderungen nachweisbar. Erst 1–3 Tage nach der Verletzung erkennt man erste degenerative Veränderungen an den Myelinscheiden. Diese fragmentieren zu länglich-ovalen oder runden Markballen. Die fortschreitende Axolyse manifestiert sich in einer zunehmenden Verklumpung und Vakuolisierung der axonalen Strukturen. 4–6 Tage post läsionem zerfällt das Axon des distalen Nervenabschnitts in bizarr geformte Bruchstücke. Die Markballen ordnen sich in longitudinal ausgerichteten, „perlschnurartigen" [18] Straßen an. Das Myelin wird von Schwann-Zellen und eingewanderten Makrophagen abgebaut. Reaktiv vermehren sich auch die endoneuralen Fibrolasten. Nach 5–7 Tagen wird die Desintegration des Myelins immer deutlicher, die Lamellierung ist verschwunden. Die Schwann-Zellen hypertrophieren innerhalb ihrer ursprünglichen Lamina basalis und bilden pseudopodienartige Ausläufer. An manchen Stellen ist die Lamina basalis unterbrochen, um Makrophagen, die an den Abräumvorgängen beteiligt sind, das Eindringen zu erleichtern (Abb. 1 und 2). Nach 2–3 Wochen haben sich die Schwann-Zellen um ein Vielfaches vermehrt und sind strotzend gefüllt mit Axon- und Myelinabbauprodukten. Die proliferierten Zellen füllen den von Endoneuralgewebe begrenzten Raum aus und bilden eigene, teilweise geschlängelt verlaufende Basallaminae. Nach ihren Erstbeschreibern werden diese Strukturen als Hanken-Büngner-Bänder bezeichnet. Die Bänder – in der angloamerikanischen Literatur auch als „Schwann tubes" oder „Endoneuralrohre" benannt – bleiben auch bei ausbleibender Regeneration über sehr lange Zeit erhalten und bilden die wichtigen Leitstrukturen für die aus dem proximalen Stumpf auswachsenden Axonsprosse. Bei ausbleibender Regeneration bestehen die Endoneuralrohre nur noch aus Schwann-Zellen, Fibrozyten und Kollagenfasern, die von einer gemeinsamen Lamina basalis umschlossen werden. Der Hypertrophie des Nervenbegleitgewebes folgt eine Involution, so daß der originäre Durchmesser des Nerven deutlich kleiner wird. Die Dauer der Waller-Degeneration ist für verschiedene Spezies, Nerven bzw. Nervenfasern außerordentlich variabel. Bis zum völligen Abbau des Myelins vergehen mindestens 2 Monate.

Über eine kurze Strecke (1–2 Internodien) proximal des Läsionsortes kommt es ebenfalls zu schwersten degenerativen Veränderungen, die denen der Waller-Degeneration

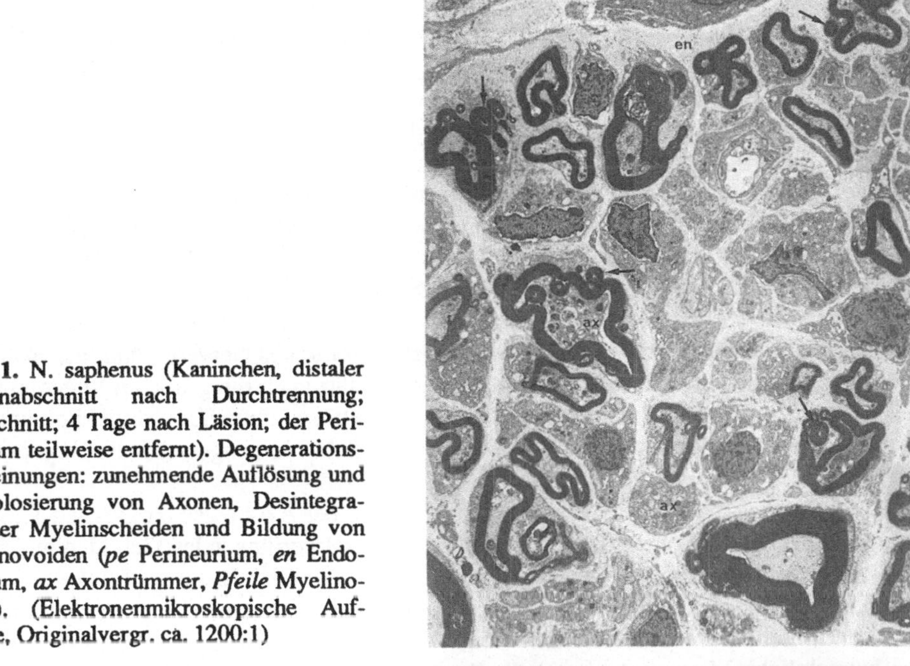

Abb. 1. N. saphenus (Kaninchen, distaler Nervenabschnitt nach Durchtrennung; Querschnitt; 4 Tage nach Läsion; der Perineurium teilweise entfernt). Degenerationserscheinungen: zunehmende Auflösung und Vakuolosierung von Axonen, Desintegration der Myelinscheiden und Bildung von Myelinovoiden (*pe* Perineurium, *en* Endoneurium, *ax* Axontrümmer, *Pfeile* Myelinovoide). (Elektronenmikroskopische Aufnahme, Originalvergr. ca. 1200:1)

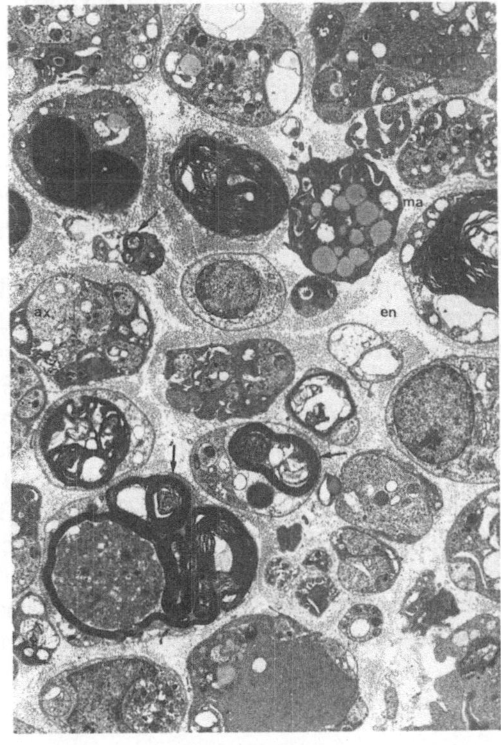

Abb. 2. N. saphenus (Kaninchen; distaler Nervenabschnitt nach Durchtrennung; Querschnitt; 10 Tage nach Läsion). Vollbild der sekundären Waller-Degeneration (*en* Endoneurium, *ax* Axontrümmer, *Pfeile* Myelinovoide, *ma* Makrophage). (Elektronenmikroskopische Aufnahme, Originalvergr. ca. 3000:1)

140

prinzipiell gleich sind und in ihrer Gesamtheit als „traumatische" oder „initiale" Degeneration bezeichnet werden.

Periphere Nervenfortsätze können nur regenerieren, wenn der Läsionsort nicht zu nahe an deren Perikaryon gelegen ist. In der Regel verläuft die Regeneration umso günstiger, je distaler die Schädigung liegt und je kürzer die Strecke zum zu innervierenden Zielorgan ist. Ist der Läsionsort perikaryonnah, so degeneriert nicht nur der distale Faseranteil, sondern auch der proximale Axonabschnitt einschließlich des zugehörigen Zelleibs (retrograde Degeneration). In jedem Fall kommt es nach der Axondurchtrennung zu strukturellen, reaktiven Umbauvorgängen in der entsprechenden Ganglienzelle („primäre Reizung"), die bereits als Ausdruck regenerativer Vorgänge angesehen werden können. Sind die Perikaryen funktionstüchtig und die proximalen Nervenstümpfe genügend lang, regenerieren die Nervenfortsätze nach Axonotmesis wie nach Neurotmesis in prinzipiell der gleichen Art. Im Unterschied zur kompletten Kontinuitätsunterbrechung liegen bei Axonotmesis ideale Regenerationsverhältnisse vor, da die Mikroarchitektonik des Nerven – und hier insbesondere die Laminae basales – erhalten bleibt. Dies erklärt auch die größeren Regenerationsgeschwindigkeiten nach Axonotmesis. Der Läsionsort kann ohne Schwierigkeiten von auswachsenden Fasersprossen überbrückt werden, da kein Narbengewebe die Regeneration hemmt.

Kurze Zeit nach der Läsion runden sich die Enden der Axone des proximalen Stumpfes ab und schwellen zu kolbenförmigen, sich nach zentral verjüngenden Gebilden an, die als End- oder Wachstumskolben bezeichnet werden. Von der Oberfläche der Endkolben gehen feine „Microspikes" filopodienartig aus, die das umgebende Gewebe beweglich abtasten und sich innerhalb weniger Minuten wieder zurückziehen können. Die Filopodien enthalten beträchtliche Mengen Actin. Endkolbenbildung und erste Axonsprossungen wurden von einigen Autoren bereits 2–3 h nach der Läsion gesehen, andere nehmen einen Zeitraum von bis zu 3 Tagen an. In den terminalen Axonauftreibungen häufen sich Mitochondrien, Vesikel, Neutrotubuli und -filamente und im Axoplasma ist eine vermehrte Enzymaktivität nachzuweisen. Es liegen gesicherte Erkenntnisse vor, daß nicht etwa ein Ödem oder eine lokale Proteinsynthese für die Axonschwellung verantwortlich ist, sondern daß die Akkumulation der Substanzen und Organellen durch einen proximodistalen Axoplasmafluß – neben dem noch ein retrograder Axoplasmafluß existiert – zustande kommt.

Das Regenerationsgeschehen (Abb. 3–10) basiert somit auf einer Steigerung des Axoplasmaflusses, der zur Ausbildung von filopodienartigen Sprossen führt, mit dem Ziel der Wiedervereinigung von Zellzentrum und Zielorgan durch Verlängerung des Axons.

Cajal [5] hat 2 wesentliche Formen der Fasersprossung unterschieden: die terminale und die kollaterale Proliferation. Bei der terminalen Sprossung ziehen die Fasern vom Endbereich des Axonkolbens direkt peripherwärts, während bei der kollateralen Sprossung Fasern mehr oder weniger weit entfernt vom Endkolben, meist im Bereich eines Ranvier-Knotens, aus dem Axon hervorwachsen. Die Tatsache, daß sich aus einem Axon mehrere Fasersprosse entwickeln können, haben Bielschowsky u. Valentin [4] als „Überneurotisation" bezeichnet. Quantitative Angaben über die Zahl regenerierender Sprosse (75–200% mehr als ürsprünglich vorhandene Axone) sind allerdings nur unter Vorbehalt zu beurteilen, da der Durchmesser vieler Sprosse an der Grenze der lichtmikroskopischen Auflösung liegt.

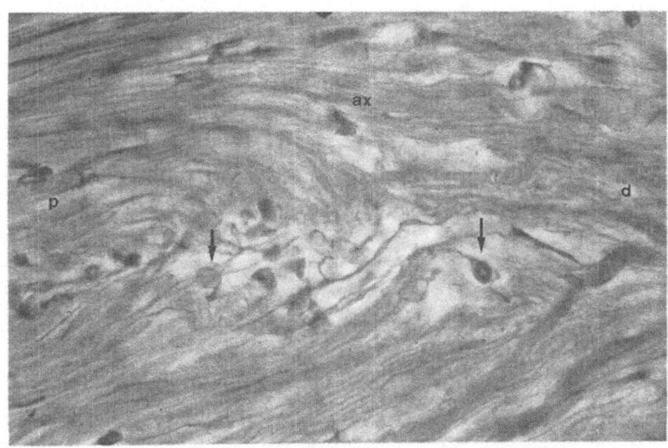

Abb. 3. N. saphenus (Kaninchen; Durchtrennung und mikrochirurgische faszikuläre Naht; Nahtgebiet; Längsschnitt; 4 Tage nach Läsion). Regenerationserscheinungen: Wachstumskolben und -spitzen. (*p* proximal, *d* distal, *ax* Axone, *Pfeile* Wachstumskolben). (Lichtmikroskopische Aufnahme, Silberimprägnation; Originalvergr. ca. 200:1)

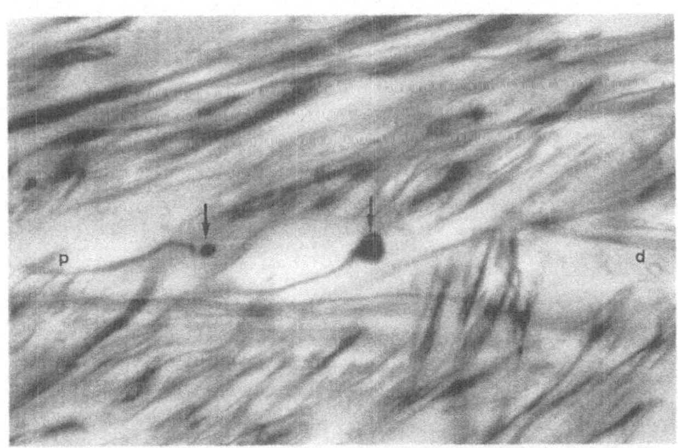

Abb. 4. N. saphenus (Kaninchen; Durchtrennung und mikrochirurgische faszikuläre Naht; Nahtgebiet; Längsschnitt; 4 Tage nach Läsion). Regenerationserscheinungen: Wachstumskolben und -spitzen (*p* proximal, *d* distal, *Pfeile* Wachstumskolben). (Lichtmikroskopische Aufnahme, Silberimprägnation; Originalvergr. ca.400:1)

Ein Großteil, der während der Hyperneurotisation entstandenen Nervenfasersprosse, findet keinen Anschluß an ein Erfolgsorgan, involviert und geht zugrunde. Die Hyperneurotisation erhöht jedoch die Chancen beträchtlich, daß es einer bestimmten Anzahl von Axonen gelingt, Anschluß an den abgetrennten peripheren Nervenstumpf zu finden. Viele der jungen Sprossen weichen beim Auswachsen nach lateral ab oder wachsen in die Bindegewebehüllen des Nerven oder in das Narbengewebe der Kontinuitätslücke ein. Rekurrierendes Wachstum ist nicht selten. Der Weg, den die regenerierenden Fasersprosse nehmen, wird in vivo wesentlich von den Strukturen in der unmittelbaren Umgebung bestimmt. Hierbei ist die Anordnung der Zellen und Bindegewebeelemente innerhalb der

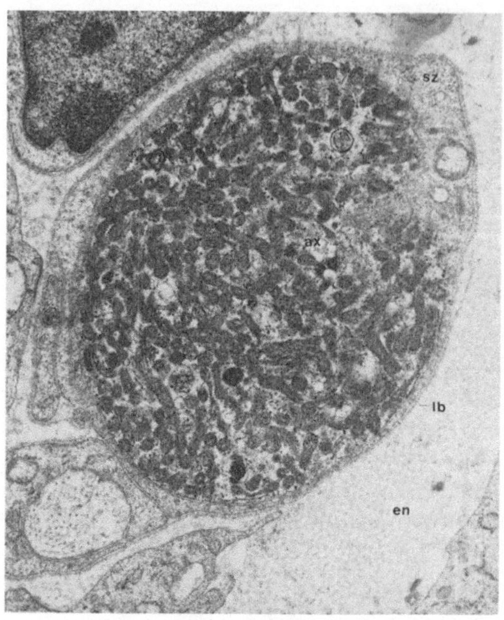

Abb. 5. N. saphenus (Kaninchen; distaler Nervenabschnitt nach Durchtrennung und mikrochirurgischer Naht; Querschnitt; 10 Tage nach Läsion). Wachstumskolben strotzend gefüllt mit Mitochondrien, Vakuolen, Neurotubuli und -filamenten (*ax* Axon, *lb* Lamina basalis, *sz* Schwann-Zelle, *en* Endoneurium). (Elektronenmikroskopische Aufnahme, Originalvergr. ca. 20000:1)

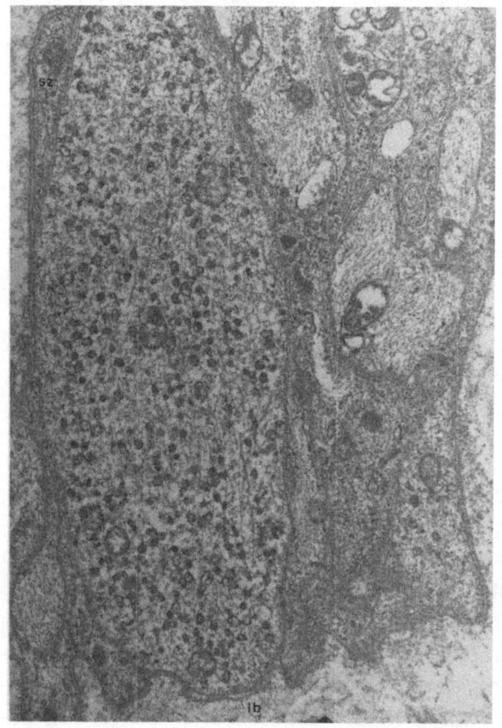

Abb. 6. N. saphenus (Kaninchen; distaler Nervenabschnitt nach Durchtrennung und mikrochirurgischer Naht; Längsschnitt; 10 Tage nach Läsion). Wachstumskolben strotzend gefüllt mit Mitochondrien, Vakuolen, Neurotubuli und -filamenten (*lb* Lamina basalis, *sz* Schwann-Zelle). (Elektronenmikroskopische Aufnahme, Originalvergr. ca. 20000:1)

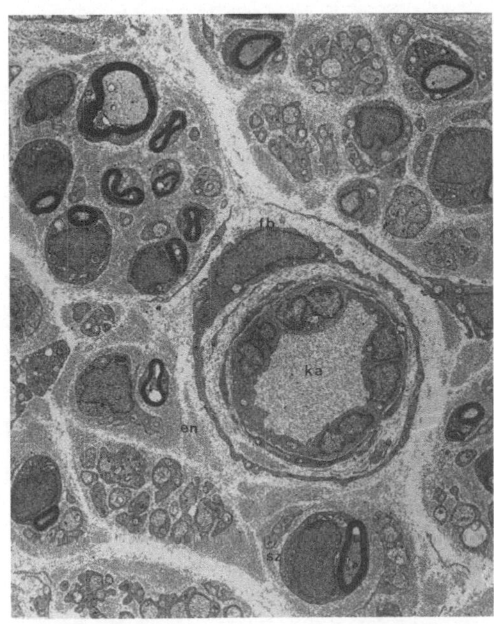

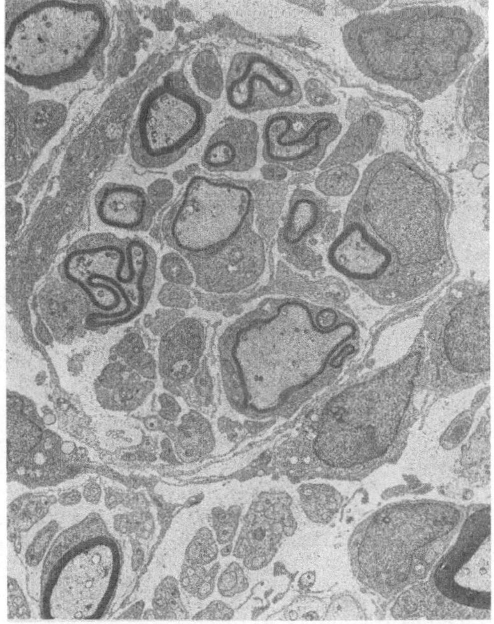

Abb. 7. N. saphenus (Kaninchen; distaler Nervenabschnitt nach Durchtrennung, mikrochirurgischer Naht und interfaszikulärer Applikation von Methylprednisolon; Längsschnitt; 14 Tage nach Läsion). Typisches Bild eines regenerierten peripheren Nerven; Unterteilung des Faszikels in 'Subfaszikel' oder Regenerationseinheiten (*sz* Schwann-Zelle, *ka* endoneurales Blutgefäß, *fb* Fibroblast, *en* Endoneurium). (Elektronenmikroskopische Aufnahme, Originalvergr. ca. 2000:1)

Abb. 8. N. saphenus (Kaninchen; distaler Nervenabschnitt nach Durchtrennung; mikrochirurgischer Naht und interfaszikulärer Applikation von Methylprednisolon; Längsschnitt; 14 Tage nach Läsion). Subfaszikel im regenerierten Nerven. (Elektronenmikroskopische Aufnahme, Originalvergr. ca. 2000:1)

Kontinuitätslücke von größter Wichtigkeit. Bei parallel angeordneten Strukturen (Hanken-Büngner-Bänder) erfolgt das Wachstum geordnet. Treffen die jungen Sprosse jedoch auf ungeordnetes Narbengewebe, kommt es zu aberrierenden, neuromatösen Wachstumserscheinungen. Über die Wachstumsrichtung und Faktoren, die diese beeinflussen, bestanden unterschiedliche Meinungen. Cajals „Chemotaxis" oder Neurotropismus, wobei die

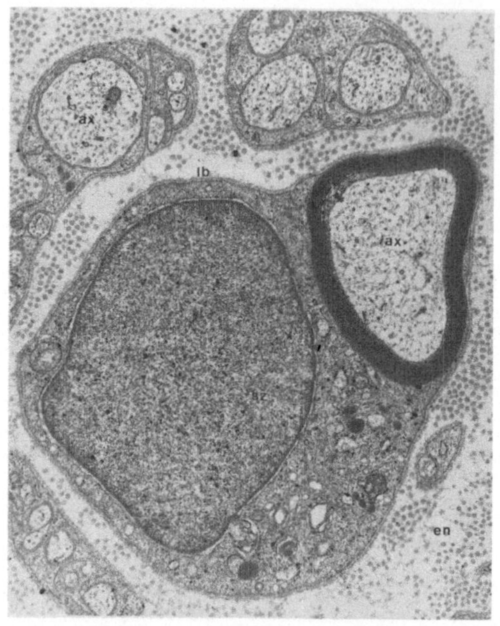

Abb. 9. N. saphenus (Kaninchen; distaler Nervenabschnitt nach Durchtrennung und mikrochirurgischer Nervennaht; Querschnitt; 14 Tage nach Läsion). 'Aktivierte' Schwann-Zelle. Parallel im Zytoplasma ablaufende de- und regenerative Vorgänge (*ax* Axon, *sz* Schwann-Zelle, *lb* Lamina basalis, *en* Endoneurium). (Elektronenmikroskopische Aufnahme, Originalvergr. ca. 20000:1)

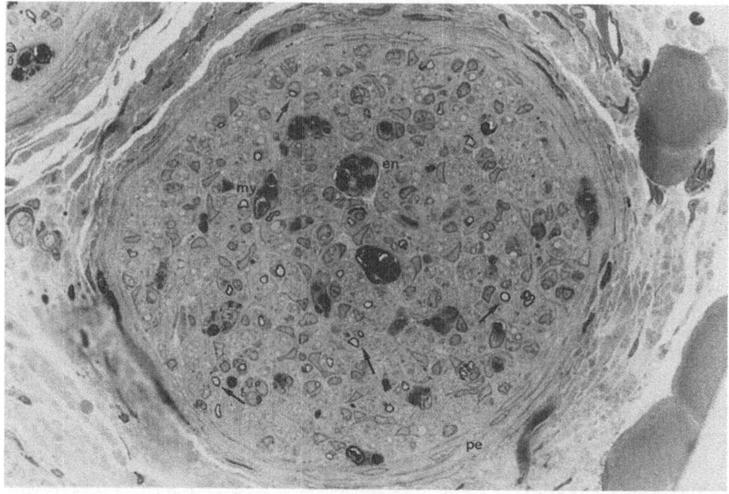

Abb. 10. N. saphenus (Kaninchen; distaler Nervenabschnitt nach Axonotmesis und Applikation eines Vitamin-B-Gemisches; Querschnitt; 10 Tage nach Läsion; Perineurium teilweise entfernt). Neben degenerativen Strukturen bereits fortgeschrittene Remyelinisierung junger Nervenfasersprosse. (*pe* Perineurium, *en* Endoneurium, *my* Myelinovoide, *Pfeile* junge myelinisierte Nervenfasern). (Lichtmikroskopische Aufnahme, Semidünnschnitt, Richardson-Färbung, Originalvergr. ca. 100:1)

Nervenfasersprossen von entfernt liegenden Strukturen oder Substanzen, die diese Strukturen absondern, angezogen werden sollten, wurde lange Zeit abgelehnt. Heute gibt es allerdings viele Hinweise, daß über neurotrope (neuronotrophe) Faktoren (NTF) – mit dem am besten untersuchten Nervenwachstumsfaktor NGF – Regulationsmechanismen bestehen,

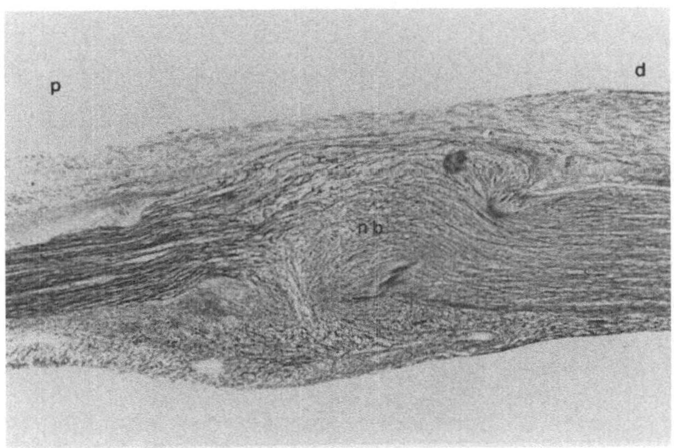

Abb. 11. N. saphenus (Kaninchen; Nahtbereich nach Durchtrennung, mikrochirurgischer Reanastomosierung und interfaszikulärer Applikation von Methylprednisolon; Längsschnitt; 10 Tage nach Läsion). Neuromatöse Neurotisation über die Nahtstelle hinweg (*p* proximal, *d* distal, *nb* Nahtbereich). (Lichtmikroskopische Aufnahme, Silberimprägnation, Originalvergr. ca. 40:1)

die Einfluß auf die Wachstumsrichtung haben, und daß über „neurite promoting factors" (NPF) – möglicherweise sezerniert von Schwann-Zellen – das Wachstum der Axone selbst beeinflußt wird. Ohne Zweifel sind jedoch die Hypothesen von Dustin [7] über „haptotropism and contact sensibility" und von Weiss u. Hiscoe [19] von großer Bedeutung in bezug auf die Wachstumsrichtung der Fasersprosse. Die Beschaffenheit der unmittelbaren Umgebung bestimmt direkt die Wachstumsrichtung – eine wichtige Tatsache für den Einsatz der mikrochirurgischen perineuralen Nahttechnik.

Die Neurom- oder Teilneurombildung (Abb. 11–15) innerhalb eines regenerierenden peripheren Nervs nach Neurotmesis ist ein zentrales Problem, da der ungeordnete Zellbindegewebefilz im Bereich der Kontinuitätslücke für die auswachsenden Axone ein massives Hindernis darstellt. Das sich am Ende des proximalen Nervenstumpfes bildende Narbenneurom besteht aus wirr durcheinander laufenden Axonen, die in kleineren, von einer dünnen Perineuralhülle umgebenen „Miniaturfaszikeln" liegen, aus proliferierten Schwann-Zellen, Fibroblasten, Kollagenfasern und feinsten Blutgefäßen. Bei Erreichen einer bestimmten Neuromgröße kommt das Axonwachstum zum Stillstand. Der Ausgang des „Kampfes zwischen den Achsenzylindern und dem sich zwischen den Nervenstümpfen entwickelnden Bindegewebe" [9] ist abhängig von den oben beschriebenen Vorgängen. Ziel der Arbeiten war und ist es, die Neurombildung zu unterdrücken und gleichzeitig die axonale Regeneration und Remyelinisation zu beschleunigen. Unterschiedliche Methoden wurden vorgeschlagen: Tubulisation (Peritoneum, Gefäßwandungen, entkalkte Knochen, Gummi-, Magnesium- oder Agarröhrchen, Pergament, Plexiglas, Polyäthylen-, Silikon- oder Gelatinefilme, Millipore), „atraumatische Nähte" mit Fibrin- oder Histoacrylklebern, Abbau der Spannung im Bereich einer Nervennaht etc.. Erst die Einführung des Operationsmikroskops und die Einführung spezieller Nahttechniken (mikrochirurgische faszikuläre Perineuralnaht mit feinstem Nahtmaterial und Vermeidung von Fremdkörperreaktionen auf das Nahtmaterial, spannungsfreie Adaption der Nervenenden durch autologe Nerventransplantation) ermöglichen heute zufriedenstellende Regenerationsergebnisse.

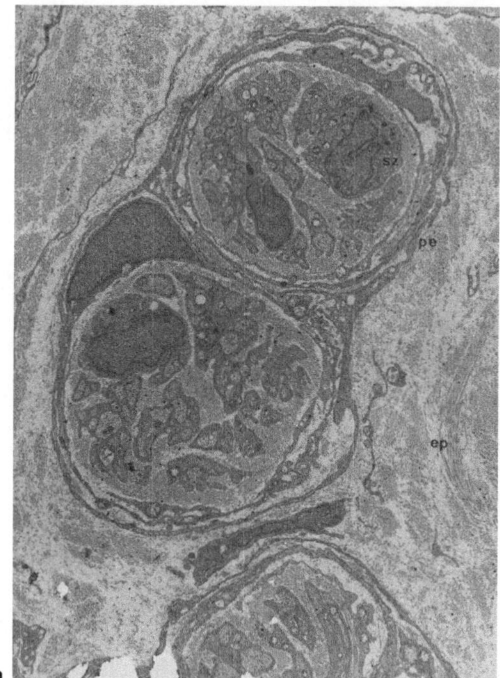

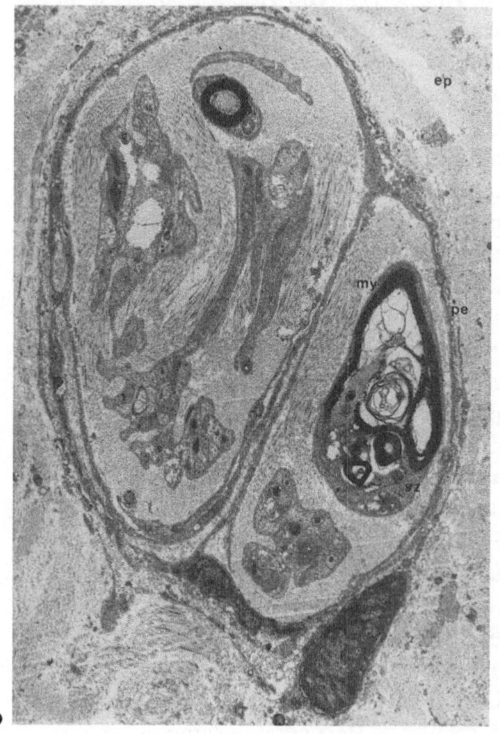

Abb. 12 a, b. N. saphenus (Kaninchen; distaler Nervenabschnitt nach Durchtrennung und mikrochirurgischer Reanastomosierung; Querschnitt; 14 Tage nach Läsion). Fehlwachstum von Nervenfasern. Bildung von 'Miniaturfaszikeln' im neugebildeten epineuralen Gewebe (*sz* Schwann-Zelle, *my* Myelin, *pe* Perineurium, *ep* Epineurium) (Elektronenmikroskopische Aufnahme, Originalvergr. ca. 1200:1)

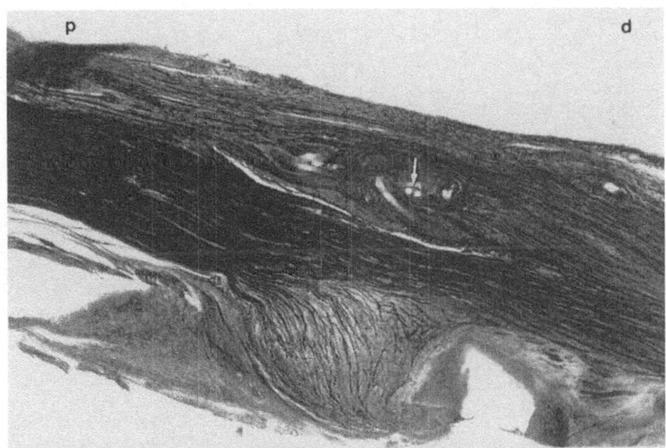

Abb. 13. N. saphenus (Kaninchen Nahtbereich nach Durchtrennung und mikrochirurgischer Reanastomosierung; Längsschnitt; 21 Tage nach Läsion). Neuromatöse Neurotisation über die Nahtstelle hinweg. Fehlwachstum und Teilneurombildung (*p* proximal, *d* distal, *Pfeil* Nahtmaterial) (Lichtmikroskopische Aufnahme, Silberimprägnation, Originalvergr. ca. 40:1)

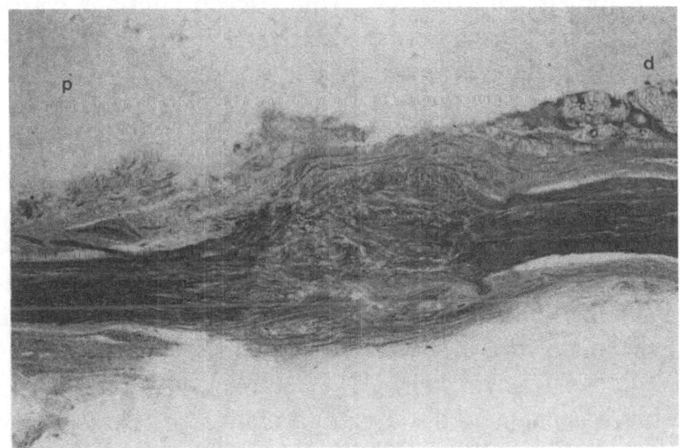

Abb. 14. N. saphenus (Kaninchen; Nahtbereich nach Durchtrennung und mikrochirurgischer Reanastomosierung; Längsschnitt; 21 Tage nach Läsion). Neuromatöse Neurotisation mit Kontinuitätsneurom (*p* proximal, *d* distal) (Lichtmikroskopische Aufnahme, Silberimprägnation, Originalvergr. ca. 40:1)

Eine Reihe von Untersuchungen zeigen auch – zumeist im Tierexperiment – Möglichkeiten auf, die axonale Regeneration über bestimmte pharmakologische Ansätze zu beschleunigen und zu verbessern. Die am besten untersuchte Substanz ist neben einer Reihe anderer Substanzen [3] der von Levi-Montalcini u. Hamburger [13, 14] beschriebene Nervenwachstumsfaktor. Erfahrungen nach der Naht peripherer Nerven und systematischer oder lokaler Gabe von NGF liegen allerdings nicht oder nur ansatzweise vor [12]. Bekannt ist weiterhin, daß verschiedene Hormone (Trijodthyronin, Thyroxin, ACTH) axonales Wachstum und Reifung beschleunigen. Allerdings verbietet sich aufgrund der benötigten hohen Dosen der Einsatz am Menschen. Hugelin et al. [10] berichten über den regenera-

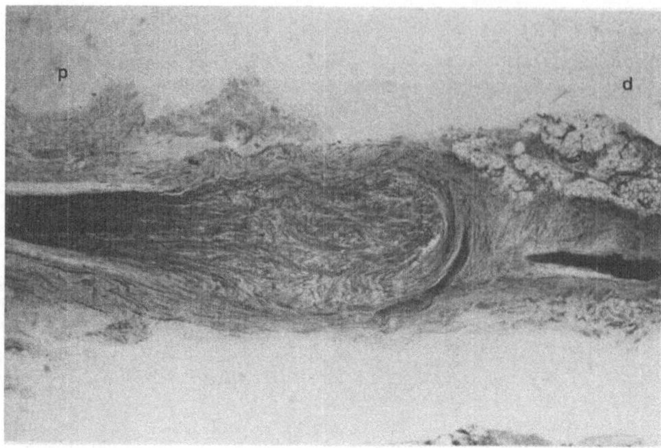

Abb. 15. N. saphenus (Kaninchen; Nahtbereich nach Durchtrennung und mikrochirurgischer Reanastomosierung; Längsschnitt; 21 Tage nach Läsion). Bildung eines Neuroms. Regenerationsstillstand
(*p* proximal, *d* distal) (Lichtmikroskopische Aufnahme, Silberimprägnation, Originalvergr. ca. 40:1)

tionsfördernden Effekt der synthetischen Substanz Isaxonin. Eigene unveröffentlichte Untersuchungen nach perineuraler Nervennaht und Einsatz von Isaxonin konnten beim Kaninchen keine Verbesserung der Regeneration nachweisen. Lokal applizierte Kortikoide
können über eine Unterdrückung der Fibroblastenproliferation innerhalb der Kontinuitätslücke indirekt die Regeneration nach perineuraler Naht beschleunigen [1]. Über die Wirkung von Gangliosidgemischen, die axonales Wachstum und Markscheidenreifung verbessern sollen [16], liegen im Zusammenhang mit Nervennähten noch keine Ergebnisse vor.
Beim Kaninchen kann nach Axonotmesis mit hohen Dosen eines Vitamin-B-Gemisches
die Zahl regenerierter Axone gesteigert und die Markscheidenreifung gefördert werden [2,
11]. Über die Wirkung von pulsierenden elektromagnetischen Feldern liegen kontroverse
Ergebnisse vor.

Dieser – unvollständige – Überblick über Vorgänge der De- und Regeneration sowie
über Maßnahmen, die die Regeneration peripherer Nerven nach einer Läsion verbessern
können bzw. sollen, macht deutlich, daß nicht nur von klinischer Seite, sondern auch von
seiten der Grundlagenforschung, immer noch ein reges Interesse an diesem Themenkreis
besteht. Die Grundlagenforschung wird ohne Zweifel weitere, den Kliniker unterstützende
Beiträge, leisten können.

Literatur

1. Becker KW, Kienecker E-W, Andrae I (1987) Einfluß lokal applizierter Kortikoide auf die Morphologie peripherer Nerven nach Neurotmesis und mikrochirurgischer Naht. Neurochirurgia
   30:161–167
2. Becker KW, Kienecker E-W, Dick P (1989) A Contribution to the scientific assessment of degenerative and regenerative processes in peripheral nerve fibers following axonotmesis and the sys-
   temic administration of vitamins B1, B6 and B12 – light and electron microscopy findings in the
   saphenous nerve of rabbits. XIIIth International Congress of Anatomy, Rio de Janeiro, Aug.
   1989
3. Berg DK (1984) New neuronal growth factors. Ann Rev Neurosci 7:149–170

4. Bielschowsky M, Valentin B (1923) Die histologischen Veränderungen in durchfrorenen Nervenstrecken. J Psychol Neurol 29:133–181
5. Cajal SRy (1928) Degeneration and regeneration in the nervous system. Oxford University Press, New York
6. Cruikshank WC (1795) Experiments on the nerves, particularly on their reproduction and on the spinal narrow of living animals. Phil Trans Roy Soc 85:512–519
7. Dustin AP (1910) La role des tropismes et de l'odogenese dans la regeneration du systeme nerveux. Arch Biol 25:269–388
8. Fontana F (1787) Treatise on the venom of the viper; on the American poisons; and the cherry laurel and some other vegetable poisons to which are annexed observations on the primitive structure of the animal body; different experiments on the reproduction of nerves; and a description of the nerves; and a new description of a new canal of the eye. 1778 (Deutsche Übersetzung: Himburg, Berlin, 1787)
9. Huber C (1892) Über das Verhalten der Kerne der Schwannschen Scheide bei der Nervendegeneration. Arch Mikr Anat 40:409–438
10. Hugelin A, Tarrade T, Istin M, Coelho R (1977) Acceleration de la vitesse de croissance du neurone par une nouvelle substance neurotrope. C R Acad Sci Paris 285:1339–1341
11. Kienecker E-W, Becker KW, Dick P (1990) Beeinflussung der degenerativen und regenerativen Vorgänge an peripheren Nerven unter Behandlung mit B-Vitaminen. Klin Wochenschr 68:146–148
12. Langone F, Da Silva CF (1989) Addition of NGF to the interior of tubular prosthesis increases sensory neuron regeneration. XIIIth International Congress of Anatomy, Rio de Janeiro, Aug. 1989
13. Levi-Montalcini R, Hamburger V (1951) Selective growth stimulating effects of mouse sarcoma on the sensory and sympathetic nervous system of the chick embryo. J Exp Zool 116:321–362
14. Levi-Montalcini R (1983) The nerve growth factor. Orig Art Ser 19:3–22
15. Seddon II (1949) Three Types of nerve injuries. Brain 66:237–288
16. Stotzem CD, Mengs U (1988) Einfluß der Alpha-Liponsäure, Vitamin B oder Gangliosiden auf die Regeneration traumatisch geschädigter peripherer Nerven der Ratte. Drug Res 38/5:669–671
17. Sunderland S (1952) A classification of peripheral nerve injuries producing loss of function. Brain 75:19–54
18. Waller AV (1850) Experiments on the section of the glosspharyngeal and hypoglossal nerves of the frog and observations of the alterations produced thereby in the structure of their primitive fibers. Phil Trans Roy Soc 140:423–429
19. Weiss P, Hiscoe HB (1948) Experiments of the mechanism of nerve growth. J Exp Zool 107:315–396

Die Verletzung des Plexus brachialis – aktuelle Rekonstruktionsmöglichkeiten

M. Samii

Neurochirurgische Klinik am Krankenhaus Nordstadt, W-3000 Hannover, Bundesrepublik Deutschland

Die frühere pessimistische Haltung gegenüber der Verletzung des Plexus brachialis ist durch neuere Erfahrungen und technische Fortschritte aufgehellt worden. Kenntnisse der topographischen Anatomie des Plexus brachialis, der Physiologie der Nervenregeneration

Hefte zur Unfallheilkunde, Heft 218
C. Braun/A. Olinger (Hrsg.)
© Springer-Verlag Berlin Heidelberg 1992

nach rückenmarknaher Läsion, der diagnostischen und rekonstruktiven Möglichkeiten des Plexus, der therapeutischen Möglichkeiten des Phantomschmerzes und der peripheren Rekonstruktionsmöglichkeiten nach Teilregeneration sind Grundlage der erfolgreichen Plexuschirurgie. Die Problematik einer Plexus-brachialis-Verletzung ist somit komplex.

Problem: Nervenregeneration bei zentraler Läsion

Bei einer Läsion des Nervs ganz in der Nähe der Nervenzelle kommt es zu einer Degeneration einer sehr langen Nervenstrecke. Im Gegensatz dazu ist bei peripherer Nervenläsion nur ein wesentlich geringerer Anteil der gesamten intrazellulären Substanz betroffen. Das Axoplasma wird im Zellkörper gebildet und von dort bei der Regeneration in die Peripherie transportiert. Bei zentraler Läsion besteht einmal das Problem der Degeneration einer größeren Axonstrecke und somit größerer erforderlicher Syntheseleistung der Zelle zur Regeneration, und zum anderen nimmt diese Regeneration längere Zeit in Anspruch als bei peripherer Nervenläsion. Die Aufgabe des Chirurgen ist es, die vorwachsenden Neurone in die richtige Richtung zu leiten, damit diese Axone die Endorgane erreichen.

Bei einer peripheren Verletzung des N. medianus werden in kurzer Zeit die kleinen Handmuskeln erreicht, die Regeneration ist schnell. Die Handmuskeln sind nur für kurze Zeit nicht innerviert; das Ausmaß der Degeneration von motorischer Endplatte und Muskulatur ist für eine akzeptable Funktion noch vertretbar. Bei einer Plexusläsion brauchen die regenerierenden Neurone mindestens 1,5 Jahre, bis sie die kleinen Handmuskeln erreichen. Diese lange Zeit führt immer zur irreversiblen Atrophie, d.h. auch nach einer chirurgischen Rekonstruktion ist das Zielorgan nicht mehr zur Kontraktion imstande. Deshalb ist in der Plexus-brachialis-Chirurgie die *frühzeitige Indikationsstellung* entscheidend, und zwar innerhalb der ersten 3–6 Monate.

Problem: Ist der zentrale Nervenstumpf regenerationsfähig?

Es kommt nicht nur im abgetrennten Bereich zu einer Degeneration, sondern es existiert auch eine retrograde Degeneration. Wenn der Läsionsort direkt neben der Zentrale liegt, können dabei einige Neurone zugrundegehen. Diese Axone werden nicht mehr regenerieren. Auch bei Ausriß direkt am Myelon ist eine Regeneration ausgeschlossen. Ausrisse sind im distalen Bereich des Plexus brachialis (Th_1, C_8, C_7) häufiger als proximal, wo die Wurzeln bei ihrem Austritt aus dem Wirbelkanal ligamentär stabiler fixiert sind. Wenn man also bei der Operation am durchtrennten Nerv kein Neurom als Zeichen einer aktivierten Regeneration vorfindet, kann man zwar anastomosieren, aber es werden keine Axone einwachsen.

Nicht nur beim traumatischen Wurzelausriß ist es möglich, daß wir keinen Wurzelstumpf zur Verfügung haben. Auch bei Tumoren, die von der Peripherie bis zum Rückenmark gehen, stehen keine zentralen Stümpfe zur Verfügung.

Früher hat man den Wurzelausriß durch Laminektomie diagnostizieren müssen, weil keine anderen 100%igen Methoden zur Verfügung standen. Heute sind wir in der Lage, durch bildgebende Verfahren eine genaue präoperative Diagnostik durchzuführen (Myelo-CT, Kernspintomographie). Im Idealfall können intakte Wurzeln bis zum Rückenmark dargestellt, bzw. Rupturen dokumentiert werden. Auch intraoperativ kann durch Auslösung evozierter Potentiale die Funktionsfähigkeit eines Nervenstumpfes oder die erhaltende Kontinuität der Wurzel zum Rückenmark nachgewiesen werden.

Problem: Welche Nerven sollen wiederhergestellt werden?

Es können nur einige für den Arm wichtige Funktionen wiederhergestellt werden. Limitierender Faktor ist die Menge an vorhandenen Nerventransplantaten zur Überbrückung oft langstreckiger Defekte. In erster Linie sind die Nerven wichtig, die für die Funktion des Oberarms zuständig sind, wie der N. musculocutaneus, N. axillaris und auch der N. medianus. Wir können nicht alle wiederherstellen, sondern müssen uns auf die wichtigsten beschränken. Nerven mit weit peripher gelegenen Erfolgsorganen sollten nicht rekonstruiert werden. Die Prognose der Funktionsaufnahme ist aufgrund der langen Regenerationsstrecke und -dauer sehr schlecht. Der N. ulnaris kann aus diesem Grund sogar als Nerventransplantat (u.U. vaskularisiert) entnommen werden.

Bei fehlenden vitalen zentralen Stümpfen kann eine *Neurotisation* mit Verbindung zu zentralen Nerven, die nicht aus dem Plexus brachialis kommen, vorgenommen werden. An erster Stelle nehmen wir die Interkostalnerven als Ersatz. Pro Interkostalnerv stehen etwa 1300 Nervenfasern zur Verfügung. Wenn z.B. der N. musculocutaneus mit 6000 Fasern ersetzt werden soll, sind ungefähr 4 Interkostalnerven erforderlich, um eine optimale Regeneration zu erreichen. Der Interkostalnerv kann direkt mit dem N. musculocutaneus oder über ein Transplantat verbunden werden. Zwischen 1978 und 1986 haben wir von 631 Operationen 108 Interkostalanastomosen durchgeführt. Die besten Ergebnisse werden erreicht, wenn zwischen Operation und Trauma nicht mehr als 12 Monate liegen, optimal bis 8 Monate. Danach waren die Ergebnisse schlecht. Deshalb werden Patienten von mir nach dieser Zeit zur Operation abgelehnt.

Eine andere Technik ist die Hypoglossusanastomose, die ich bei mehr als 100 Patienten angewendet habe. Ich konnte feststellen, daß der N. hypoglossus facialis eine enorme Regenerationstendenz hat. Deshalb haben wir bei manchen Fällen den N. hypoglossus zum Ersatz des N. axillaris und des N. musculocutaneus genommen. Auch der N. phrenicus und accessorius kann für die Rekonstruktion verwendet werden.

Problem: Phantomschmerz

Etwa 20% der Patienten mit Wurzelausriß bekommen erhebliche Phantomschmerzen. Seit 1979 ist eine Methode zur Koagulation der Substantia gelatinosa bekannt. Wir haben 1980 diese Methode eingeführt und bis 1983 20 Fälle mit zufriedenstellendem Ergebnis in dieser Form therapiert.

152

Ergebnisse

Beste Ergebnisse erreicht man bei Verletzungen des oberen Plexus brachialis im supraklavikulären Bereich, bei Stich- oder intraoperativen Verletzungen. Für den oberen Plexus erhält man ganz ausgezeichnete Ergebnisse, für den unteren Plexus weniger gute.

Ein weiteres Beispiel zeigt einen Fall nach Schulterluxation mit Schädigung des N. musculocutaneus und des N. axillaris. Nach Freilegung fand sich keine Unterbrechung im Plexus, aber ein Neurom im N. musculocutaneus, das mit Transplantaten überbrückt wurde, mit kompletter Rückbildung. Der Abbriß des N. axillaris kann in seltenen Fällen von einem ventralen Zugang aus operiert werden, jedoch unter der Gefahr, daß von diesem Zugang der distale Stumpf nicht darstellbar ist. Dann wird der Nerv von einem 2. Schnitt aus vor seinem Eintritt in den Muskel dargestellt und mit einem Transplantat durch die Achselhöhle mit dem zentralen Stumpf vereinigt.

Die Zusammenstellung von 200 Fällen zeigt beste Ergebnisse bei inkompletten Plexusschädigungen, schlechte Ergebnisse bei unterer Plexusschädigung, bei kompletter oberer Plexusschädigung sind die Ergebnisse hervorragend.

Durch Anwendung der Nerventransplantation und der Mikrochirurgie kann eine Verbesserung der Ergebnisse erreicht werden. Diese Ergebnisse können durch interdisziplinäre Zusammenarbeit zwischen Neurochirurgie, Traumatologie, plastischer Chirurgie und Gefäßchirurgie noch wesentlich verbessert werden.

Die Patienten müssen nach der Rekonstruktion der Nerven noch etwa 2–3 Jahre bei in der Plexuschirurgie erfahrenen Ärzten nachbehandelt werden. Rechtzeitig durchgeführte rekonstruktive Ersatzoperationen können so bei Teilregeneration die Ergebnisse noch wesentlich verbessern. Durch Muskeltransfers und Umsetzung von in der Sensibilität regenerierten Hautarealen kann die erfolgte Nervenregeneration in die optimalen funktionellen Bahnen geleitet werden.

Rekonstruktion peripherer Hauptnervenstämme

A. Olinger, C. Braun und W. Mittelmeier

Abteilung für Unfallchirurgie (Komm. Direktor: PD Dr. V. Bühren), Chirurgische Universitätsklinik, W-6650 Homburg/Saar, Bundesrepublik Deutschland

Die Diagnose einer Nervenverletzung stellt sich durch den entsprechenden sensiblen und motorischen Ausfall (Ninhydrin-Test nach Moberg bei fehlender Mitarbeit). Der günstigste Zeitpunkt für die Versorgung ist immer noch umstritten.

Bei einer offenen Verletzung bietet sich die primäre Nervennaht an [5] (Tabelle 1). Berücksichtigt werden muß, daß es sich dabei um eine Notfallsituation handelt, mit den Nachteilen der oft suboptimalen Bedingungen hinsichtlich des Operationsteams, der Asepsis und der Beurteilung des Ausmaßes der Nervenschädigung.

Hefte zur Unfallheilkunde, Heft 218
C. Braun/A. Olinger (Hrsg.)
© Springer-Verlag Berlin Heidelberg 1992

Tabelle 1. Primäre Nervennaht

Indikation
Allgemeinzustand des Patienten erlaubt längeren Eingriff
Glatte Schnittwunde ohne Defekt
Optimale operationstechnische Bedingungen

Nachteile
Schlechtere Beurteilung des Ausmaßes der Nervenschädigung

Entsprechend stellt sich die Indikation zur primären Nervennaht nach dem Allgemeinzustand des Patienten, nach der Art der Verletzung (Defektwunden stellen eine Kontraindikation dar) und der Gewährleistung optimaler operationstechnischer Bedingungen.

Alternativ kommt die frühe Sekundärnaht (Tabelle 2) nach Wundheilung ca. 2–4 Wochen nach dem Trauma in Betracht. Die Indikation ergibt sich als Alternative zur Primärnaht. Die erwähnten Nachteile der Primärversorgung können somit ausgeglichen werden. Als zusätzliches Argument spricht für die frühe Sekundärversorgung die Tatsache, daß das Maximum der Stoffwechselaktivitätssteigerung der betroffenen Ganglienzellen nach Nervendurchtrennung bis zur 3. posttraumatischen Woche mit der Versorgung zusammenfällt [5]. Nachteile einer frühsekundären Versorgung sind die Notwendigkeit einer 2. Operation und die Retraktion der Nervenstümpfe, so daß häufiger Interponate eingesetzt werden müssen.

Faktoren, die einen wesentlichen Einfluß auf das funktionelle Ergebnis nehmen, sind im folgenden dargestellt:

- Der durchtrennte Nerv zeigt meist, auch ohne Defektverletzung, eine mehr oder minder große Kontusionszone, die ohne Kompromisse bis ins Gesunde reseziert werden muß.
- Die Sorgfalt der Adaptation der Faszikel ist ausschlaggebend für ein gutes Ergebnis, birgt jedoch die Gefahr, daß durch zu ausgedehnte intraoperative Manipulation ein erneutes Trauma gesetzt wird, was zur sekundären Narbenbildung an der Nervennaht führen kann.
- Gleiches gilt für die überdimensionierte Einbringung von Nahtmaterial.
- Die sekundäre Fibrose nach zugbelasteter Nervennaht ist hinreichend bekannt.
- Mit der Dauer der Denervierung gehen die Erfolgsorgane zugrunde. Damit wird die Reinnervation sinnlos.

Tabelle 2. Frühe Sekundärnaht (nach 2–4 Wochen)

Indikation
Primäre Infektgefahr
Allgemeingefährdung (Schock, Intoxikation)
Keine spannungsfreie Primärnaht möglich

Nachteile
Notwendigkeit einer 2. Operation
Retraktion der Nervenstümpfe

154

Tabelle 3. Verletzung peripherer Hauptnervenstämme
(Zeitraum 1983–1988, n = 37)

	n
N. medianus	16
N. ulnaris	13
N. radialis	3
N. peronaeus profundus	4
N. accessorius	1

Operationstechnisch gibt es verschiedene Verfahren der Nervenkonstruktion:

– die epineurale Nervennaht beim monofaszikulären Nerv;
– die perineurale Naht bzw. interfaszikuläre Adaptation beim oligo- oder polyfaszikulären Nerv;
– die freie autologe Nerventransplantation zur Überbrückung von Defekten. Dabei wird die Blutversorgung des Kabeltransplantats unterbrochen, es degeneriert. Als Autotransplantate kommen dünne sensible Nerven in Frage, wie der N. suralis oder N. cutaneus antebrachii medialis, die weniger als die dickeren Stammtransplantate (gemischter Nerv) die Gefahr einer zentralen Fibrose bergen [3, 6];
– die freien vaskularisierten Nerventransplantate mit/ohne freie Kabeltransplantate. Hierfür besteht die spezielle Indikation bei schlecht vaskularisiertem Transplantatlager. In Betracht kommen z.B. der an der A. radialis gestielte N. radialis superficialis, N. ulnaris, N. suralis und andere, deren Gefäßversorgung inzwischen bekannt ist [1, 2].

In unserem Krankengut wurden innerhalb der letzten 6 Jahre 37 Verletzungen peripherer Hauptnervenstämme versorgt, die sich auf die angegebenen Nerven verteilten (Tabelle 3).

Zur Beurteilung der Nachuntersuchung wurden folgende Kriterien bewertet: Sensibilität, Motorik und Schmerz (Tabelle 4).

Die Zusammenfassung dieser Kriterien ergab eine Bewertungsskala von guten, schlechten und mäßigen Ergebnissen (Tabelle 5–9).

Bei der N.-accessorius-Durchtrennung handelte es sich um eine Komplexverletzung nach einem Schlag mit einem zerbrochenen Bierkrug auf die linke Halsseite. Primär fiel

Tabelle 4. Bewertung

Sensibilität	Auflesetest nach Moberg Taktile Unterscheidung (abgewandelter B-Test) Zweipunktediskriminierung Temperaturunterscheidung E M G
Motorik	0 : Keine willkürliche Kontraktion + : Schwache willkürliche Kontraktion ++ : Willkürliche Kontraktion gegen Widerstand +++ : Seitengleiche grobe Kraft
Schmerz	Dysästhesien Neuromschmerz

Tabelle 5. Bewertungsskala

	Gut	Mäßig	Schlecht
Schmerz			
Dysästhesie	−	+	+
Neuromschmerz	−	+	+
Motorik	> ++	+	0
Sensibilität			
Auflesetest	> 60%	> 40%	< 40%
„B-Test"	+	−	−
Zweipunktediskriminierung		< 12 mm	> 12 mm
Temperaturrezeption	+	−	−
EMG-Reinnervationszeichen	+	Schwach	−

Tabelle 6. Ergebnisse N. radialis *n* = 3 (3)

Altersverteilung	Anzahl	Gut	Mäßig	Schlecht
< 15 Jahre	1			
15–40 Jahre	2			
> 40 Jahre	−			
Ursache				
Scharfe Gewalt	2			
Stumpfe Gewalt	1			
Versorgung				
Primärnaht	1	1		
Frühe Sekundärnaht	−			
Sekundärnaht	−			
Nerveninterposition (Revision)	2	2		

Tabelle 7. Ergebnisse N. medianus *n* = 16 (10)

Altersverteilung	Anzahl	Gut	Mäßig	Schlecht
< 15 Jahre	2			
15–40 Jahre	10			
> 40 Jahre	4			
Ursache				
Scharfe Gewalt	14			
Stumpfe Gewalt	2			
Versorgung				
Primärnaht	7	2	2	1
Frühe Sekundärnaht	3	1	1	
Sekundärnaht	−			
Nerveninterposition (Revision)	6	2	2	1

Tabelle 8. Ergebnisse N. peronaeus profundus $n = 4$ (2)

Altersverteilung	Anzahl	Gut	Mäßig	Schlecht
< 15 Jahre	–			
15–40 Jahre	1			
> 40 Jahre	3			
Ursache				
Scharfe Gewalt	–			
Stumpfe Gewalt	4			
Versorgung				
Primärnaht	1			
Frühe Sekundärnaht	–			
Sekundärnaht	2	1		
Nerveninterposition (Revision)	1		1	

Tabelle 9. Ergebnisse N. ulnaris $n = 13$ (10)

Altersverteilung	Anzahl	Gut	Mäßig	Schlecht
< 15 Jahre	–			
15–40 Jahre	9			
> 40 Jahre	4			
Ursache				
Scharfe Gewalt	11			
Stumpfe Gewalt	2			
Versorgung				
Primärnaht	5	2	1	2
Frühe Sekundärnaht	1			
Sekundärnaht	–			
Nerveninterposition (Revision)	7	1	2	1

nur die Läsion des Plexus cervicalis auf, die versorgt wurde. Der N. accessorius wurde 39 Tage posttraumatisch durch eine freie N.-suralis-Transplantation angegangen und zeigte dann ein gutes Regenerationsergebnis.

Zusammenfassend läßt sich sagen, daß bei Auswertung dieses Kollektivs fast 2/3 der Rekonstruktionen peripherer Hauptnervenstämme durch sekundäre Versorgung erfolgten, und zwar hiervon ca. 70% durch Nerveninterposition (Tabelle 10). Eine Primärnaht konnte nur in 14 von 37 Fällen durchgeführt werden. Die Nachuntersuchungsergebnisse in Sensi-

Tabelle 10. Rekonstruktion peripherer Hauptnervenstämme $n = 37$

	n
Primärnaht	14
Sekundärnaht	6
Nerveninterposition	17

bilität, Motorik und Schmerz zeigen fast identische Werte, d.h. die Methoden sind bei Beachtung ihrer Indikationsstellung gleichwertig [4].

Literatur

1. Berger A (1988) Freie vaskularisierte Nerventransplantate, freie Spendernerven, geeignete Spenderzonen. Handchirurgie 20:83–88
2. Frey M, Giersch W, Gruber I, Happak W, Gruber H (1988) Vaskularisiertes Nerventransplantat – theoretische Vorteile und Nachteile. Handchirurgie 20:76–82
3. Grochowitz P, Schätzle M, Hammer C, Olscewski W, Brendel W (1985) Revaskularisation peripherer Nerventransplantate. Handchirurgie 17:17–19
4. Köckerling F, Geldmacher J (1985) Ergebnisse mikrochirurgischer Wiederherstellung peripherer Nerven unter Verwendung eines funktionell anatomischen Nachuntersuchungsverfahrens. Handchirurgie 17:75–77
5. Nigst H, Buck-Gramcko D, Millesi H (Hrsg) (1981) Handchirurgie II, Kap. 30. Thieme, Stuttgart
6. Smahel J (1988) Stimulative Wirkung von isolierten Nervensegmenten auf die Regeneration peripherer Nerven. Handchirurgie 20:3–6

Rekonstruktion peripherer Nerven – Fingernerven

P. Hcsoun

Unfallchirurgie – Plastische Chirurgie, Lothringer Str. 3–5, W-6630 Saarlouis, Bundesrepublik Deutschland

Den peripheren Nervenläsionen an den Langfingern oder am Daumen kommt wegen der engen topographischen Lage der Nervenäste zur umgebenden Weichteiloberfläche des Greiforgans eine besondere Bedeutung zu. Aufgrund des palmolateralen Verlaufs und der ossären Unterlage, die ein Ausweichen zur Tiefe hin verwehrt, sind Traumatisationen der Hand, insbesondere der Finger, relativ häufig mit Läsionen der Nervenäste vergesellschaftet (Abb. 1).

Unter Berücksichtigung dieser traumatologischen und anatomischen Besonderheit muß auch bei den sog. Bagatellverletzungen an die Möglichkeit eines peripheren Nervenschadens gedacht werden. Bei der Erstversorgung sollte daher die Überlegung greifen, ob bei der Art und Lokalisation der Verletzung oder bei der Art der notwendigen Behandlung eine unmittelbare oder mittelbare Schädigung eines peripheren Nervs möglich oder gar wahrscheinlich ist. Diese Überlegung und erste Feststellung erfordert keine spezielle neurologische Ausbildung und keine apparativen Zusatzuntersuchungen.

Als allgemeine Grundregel kann gelten:
- Immer an die Möglichkeit einer Nervenschädigung denken;
- exakte Unfallanamnese;
- klinischer und subjektiver Befundstatus.

Hefte zur Unfallheilkunde, Heft 218
C. Braun/A. Olinger (Hrsg.)
© Springer-Verlag Berlin Heidelberg 1992

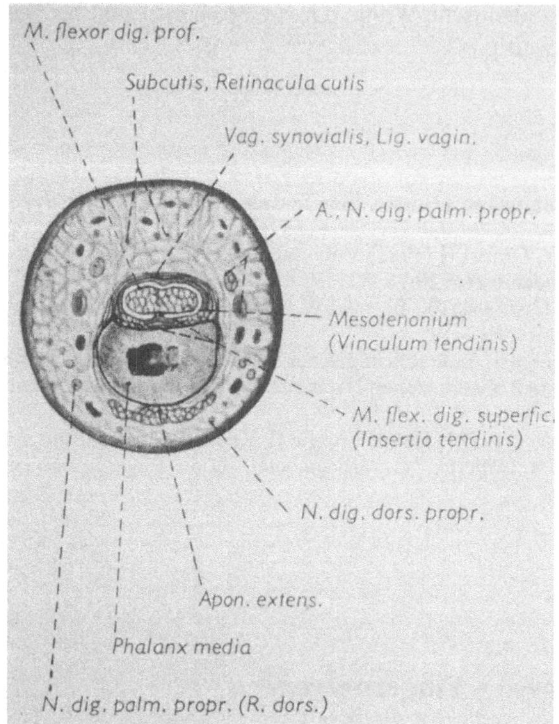

Abb. 1. Querschnitt Mittelphalanx, obere Extremität. (Nach Wachsmuth u. Lanz)

Unmittelbar geschädigt werden kann der Nerv infolge einer kompletten scharfen oder stumpfen Durchtrennung, einer Zerrung oder einer Quetschung. Mittelbar geschädigt wird der Nerv durch Kompression infolge eines Hämatoms, einer Kallusbildung bzw. durch narbig stenosierende Prozesse der umgebenden Weichteile oder intraneurale Neurome bei partiellen Faszikelläsionen mit intaktem Peri- oder Epineurium, aber auch, und nicht selten, durch Gipsschienen und Kompressionsverbände.

Wir können demnach unterscheiden zwischen:
- primär-traumatischer Verletzung,
- sekundär-traumatischer Verletzung und
- iatrogener Schädigung.

Die als 3. Gruppe genannten iatrogenen Schäden sind von den traumatischen insofern zu trennen, als diese fast ausschließlich in Analgesie der Hand oder des Fingers entstehen und sich somit einer subjektiven und klinischen Befunderhebung primär entziehen, es sei denn, die Läsion wird intraoperativ sofort festgestellt und versorgt.

Unbemerkt wird der Patient bei dem ersten Verbandswechsel über Dys- und Parästhesien oder uni- bzw. bilaterale Anästhesie klagen, was den Operateur nur in wenigen Fällen zu einer frühsekundären Revision veranlassen wird. Entscheidend hat sich gerade in dieser Hinsicht eine offene, präoperative Aufklärung über derartige Komplikationen und Erfolgsaussichten bewährt. Neben dem forensischen Aspekt gewinnt hier die Sicherung der Mitarbeit des Patienten an Gewicht; so kann durch die richtige Einschätzung der Situation

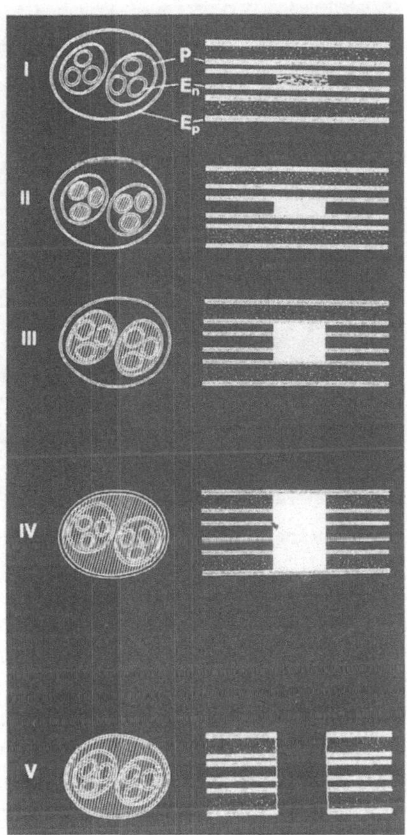

Abb. 2. Einteilung der Nervenläsion: *I* Neurapraxie, *II* Axonotmesis, *III* Axonotmesis mit endoneuraler Läsion, *IV* Axonotmesis mit endo- und perineuraler Läsion, *V* Neurotmesis. (Nach Shaw u. Hidalgo)

eine rechtzeitige Vorstellung bei dem behandelnden Arzt erfolgen und das Vertrauensverhältnis zwischen Arzt und Patient erhalten bleiben.

Bei den primär-traumatischen Verletzungen mit offenen Wundverhältnissen ist der erstbehandelnde Unfallchirurg i.allg. durch die Inspektion in der Lage, bei Verdacht eine Nervenläsion exakt zu diagnostizieren und die Indikation zur Primär- bzw. Sekundärnaht zu stellen. Bei den gedeckt-primären und den sekundär-traumatischen Läsionen, bzw. den nicht erkannten iatrogenen Schädigungen, wird der erstbehandelnde Arzt häufig vor erhebliche Probleme hinsichtlich der Diagnose und der sich daraus ergebenden Indikationsstellung zur weiteren Therapie gestellt. Es kann also nach der bekannten Einteilung nach Seddon sowohl eine Neurapraxie (funktionaler Block der Markscheide ohne axonale Läsion), eine Axonotmesis (Läsion der Axone bei erhaltener Hüllstruktur) oder gar eine Neurotmesis (aufgehobene Kontinuität von Axon und Hüllstruktur) vorliegen. Sunderland u. Mumenthal haben noch 2 Zwischenstufen vorgeschlagen, nämlich die Verletzung des Achsenzylinders mit Endoneurium und auch des Perineuriums (Abb. 2). Bei der rein sensiblen Qualität der Fingernerven läßt der neurometrische Befund einer nicht meßbaren Nervenleitungsgeschwindigkeit bei den sekundären, frischen, gedeckten Läsionen lediglich den Schluß auf die Höhe der Verletzung zu, ohne Aussage über eine Kontinuitätsunterbrechung mit der Indikation für eine frühsekundäre Naht. Die Entscheidung hierfür er-

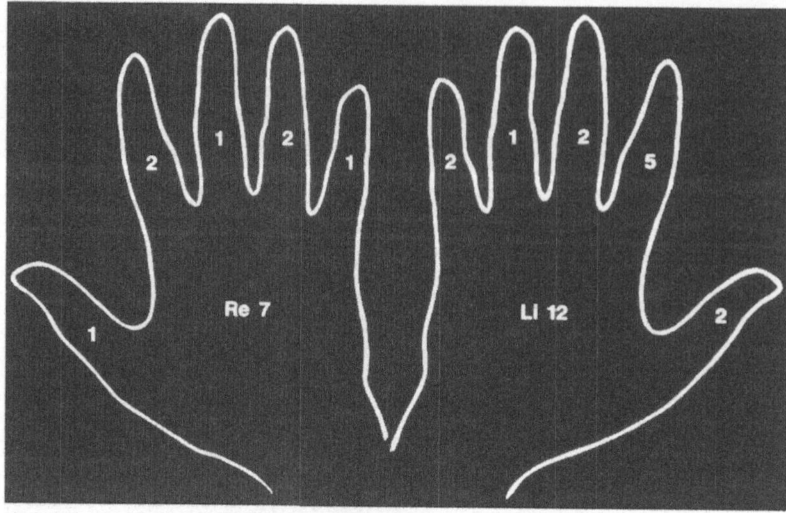

Abb. 3. Verteilung der Verletzungen auf Hände und Finger

gibt sich in Zweifelsfällen nur aus einer kontinuierlichen neurometrischen Verlaufskontrolle von 3–6 Wochen, die in Verbindung mit dem Erstbefund eine prognostische Beurteilung erlaubt. Im allgemeinen wird man bei Läsionen der peripheren Fingernerven in einem Zeitraum von 1–3 Monaten nach der Verletzung, abhängig vom topographischen und neurophysiologischen Befund, entscheiden können, ob mit einer spontanen Regeneration noch zu rechnen ist, oder ob sich die Indikation zur operativen Freilegung stellt.

Bezüglich der Behandlungsergebnisse entspricht es heute der allgemeinen Lehrmeinung, daß die Frühsekundärnaht, d.h. die Versorgung innerhalb der 3- bis 6-Wochengrenze, der Primärnaht gleichzusetzen ist, die i.allg. auch weiterhin eine Ausnahme bleiben wird.

In dem Zeitraum vom 1.1.1984–31.12.1988 wurden in meiner Praxis und im Belegarztkrankenhaus Rotes Kreuz Saarbrücken 19 Verletzungen peripherer Nervenäste an den Fingern behandelt.

Die Abbildung 3 und Tabelle 1 geben den tabellarischen Überblick hinsichtlich Unfallstatistik und Verletzungsmodus wieder. Die Verteilung auf die beiden Hände, bzw. Finger, bzw. die Häufigkeit der radialen und ulnaren Seite, kann dem folgenden Schema entnommen werden.

Tabelle 1. Unfallstatistik

	n
Arbeitsunfall	9
Privat	6
Iatrogen	4
Radial	13
Ulnar	6

Es fanden sich 12 primär-traumatische, 3 sekundär-traumatische und 4 iatrogene Schäden. Die traumatischen Läsionen rekrutierten sich in 9 Arbeits- und 6 Privatunfällen. Die Ursachen mit entsprechender Häufigkeit sind in Tabellen 2–4 zusammengefaßt.

- *Primärtraumatisation*: 6 Schnitt- und Rißverletzungen, 4 stumpfe Kontusionen, 3 gedeckte und 1 offene, 2 Stichverletzungen (einmal Bohrer und einmal Schraubenzieher) (Tabelle 2).
- *Sekundär-traumatische Kompressionsschäden:* 2 intraneurale Neurome, bei inkompletter Durchtrennung; 1 narbige Fibrosierung und 1 Kompression durch Kallusbildung einer deform verheilten Grundgliedfraktur mit Gipsschienenbehandlung (Tabelle 3).
- *Iatrogene Schäden:* Infolge einer Dupuytren-Kontrakturoperation, 1 bei einem Beugesehnenganglion und 1 als Kanülenschädigung bei Oberst-Leitungsanästhesie (Tabelle 4).

Als Begleitverletzungen wurden bei den traumatischen Schäden 4 Verletzungen der Beugesehne und 3 Frakturen dokumentiert. Das klinische Bild umfaßt in Abhängigkeit der Läsion und des zeitlichen Intervalls unterschiedliche Erscheinungsformen neuropathischer Symptome:

- Dys- und Parästhesien (Mißempfindlichkeit),
- Neuralgien (Spontanschmerzen im Verlauf des Nervs),
- Druck- und Dehnungsschmerzen (Funktionseinschränkung),
- An- bzw. Hypästhesien.

Tabelle 2. Verletzungsmodus

Primär traumatisch	n = 12
Schnitt/Rißwunde	6
Stumpfe Kontusion	4
Stichverletzung	2

Tabelle 3. Verletzungsmodus

Sekundär traumatisch	n = 3
Intraneurales Neurom	1
Extraneurale Kompression	2
a) narbige Stenosierung	
b) Kalluskompression	

Tabelle 4. Verletzungsmodus

Iatrogene Schäden	n = 4
Operation: Dupuytren-Kontraktur	2
Operation: Beugesehnenganglion	1
Kanülenstich	1

Tabelle 5. Versorgung

	n
Primäre Naht	3
Früh sekundäre Naht	11
Späte Nervenrekonstruktion	5

Von Bedeutung erscheinen mir 2 Feststellungen bezüglich der Wertigkeit subjektiver Angaben: Zum einen korrelierte der klinische Befund in dem vorgestellten Kollektiv in einigen Fällen nicht mit dem intraoperativen läsionalen Ausmaß, zum anderen führten geringgradige Störungen zu heftigen Druck- und Dehnungsschmerzen.

Bei der ersten Feststellung fanden sich bei einigen inkompletten Durchtrennungen lediglich störende Par- und Dysästhesien an den Fingerbeeren, während bei der zweiten Feststellung, infolge der makroskopisch nur oberflächlichen Schädigung, subjektiv so starke Druck- und Dehnungsschmerzen bestanden, daß ein Funktionsverlust des Fingers mit erheblicher Einschränkung der Hand die Folge war. Bemerkenswert war in vielen Fällen eine sympathische Beteiligung der benachbarten Finger bei Läsionen der proximalen Grundphalanx im Sinne von Irritationsschmerzen zu der Läsion, bei Funktion des jeweils unversehrten Adlatus. Daß es bei derartigen neuropathischen Erscheinungsformen zu einer schweren Einbuße des gesamten Greiforgans kommt, bedarf keiner weiteren Erörterung.

Die Indikation zum operativen Eingriff wurde in dem gezeigten Kollektiv in 3 Fällen primär gestellt, zur Frühsekundärnaht innerhalb der 3. bis 8. Woche wurden 11, und 5 Läsionen nach einer Latenzzeit von 3–6 Monaten im Sinne einer Spätsekundärnaht versorgt (Tabelle 5). Die Technik entspricht den Richtlinien und Empfehlungen der DAM (Deutsche Arbeitsgemeinschaft für Mikrochirurgie). Bei den Primär- und Frühsekundärversorgungen (spannungsfreie Koaptation durch perineurale Naht) und bei den sog. Spätsekundärversorgungen gelang es in 4 Fällen, nach Neurolyse, Exzision des Neuroms und Mobilisierung des proximalen und distalen Stumpfes eine nahezu spannungsfreie Naht anzulegen, wobei in 2 Fällen eine temporäre Arthrodese des jeweiligen Gelenks in Flexion erforderlich war. In 1 Fall einer iatrogenen Schädigung nach Korrektur einer Dupuytren-Kontraktur mußte ein etwa 0,4 cm großer Defekt durch ein Kabeltransplantat vom N. suralis überbrückt werden.

Die funktionelle Nachbehandlung mit Fingerübungen und Wachsbadanwendungen beginnt bei primär- und frühsekundär Versorgten 3 Wochen postoperativ, bei den spätsekundär Versorgten 1 Woche später. Die Nachuntersuchungsergebnisse von 17 Patienten entsprechen den Aussagen in der Literatur über eine komplette Resensibilisierung bei den primär und frühsekundär versorgten Fällen. Das Ziel einer Restitutio ad integrum wurde bei allen spätsekundär Versorgten nicht erreicht. Positiv waren zwar die fast vollständigen Behebungen der Druck- und Dehnungsschmerzen, während eine volle Sensibilität mit einer Zweipunktediskriminierung unter 10 mm nicht festzustellen war (Tabelle 6).

Den peripheren Nervenläsionen der Finger, häufig im Gefolge von Bagatellverletzungen, fehlt auch heute noch der Stellenwert, der der Akutversorgung einer komplexeren Verletzung zukommt. Daß diese nicht adäquat oder zu spät versorgten Läsionen solcher sog. Bagatellverletzungen Berufsunfähigkeit mit ihren versicherungs- und versorgungsrechtlichen Konsequenzen nach sich ziehen können, sind keine Ausnahmen. Rechtzeitige

Tabelle 6. Nachuntersuchungsergebnisse
($n = 17$)

Voll sensibel	12
Nur Schutzsensibilität	5

Zuweisung in ein entsprechendes Zentrum oder zu einem mit der Technik vertrauten Kollegen bringen optimale Ergebnisse und schmälern trotz zunehmenden Konkurrenzdrucks weder Ansehen noch Kompetenz des erstbehandelnden Arztes.

Zusammenfassung

Auch bei Bagatellverletzungen muß aufgrund der topographischen Lage der peripheren Nervenäste an den Langfingern und des Daumens an die Möglichkeit einer Läsion gedacht werden.

Diagnostische Schwierigkeiten bezüglich des Läsionsgrades bereiten die primär gedeckten, die sekundär-traumatischen und die nicht erkannten iatrogenen Verletzungen. Eine relevante Aussage, auch hinsichtlich der weiteren therapeutischen Konsequenz, ist nur durch eine kontinuierliche neurometrische Verlaufskontrolle möglich. Eigene Behandlungsergebnisse von 19 Läsionen an den peripheren Nervenästen der Finger werden vorgestellt.

Die Nachuntersuchungsergebnisse zeigen eine Restitutio ad integrum bei einer adäquaten primären und frühsekundären Versorgung. Bei den sog. spätsekundären Versorgungen, auch unter Anwendung von Interponaten, konnte eine komplette Wiederherstellung nicht erreicht werden.

Literatur beim Verfasser.

Ein neues Verfahren zur semiobjektiven Bestimmung der Sensibilitäts- und Schmerzschwellen auf der Haut

W. Mittelmeier[1], C. Braun[1] und H. Mittelmeier[2]

[1] Abteilung Unfallchirurgie (Komm. Direktor: PD Dr. U. Bühren), Chirurgische Universitätsklinik,
[2] Orthopädische Universitätsklinik, W-6650 Homburg/Saar, Bundesrepublik Deutschland

Zur Prüfung und Differenzierung der Sinnesmodalitäten der Haut wurden in der Vergangenheit zahlreiche verschiedenartige Ansätze eingebracht. Meist wurden verschiedene Reizmuster mechanischer [1–3, 5, 7] oder thermischer Stimuli [4, 8] angewendet. Das

Hefte zur Unfallheilkunde, Heft 218
C. Braun/A. Olinger (Hrsg.)

164

Problem der reproduzierbaren Quantifizierung – insbesondere von Sensibilität und Schmerz – scheint bisher jedoch keineswegs befriedigend gelöst.

Jelasic schlug 1983 [6] die Sensibilitätsschwellenmessung am Elektromyographen mit Hilfe eines Elektrostimulationsreizes vor. Der betreffende Reizcharakter wurde von uns aufgegriffen und seine Anwendbarkeit in Form des sog. Elektrosensoalgometers (ESAM) weiterentwickelt.

Prinzip

Bei dem ESAM-Prinzip wird elektrische Spannung von kontrollierbarer Intensität als unspezifischer, aber exakt definierter Reiz verwendet (Rechteckimpulse von 0,1 ms Dauer und 100/s Frequenz). Die gewählten Reizparameter erzeugen auf der Haut ein Kribbeln (Sensibilität), welches bei entsprechender Verstärkung der Reizintensität (Volt) punktuell zu Schmerzsensationen konvertiert.

Mit einer Erweiterung, dem „Memory-System", konnte die Methodik weiter objektiviert werden, indem die Reizantwort durch den Patienten selbst per Druckknopf direkt an ein digitales Meß- und Speichersystem abgegeben wird. Der Umweg über verbale Äußerung des Patienten, Reaktionszeit des Untersuchers und Ablesen des durchlaufenden Wertes wurde somit ausgeschaltet.

Aufgrund der relativ hohen Schwankungen der Filzelektrode (vgl. unten) wurde eine abgerundete Metallelektrode (2 cm Elektrodenabstand) entwickelt, welche in Verbindung mit einem leitfähigen Gel die Widerstandsschwankungen minimiert.

Meßmethode

Die Untersuchung sollte in konstanter, ruhiger Atmosphäre erfolgen: Der Patient bzw. Proband wird anfänglich im Rahmen einer Probemessung über den Ablauf der Untersuchung und den Reizcharakter unterrichtet.

Die Meßpunkte sind gemäß der Fragestellung zu definieren (z.B. Dermatome oder Nerveninnervationsgebiete ?) und zu kennzeichnen. Zur Reproduzierbarkeit des Tests empfehlen wir, nach einem konstanten Meßschema (z.B. im Rechts-links-Vergleich von kranial nach kaudal) vorzugehen (Abb. 1 und 2).

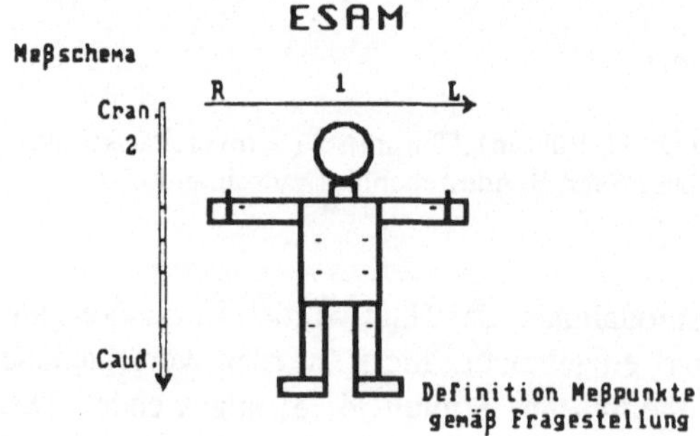

Abb. 1. Standardisiertes Meßschema: Messungen im Rechts-links-Vergleich von kranial nach kaudal

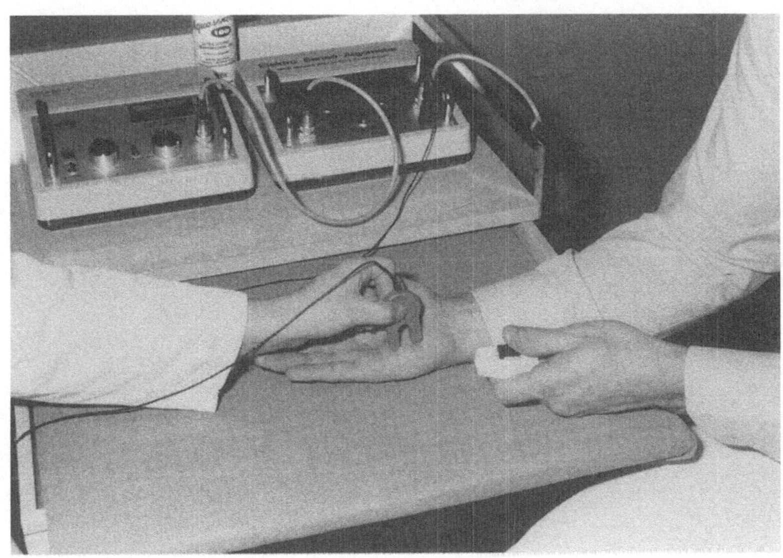

Abb. 2. Darstellung der Meßtechnik an der Hand

Beim Meßverfahren ist das Erzeugen einer „Gelbrücke" zwischen den Elektrodenkontakten (Metallelektrode) sowie ein relevanter, übermäßiger Anpreßdruck zu vermeiden (Meßfehlerquellen). Nach Anlegen der Elektrode auf dem Hautmeßareal wird die angelegte Spannung langsam linear gesteigert, wobei der Patient den Punkt der ersten Reizwahrnehmung (Sensibilitätsschwelle) sowie die Schwelle zur Schmerzempfindung per Knopfdruck anzeigt (s. oben).

Untersuchungen

Wir testeten vergleichend 3 verschiedene Elektrodentypen an jeweils 7 Dermatomen (beidseits) bei 12 gesunden Probanden. 75 gesunde Probanden wurden an je 24 Dermatomen (ebenfalls beidseits) hinsichtlich möglicher Normwerte untersucht. Alle Messungen fanden unter konstanten, vergleichbaren Meßbedingungen statt (Abb. 3).

Abb. 3. Ergebnisse der Messungen an 75 gesunden Probanden (je 24 Dermatome beidseits): geringe Seitendifferenz der jeweiligen Meßareale, interindividuelle Schwankungen

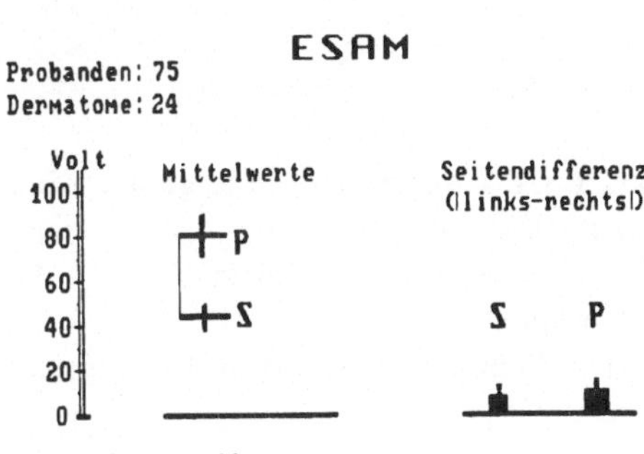

Tabelle 1. Beispiele von Senisibilitäts- (S) und Schmerzschwellenwerten (p) ermittelt an 75 gesunden Probanden. (Dermatomschema nach Kohlrausch)

Hautareal		$-S-$			$-P-$		
C3		30	±	10	62	±	15
C5		40	±	13	77	±	18
C6	(proximaler Unterarm)	40	±	13	83	±	21
C6	(Daumen dorsal)	46	±	14	83	±	23
C7	(Mittelfinger dorsalseitig)	60	±	17	93	±	24
C8	(Kleinfinger dorsal)	52	±	17	90	±	20
T4		47	±	15	86	±	23
T10		46	±	13	80	±	17
L2		23	±	11	59	±	15
L3		31	±	12	68	±	16
L5		57	±	14	91	±	20
S1		71	±	25	105	±	33

Ergebnisse

Die (in physiologischer Kochsalzlösung getränkte) Filzelektrode zeigte deutlich höhere Schwellenwerte und insbesondere höhere Standardabweichungen im Vergleich zu den beiden Metallelektroden, insbesondere bei der Bestimmung der Sensibilitätsschwelle. Die Meßwerte der Metallelektroden runder bzw. zylindrischer Form unterschieden sich untereinander nicht signifikant.

Auffallend war das nahezu gleiche Schmerz-Sensibilitäts-Intervall bei allen Elektrodentypen.

Die Mittelwerte („Normwerte") aller Messungen mit der Metallelektrode lauteten: Schmerzschwelle 81 V, Sensibilitätsschwelle 46 V, Schmerz-Sensibilitäts-Intervall 35 V. Die intraindividuellen Schwankungen der Seitendifferenzen gleicher Dermatome erwiesen sich dabei als deutlich geringer (Schmerzschwelle 11 ± 10 V, Sensibilitätsschwelle 8 ± 7 V) gegenüber den Schwankungen im interindividuellen Dermatomvergleich. Zudem ließen sich Dermatome mit typisch niedriger Sensibilitäts- und Schmerzschwelle (z.B. L^2: 23 und 59 V) von solchen mit entsprechend deutlich höheren Schwellenwerten (z.B. S^1: 71 und 105 V) unterscheiden (Tabelle 1).

Diskussion

Das ESAM-Verfahren verlangt die Mitarbeit des Patienten und ist dabei einfach und quantitativ reproduzierbar – somit eine semiobjektive Methode. Die Entlarvung von Falschaussagen ist – vergleichbar dem Audiometrieprinzip – über Wiederholungsmessungen möglich.

Die Metallelektrode ist im Rahmen der ESAM-Anwendung der Filzelektrode vorzuziehen.

Unterschiede zwischen den Schwellenwerten einzelner Dermatome sind mit regional differierenden Hautwiderständen (Verhornung, z.B. der volarseitigen Hand) und Rezeptorendichten zu begründen.

Zur Bestimmung der Parameter Schmerzschwelle, Sensibilitätsschwelle und Schmerz-Sensibilitäts-Intervall empfiehlt sich die ESAM-Auswertung primär in Form des intraindividuellen Seitenvergleichs des betreffenden Hautareals. Dieses Verfahren ist dem intraindividuellen Vergleich verschiedener Hautareale sowie dem interindividuellen an Aussagefähigkeit überlegen.

Die problemlose Transportstabilität der gesamten Apparatur (Aktenkofferformat) erleichtert die klinische Anwendung.

Anwendungsmöglichkeiten bestehen in Diagnose, Verlaufs- sowie Therapiekontrolle und Begutachtung von zahlreichen Erkrankungen mit Sensibilitäts- und/oder Schmerzschwellenverschiebungen; somit bietet sich insbesondere die Verwendung bei posttraumatischen Nervenfunktionsstörungen bzw. Zuständen nach Nervennaht oder –interposition an.

Literatur

1. Blix M (1884) Experimentelle Beiträge zur Lösung der Frage über die speziphische Energie der Hautnerven. Zentralbl Biol 20:141
2. Bolanowski SJ, Gescheider GA, Verillo RT, Checkosky CM (1988) Four channels mediate the mechanical aspects of touch. J Acoust Soc Am 84:1680
3. De Cillis OE (1944) Absolute thresholds for the perception of tactal movement. Arch Psychol 41:1
4. Dyck PJ, Curtis DJ, Bushek W et al. (1974) Description of „Minnesota Thermal Disks" and normal values of cutaneous thermal discrimination in man. Neurology (Minneap) 24:325
5. Frey von M (1895) Beiträge zur Sinnesphysiology der Haut. Math phys Ber 47:166
6. Jelasic F (1983) Quantitative Bestimmung der Hautsensibilität. Dtsch Med Wochenschr 108:419
7. Sekular RD, Nash D, Armstrong R (1973) Sensitive, objektive procedure. Neurology (Minneap) 23:1282
8. Treede RD, Kief S, Holzer T, Bromm B (1988) Late somatosensory evoked cerebral potentials in response to cutaneous heat stimuli. Elektroencephalogr Clin Neurophysiol 70:429

Hefte zur
Unfallheilkunde

Beihefte zur Zeitschrift „Der Unfallchirurg". Herausgeber: J. Rehn, L. Schweiberer, H. Tscherne

Heft 220: **K.-E. Rehm** (Hrsg.)

54. Jahrestagung der Deutschen Gesellschaft für Unfallheilkunde e.V.

28. November–1. Dezember 1990, Berlin

Präsident: A. Pannike
Zusammengestellt von K.-E. Rehm
1991. Etwa 640 S. 47 Abb. Brosch. DM 148,–
ISBN 3-540-54294-9

Heft 219: **A. Schmid**

Traumatischer Knorpelschaden – Knorpelglättung?

1992. Etwa 120 S. 57 Abb. 16 Tab. Brosch. DM 78,–
ISBN 3-540-54427-5

Heft 217: **K. Weise, S. Weller** (Hrsg.)

Kapsel-Band-Verletzungen des Kniegelenks

Postoperative Begleit- und Nachbehandlung

Symposium der Arbeitsgemeinschaft für Sportverletzungen der Deutschen Gesellschaft für Chirurgie (CASV)
1991. XV, 144 S. 67 Abb. Brosch. DM 86,–
ISBN 3-540-54081-4

Heft 216: **A. H. Huggler, E. H. Kuner** (Hrsg.)

Aktueller Stand beim Knochenersatz

Unter Mitarbeit von H. Bereiter und W. Schlickewei
1991. X, 159 S. 105 Abb. 9 Tab. Brosch. DM 98,–
ISBN 3-540-54104-7

Heft 215: **D. C. Nast-Kolb, M. Jochum, C. Waydhas, L. Schweiberer**

Die klinische Wertigkeit biochemischer Faktoren beim Polytrauma

1991. XIII, 162 S. 59 Abb. 58 Tab. Brosch. DM 78,–
ISBN 3-540-53826-7

Heft 214: **G. Schwetlick**

Hüftkopfnekrose und gefäßgestielter Beckenspan

Studie zu Angiographie und Vaskularisation
1991. XII, 110 S. 56 Abb. 8 Tab. Brosch. DM 78,–
ISBN 3-540-53806-2

Heft 213: **J. M. Rueger**

Knochenersatzmittel

1991. Etwa 120 S. Brosch. ISBN 3-540-53939-5
In Vorbereitung

Heft 212: **J. Probst** (Hrsg.)

53. Jahrestagung der Deutschen Gesellschaft für Unfallheilkunde e. V.

22.–25. November 1989, Berlin
1990. ISBN 3-540-52925-X Vergriffen.

Heft 211: **W. Hager** (Hrsg.)

Weichteilschäden bei Extremitätenfrakturen

24. Jahrestagung der Österreichischen Gesellschaft für Unfallchirurgie. 6.–8. Oktober 1988, Gmunden

Kongreßbericht im Auftrage des Vorstandes zusammengestellt von W. Hager
1990. XVIII, 275 S. 52 Abb. 120 Tab.
Brosch. DM 148,– ISBN 3-540-52742-7

Heft 210: **J. R. Izbicki**

Die Sepsis bei Splenektomie

Tierexperimentelle Befunde zum Milzerhalt und zur Immunaktivierung
1991. XI, 102 S. 52 Abb. 15 Tab.
Brosch. DM 78,–
ISBN 3-540-53180-7

Heft 209:
H. Schmelzeisen

Der Bohrvorgang in der Kortikalis

Mechanik · Thermometrie · Morphologie
1990. XII, 102 S. 49 Abb. 11 Tab.
Brosch. DM 98,–
ISBN 3-540-52514-9

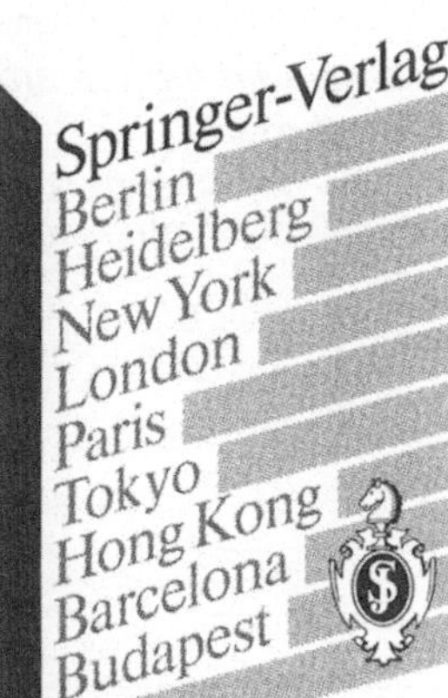